JN205033

管理栄養士講座

改訂 感染と生体防御

酒井　徹・鈴木克彦　編著

建帛社
KENPAKUSHA

企画委員

小林　修平	国立健康・栄養研究所　名誉所員	
中村　丁次	神奈川県立保健福祉大学　学長	
安本　教傳	京都大学　名誉教授	
山本　茂	十文字学園女子大学大学院　教授	

編 著 者　　　　　　　　　　　　　　　　　　　　　　　　執筆担当

酒井　徹	徳島大学大学院医歯薬学研究部　教授	序章，第1章，第13章，第14章5〜8
鈴木　克彦	早稲田大学スポーツ科学学術院　教授	第6章，第7章，第8章

著 　 者　（執筆順）　　　　　　　　　　　　　　　　　　執筆担当

森口　覚	元山口県立大学生活科学部	序章，第6章，第8章
中本　晶子	徳島大学大学院医歯薬学研究部	第1章
藤澤由美子	和洋女子大学家政学部	第2章
九十九伸一	徳島大学大学院医歯薬学研究部	第3章
高杉美佳子	九州産業大学生命科学部	第4章
新開　省二	女子栄養大学栄養学部	第5章
植木　幸英	聖徳大学　名誉教授	第9章1
野村　秀一	長崎国際大学健康管理学部	第9章2，3
小山　一	元和歌山県立医科大学医学研究科	第10章
西出　充徳	和歌山信愛女子短期大学	第10章
溝手　朝子	山口県立大学看護栄養学部	第11章，第14章1〜4
桑原　知巳	香川大学医学部	第12章
鰤岡　直人	鳥取大学医学部	第15章
清水　英治	鳥取大学　名誉教授	第15章，第16章
千酌　浩樹	鳥取大学医学部附属病院	第16章

感染と生体防御

〔改訂版〕まえがき

　日本人の3大死因は，「悪性新生物」「心疾患」「脳血管疾患」であった。しかし，2010年頃より「肺炎」が「脳血管疾患」を上回り第3番目となった。「悪性新生物」「心疾患」「脳血管疾患」は，生活習慣病との関連が深い疾患であるが，「肺炎」は肺炎球菌をはじめとした病原体に対する排除機能が低下することに起因する疾患である。「肺炎」による死亡率が上昇している背景には高齢化に加え，栄養状態が深く関連していることも忘れてはならない。日本では小児期に感染症で命を奪われることはまれであるが，一歩世界に目を向ければ子どもが感染症で命を落とす例は今なお多い。衛生状態が悪いことも関係するが，栄養状態が悪いために病原体に対する抵抗力がそもそも低下しているためである。一方，過剰栄養ではどのように影響するのか。肥満をはじめとする過剰栄養状態が持続すると体中で慢性炎症が起こり，それが引き金となりインスリン抵抗性といった代謝変調が起こり二次的に疾患を引き起こす。また，肥満になると低栄養と同様免疫機能が低下するといわれている。

　本書が誕生したのは，2004年であり，森口　覚氏（当時山口県立大学）を中心に山本　茂氏（当時徳島大学）および酒井が免疫と感染に関するこれまでにない新しいコンセプトの書籍を企画したことがきっかけである。キーワードは，「栄養」「免疫」「感染」である。書籍のタイトルは『感染と生体防御』と当時出版されている書籍で例をみないものであった。内容は3部構成で，「免疫・生体防御機構」「栄養・運動と免疫機能の関連」「感染症（細菌，ウイルス，寄生虫）」であり，従来それぞれ独立した教科書で取り扱われた内容を有機的に関連づけているところが斬新であった。また，「老化と免疫」「運動と生体防御」といった最新の知見についての解説がされているのも，本書の特徴である。

　本書も，第2版発行以来6年が経過し，研究の進展や統計資料などの変更に伴い全面的に見直す必要が生じ，今回の改訂版発行となった。改訂版の発行に際し，初版より執筆者としてご協力いただいていた鈴木克彦氏に編者になっていただいた。本書では栄養や運動がどのように免疫に関係しているのか多くの文献を引用してわかりやすく解説しているが，その分野に造詣の深い鈴木先生による校閲が不可欠と考えたためである。また本書は，管理栄養士養成課程の学生の教科書としての使用に加え，栄養を専門とする研究者の方にも十分役立つレベルを維持していると自負している。

　本書の初版発行で中心的に尽力した森口氏が病魔に倒れたため，第2版よ

り酒井が編集を担当している。本書の編集を行うと以前にも増し本書がもつ
ユニークさ，そして執筆内容の斬新さを感じ，本書に対する森口氏の情熱に
改めて感服した。終わりに臨み，執筆者諸氏の献身的な努力，ならびに常に
励ましと温い配慮をいただいた建帛社筑紫恒男会長および編集スタッフの皆
様に心より感謝申し上げる。

2018年8月

酒井　徹
鈴木克彦

感染と生体防御

初版まえがき

　開発途上国では今も多くの人たちが不適切な栄養素摂取によって生体の防御機構（免疫機構）が破綻し，感染症に罹患して死亡している。西アフリカの食事は脂肪が少なくエネルギー密度が低いために子どもたちの高いエネルギー要求量を満たすことができず，タンパク質はエネルギー源として利用され，軽度のタンパク質・エネルギー欠乏症になる。そのような状態のときは生体防御能が低下しているため麻疹のような感染症にかかると回復できず，栄養欠乏と感染の悪循環に陥り，重症のタンパク質・エネルギー欠乏症に陥り，ついには死亡することが多い。この例は，栄養がいかに生体防御，そして感染と深い関係があるかを示している。

　このような例は，豊かな食生活を送るようになったわが国においても無縁ではない。それは，高齢者人口の著しい増加のためである。高齢者は，栄養欠乏に陥りやすく，感染症にかかると回復が遅れ，さらに健康状態が悪くなり，食欲も低下して，栄養欠乏と感染症の悪循環を繰り返すことになる。味覚，咀嚼嚥下機能，消化吸収力などが低下した高齢者で栄養素の供給をいかに維持するかは，高齢者の健康維持のために重要である。

　抗生物質の出現は感染症の低下に大きく貢献したが，使いすぎによって抵抗力をもった細菌が出現し，免疫力の弱い高齢者や術後患者などで大きな問題となっている。抗生物質の利用をできるだけ抑制するには，より適切な栄養によって生体防御機構を高めることが重要である。いまや日本人の4人に1人がアレルギー性疾患をもっている。アレルギーは，感染症ではないが，生体防御機構の破綻によって起こる。栄養も関係していると思われるが，その機構についてはまだ研究途上にある。

　このような生体防御機構の破綻によって起こる感染やアレルギーに対して，管理栄養士が適切な栄養対策を立てるために知っておくべき知識を習得することを目的として，本書は構成されている。

　管理栄養士国家試験出題基準（ガイドライン）改定検討会は，管理栄養士国家試験の出題科目を，①社会・環境と健康，②人体の構造と機能および疾病の成り立ち，③食べ物と健康，④基礎栄養学，⑤応用栄養学，⑥栄養教育論，⑦臨床栄養学，⑧公衆栄養学，および⑨給食経営管理論の9つに分けている。管理栄養士国家試験に合格するためにはこれら内容を各管理栄養士養成施設で独自に決めた講義科目を通じて履修することにより，管理栄養士として必要な基礎的ならびに専門的知識を習得する必要がある。本書は『感染と生体防御』と題し，「管理栄養士講座」の1編として，②人体の構造と機

能および疾病の成り立ちに含まれる教育目標の中で「主要疾患の成因，病態，診断，治療などを理解する」という部分の，特に感染症，免疫・アレルギー疾患などを取り上げ，種々の感染性疾患のみならず院内感染症やSARSなどの最新の感染症や免疫と生体防御に関する項目に加え，「栄養と感染症」「栄養および運動と免疫」などの項目を折り込んで記述したものである。

本書の執筆は，それぞれの専門領域で活躍されている先生方にお願いしたものであり，かなり専門性の高い内容を含んだものとなっている。国民の健康に貢献し，高度職業人として社会的に高い評価を受けるために管理栄養士国家試験のみならず，病院などへ就職後の現役管理栄養士の知識向上に対しても役立つものと確信している。

最後に本書の出版に際し，大変お忙しい中分担執筆をお引受け下さいました先生方，ならびに本書執筆の機会を与えていただきました株式会社建帛社筑紫恒男社長および編集スタッフの皆様に心より感謝申し上げる。

2004年3月

森口　　覚

酒井　　徹

山本　　茂

管理栄養士講座　刊行にあたって

　管理栄養士養成カリキュラムは2001年に全面改訂作業が行われ，法制化されたことにより，管理栄養士には飛躍的に高度な専門的知識・技術が求められることになりました。管理栄養士が保健・医療・福祉サービスの担い手としての役割を十分に発揮するには，より高度な専門的知識を身につけなければならないことは明らかです。各施設における栄養の指導・教育では主体的な活動が求められており，療養者に対する個別栄養教育などでは医療チームの一員としてその役割を十分に発揮し，確固たる位置を確立することが求められています。

　本講座は管理栄養士として最低限必要な知識の習得にとどまらず，個々の管理栄養士が独自の技能を高めることを目指し，より一層専門的な知識を身につけるという趣旨で企画されたものです。本講座を利用することにより，専門性の高い，実践力に優れた多くの管理栄養士が育つことを祈念しています。

　2003年4月

「管理栄養士講座」企画委員

目　次

第 I 編　感染に対する生体防御と免疫疾患

第 III 編　感染症の成因，病態，診断と治療

第10章　ウイルス感染症

第11章　クラミジア・リケッチア感染症

第12章　真菌感染症

第15章　院内感染症

第16章　新興感染症・再興感染症

序章 感染，生体防御と栄養

1. 感染とは

1）主な感染源

　われわれが生活する環境には無数の目に見えない微生物が棲息している。また，われわれの皮膚や鼻および腸管粘膜表面にもさまざまな微生物が存在している。しかし，その多くは生体にとって平素は無害であるが，あるとき何らかの理由で，これら微生物の一部あるいは外界からの微生物が本来無菌である体内に侵入，定着し，増殖する。これを感染（infection）といい，感染によって起こる病気を感染症という。感染源となる微生物には細菌，ウイルス，クラミジア，リケッチア，真菌および寄生虫などがある。微生物がヒトに病気を起こす能力を病原性というが，その強さは微生物の，①伝播性，②定着性，③侵襲性，④宿主防御能に対する抵抗力，および⑤毒素産生能力などと関連する。その中の1つで，微生物がある宿主から別の宿主へと伝播する経路（感染様式）は微生物によって異なり，表1に示すものがある。

2）感染部位と感染成立

　上記微生物には生体内に侵入後，細胞外に寄生するものと細胞内に寄生するものとがある。たとえば微生物では表2に示すごとく，肺炎連鎖球菌，黄色ブドウ球菌，大腸菌などが細胞外に寄生し増殖するのに対し，結核菌，らい菌，トキソプラズマおよびリステリア，ウイルスなどが細胞内に寄生し増殖する。ウイルスはすべて細胞内に寄生し，その細胞が有するDNAあるいはRNAに入り

表1　微生物の感染様式

感染様式	感染経路・感染媒介	疾患名
接触感染	手，口，性器などとの直接接触 汚染されたものとの間接接触 くしゃみや咳などの飛沫吸入	性行為感染症 トラコーマ 呼吸器感染症
空気感染	喀痰や唾液の飛沫 塵埃の吸入	麻疹，水痘，結核 ジフテリア
伝播体による感染	汚染された水，食物などの経口感染 皮膚などの傷口からの感染 輸血，注射を介した感染	腸管感染 破傷風 AIDS，B型・C型肝炎
媒介体による感染	節足動物による咬傷，刺傷	日本脳炎，ペスト
動物感染	狂犬の咬傷，感染動物の血・肉からの感染	狂犬病
垂直感染	伝染病に罹患している母から子への感染	B型肝炎，風疹

込み，複製（増殖）する。この差違を生体防御の立場から考えると，感染成立は微生物が生体内に感染した際にまず接触する好中球やマクロファージなどの食細胞との関係に依存する。つまり，生体内に侵入した微生物は食細胞によって貪食され，その細胞質内に取り込まれる。その後，細胞質内のリソソーム酵素によって消化され，死滅する。このように食細胞の働きによって容易に死滅する微生物は細胞外でのみ存在し，増殖可能なものである。一方，細胞内寄生性微生物は，食細胞を含め細胞内でのみ存在・増殖可能な菌である。特に，リステリアは食細胞であるマクロファージの細胞質内に寄生し，増殖するものも存在する。最終的に微生物の生体内への感染が成立するためには，感染し

表2　細胞外寄生性微生物と細胞内寄生性微生物

寄生場所	微生物名（代表例）
細胞外	肺炎連鎖球菌 化膿性連鎖球菌 黄色ブドウ球菌 炭疽菌 緑膿菌 腸チフス菌 大腸菌
細胞内	結核菌 らい菌 リーシュマニア トキソプラズマ リステリア クルーズトリパノソーマ その他種々のウイルス

た微生物の数とその毒力が宿主の抵抗力を上回ることが必要となる。言い換えると感染性微生物からからだを守るためには免疫をはじめとする生体防衛能を正常な状態で保持することが大切である。

2. 生体防御 ─感染からからだを守るシステム─

　生活環境には目に見えない多数の微生物が存在しており，われわれは常にそれら微生物による感染の危険と隣り合わせで生活している。健康な状態ではわれわれのからだはそれら微生物が体内に侵入するのを皮膚などの物理的バリアにより防いでおり，たとえ体内に侵入してもそれら微生物を排除するシステムを備えている。図1に示すごとく，大きく分けて4つの防御システムが存在する。

1）第一のシステム
─皮膚，粘膜による防御─

　まず外界と接し微生物感染の危険を常時はらんでいる皮膚では，表皮にある不飽和脂肪酸やケラチンなどの硬タンパク質が微生物の侵入を化学的ならびに物理的に防いでいる。また，消化管では唾液および胃液中の消化液や胃酸または粘液によって侵入した微生物

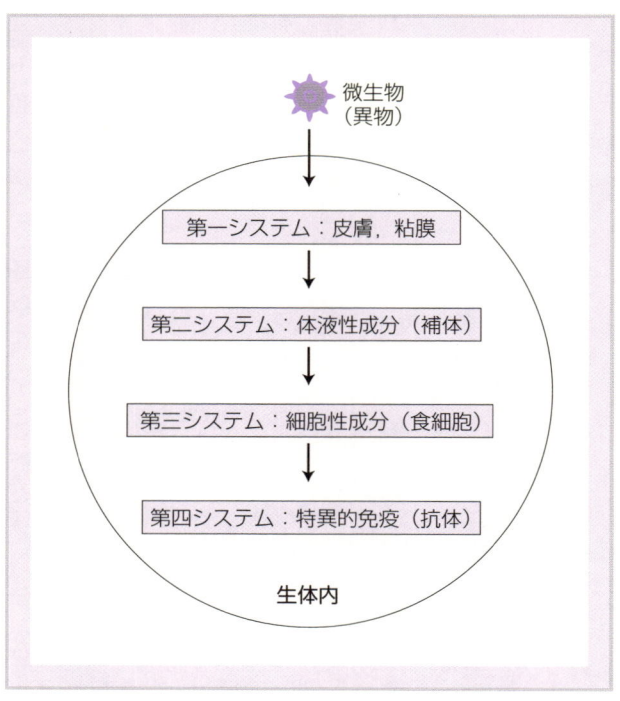

図1　感染からからだを守るシステム

の殺菌や排除が行われる。さらに，腸管では常在細菌叢による排除が起こる。このとき，常在細菌叢を形成する大腸菌，連鎖球菌，緑膿菌などが侵入してきた微生物の増殖を阻止し，感染を防ぐ。また，腸管粘膜上皮細胞から分泌された粘稠性の粘液や分泌型免疫グロブリン（IgA）抗体によって粘膜との直接的付着が阻止され，微生物は体外へ糞便とともに排除される。眼球結膜では涙液そのものによる洗浄作用と，その中に含まれるリゾチームや分泌型IgA抗体が，侵入した微生物の殺菌や洗浄作用をする。また，鼻腔，咽頭，喉頭，気管，気管支および肺からなる呼吸器系では，まず鼻腔における濾過作用や絨毛上皮による物理的排除が行われる。それらを越えて最終的に肺胞まで侵入した微生物は，そこに常在する食細胞であるマクロファージによる殺菌を受けることになる。女性においてよくみられる膀胱炎などの初期感染の場となる尿道においても，尿排泄そのものによる微生物の物理的排除に加えて，低い尿pHや尿中に含まれる種々の化学物質によって微生物の殺菌，排除が行われている。さらに，性器では精液に殺菌作用があることや，女性性器では腸管と同様に膣内に常在細菌が存在し，侵入した微生物を排除したり，種々の殺菌作用を有する物質が分泌されることが知られている。

2）第二のシステム―体液性成分による防御―

　第一のシステムである皮膚や粘膜バリアを突破した微生物は，次に補体や抗体といった体液性成分による作用を受ける。特に補体は，抗体やその他の因子を介して活性化されると，侵入した細菌などを直接殺菌し，排除する。

3）第三のシステム―細胞性成分による防御―

　第二のシステムで補体による処理を受けた微生物は，次に補体を介して赤血球に捕捉され，好中球やマクロファージなどの食細胞に貪食され，処理される。その他，ナチュラルキラー（natural killer：NK）細胞と呼ばれる比較的大きなサイズのリンパ球が，侵入した微生物（特にウイルス）を殺菌，排除するだけでなく，体内で正常細胞が何らかの原因で変異細胞（前癌細胞）へと変化した自己の細胞を積極的に排除し，癌細胞へと進展することを防いでいる。

4）第四のシステム―特異的免疫による防御―

　さらに第三のシステムを越えた微生物はT細胞（Tリンパ球）を中心とする特異的免疫による攻撃を受ける。つまり，食細胞であるマクロファージから侵入した微生物に関する情報を得たT細胞は，B細胞（Bリンパ球）に微生物に対する特異的抗体を産生するように働きかける。産生された抗体は微生物表面に付着し，それを目印としてより迅速な食作用が展開されたり，細胞傷害性T細胞（キラーT細胞）による破壊作用が開始され，殺菌，排除が完結する。

　いずれも本書の別章にて詳細に述べられているが，生体は幾重にも組まれた防御システムを有し，それらによって外界に存在する無数の微生物の感染からからだを守っているのである[1]。

3.　栄養状態と易感染性

1）世界における感染症の実態

　21世紀になった今日においても5歳以下の子どもにおいては，世界で毎年約560万人が死亡している。この数は2000年の約990万人から大きく減少しているが，今もなお多くの世界の子どもが命を落としている。生後1か月～5歳以下の子どもの死因は，約60%が感染症に関連したものである。感染症としては，小児を中心としてHIVで約100万人，インフルエンザなどの呼吸器疾患で約65万人，マラリアで約43万人，麻疹で約9万人が死亡している。この原因は，単に先進国に比べ開発途上国での医療サービスが十分でないということだけでは説明できず，むしろ劣悪な生活環境と十分な栄養摂取ができないことによる低栄養が主たる原因となっている。WHOの報告によると，5歳未満児の死亡の半数近くに栄養不良が関連しているとされている。世界の5歳以下の子どもにおいては，1.55億人が低身長，5,200万人が消耗症という現状である。栄養状態の良悪は宿主防御システムに直接の影響を及ぼし，皮膚や粘膜を中心とする第一システムから特異的免疫の第四システムまでの破綻を導き，その結果として細菌，ウイルスなどの感染に対する防御能が低下し，重篤な感染症の発症を許すことになる。さらに，感染症を発症すると高熱や腸管機能の低下などからさらに栄養状態の悪化が促進され，さらなる免疫低下を誘導することとなり，最終的には死の転帰をたどることになる（図2）。

2）「栄養と免疫」—研究の変遷—

　1960年代頃から「栄養と免疫」，中でもタンパク質・エネルギー栄養不良（protein-energy mal-nutrition：PEM）と免疫との関連について盛んに研究が実施され始め，血中の抗体価および補体価や末梢血リンパ球機能などの著しい低下が見出されたことにより，開発途上国の子どもたちにみられる下痢症や麻疹などの重篤な感染症の原因が，劣悪な栄養状態にあったことを証明した。しかしながら，栄養不良といってもエネルギーをはじめタンパク質，必須脂肪酸，ビタミンおよびミネラルまでのすべてを総括したものであり，実際はどの栄養素が欠乏した場合にどのような免疫低下が起こるかを関連づけることは困難である。ラットなどの動物を用いて実施された実験的研究により各栄養素欠乏と免疫との関連が詳細に研究され，エネルギー，タンパク質（アミノ酸），ビタミンおよびミネラルの欠乏によっても免疫能が著しく低下することが確認された[2]。一方で，ある種のビタミンやミネラルを補足することにより宿主免疫能が亢進することが見出されている。これを疾病の治療や予防に応用する試みは，臨床分野だけでなく一般市民の生活の中でも実施され，今日に至っている。

　このように，「栄養と免疫」の研究は開発途上国における子どもたちの易感染性の機序を解明する手法の1つと

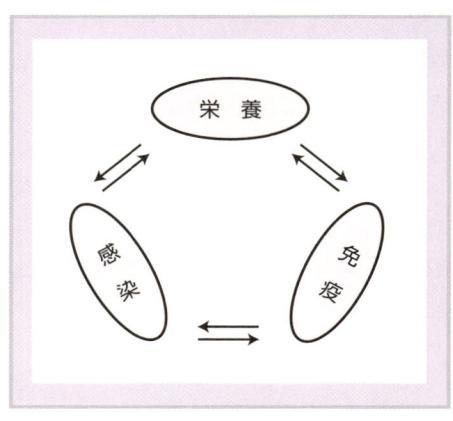

図2　栄養，免疫および感染

して始まったが，現在では各栄養素を補足することにより疾病予防，健康増進を図る積極的研究が実施されるようになった。このような後者の積極的研究に対して，初期の「栄養と免疫」の研究を消極的研究と呼んでいる[3]。

しかし，米国をはじめとする先進国では，低栄養よりもむしろエネルギー摂取過剰と運動不足の結果としての肥満に伴う脂質異常症，高血圧，糖尿病などの生活習慣病の増加が問題となっている。肥満のような過剰栄養状態においては免疫細胞数の増加をみるものの，細菌，ウイルスなどに対する易感染性が知られている。つまり，肥満者では免疫細胞の数的増加はみられても，それらの機能

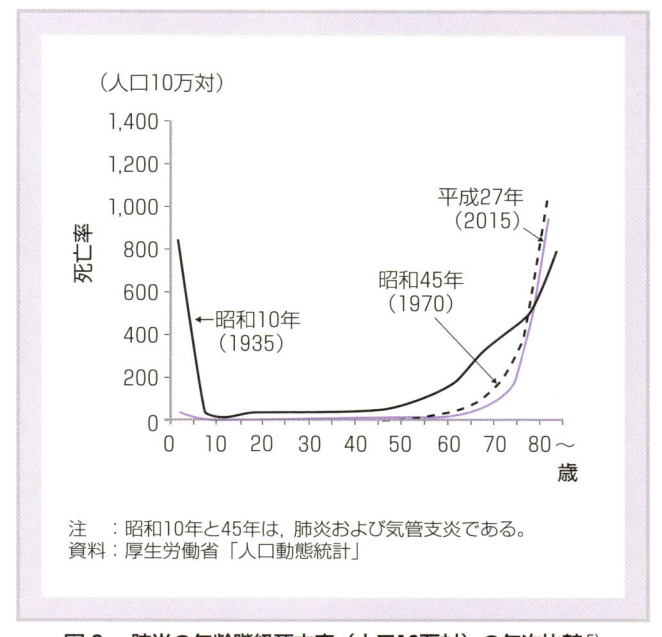

図3　肺炎の年齢階級死亡率（人口10万対）の年次比較[5]

出典：厚生労働統計協会「国民衛生の動向 2017/2018」厚生の指標増刊 2017；64(9)：69 より

は著しく低下している。近年の研究によると，肥満は主要な免疫細胞の1つであるT細胞の分化を抑制し，自己免疫疾患を起こしやすくなることが，動物レベルであるが明らかにされている。

このように，エネルギーの過剰摂取に基づく肥満でも免疫能の低下が誘導されることから，必ずしも栄養状態の良悪だけで免疫状態を判断することはできない[4]。

その他，年齢，性，ストレス，職業，生活環境などさまざまな要因が免疫系に影響を与える。最近の日本では乳幼児をはじめとする子どもから大人まで，免疫系が異常に亢進した状態の1つであるアレルギー疾患を有する者の増加が問題となっている。実はこれもある意味では栄養状態の向上が肥満とは逆に，免疫能の異常亢進をもたらしたと考えることができる。

また，加齢によって個人差はあるが免疫能の低下することが知られており，高齢者では肺炎，結核などの罹患率が高いことが知られており，特に肺炎は高齢者の死因の上位を占めている（図3）[5]。これもまた加齢に伴う免疫低下のみが原因ではなく，高齢者における栄養摂取不足や疾病に続発した栄養不良が密接に関連するとされており，開発途上国だけでなく先進国においても栄養不良を原因とする易感染状態が存在する。この対処の方法として胃腸管手術後の中心静脈栄養法（IVH）や術後のチューブ（経管）栄養法の開発は術前の栄養状態の改善のみならず術後の感染症罹患率や縫合不全を激減させた。小児，高齢者ならびに入院患者の栄養状態の保持は健康成人に比べそれらの人々の免疫系を正常に保ち，微生物感染から保護するうえで重要である。

■引用文献

1）WHO Global Health Observatory（GHO）data: http://www.who.int/gho/en/

　　UNICEF　世界子供白書2016 https://www.unicef.or.jp/sowc/data.html

2）Chandra RK : Nutrition and Immunology. Alan R. Liss, New York, 1988

3）森口覚：栄養と免疫―とくに加齢との関係を中心に．臨床栄養 1999；12（7）：781‐784

4）Moriguchi S, et al : Decreased mitogen response of splenic lymphocytes in obese Zucker rats is associated with the decreased expression of glucose transporter‐1（GLUT‐1）. Am J Clin Nutr 1998；67：1124‐1129

5）厚生労働統計協会：国民衛生の動向2017/2018．厚生の指標増刊 2017；64（9）：69

◇　**参考文献**

・Yang H, et al : Obesity accelerates thymic aging. Blood 2009；114：3803‐3812

・Endo Y, et al : Obesity drives Th17 cell differentiation by inducing the lipid metabolic kinase, ACC1. Cell reports 2015；12：1042‐1055

第I編 感染に対する生体防御と免疫疾患

　免疫機構はもともと病原体との戦いのため進化・発展してきたものである。免疫機構は，原始的な免疫機構（自然免疫）と獲得免疫の両者を駆使して侵入してきた病原体の排除を行う。獲得免疫で中心となるのはT細胞とB細胞であるが，それらは無数の病原体抗原に対応できる多様性をもつとともに，自己の抗原に対しては反応しないといった非常に厳密な自己・非自己の認識機構が存在する。この認識機構が破綻すると自己組織を攻撃し，自己免疫疾患を発症する。また，過剰の免疫反応が起こった場合はアレルギー疾患が発症する。このように免疫機構は，病原体の排除に重要であるとともに，その破綻は自己に対し不利益となる諸刃の剣である。第I編では，病原体に対する防御機構（第1章　感染症に対する生体防御機構），基本的な免疫機構（第2章　免疫と生体防御），免疫不全疾患（第3章　感染防御機構の破綻），そしてアレルギー疾患および自己免疫疾患（第4章　免疫・アレルギー疾患の成因，病態，診断および治療）について解説する。

第1章 感染症に対する生体防御機構

病原体微生物の侵入に対する感染防御機構には，感染後数時間以内に働く本来備わった自然免疫と，クローン増殖によって感染数日後から働くT細胞およびB細胞による獲得免疫に分類される。獲得免疫は，微生物の抗原に対し特異的に活性化され，細胞傷害活性で感染細胞を排除したり，サイトカインや抗体を産生して自然免疫と共同で，効率よく微生物の排除を行う。微生物が排除された後は大部分のエフェクター細胞はアポトーシスを起こし消失し，また一部のリンパ球は記憶細胞（メモリー細胞）となり再感染時の防御に備える。一方，細菌，ウイルスおよび寄生虫には宿主の免疫反応を巧みに回避する機構が存在しており，宿主の攻撃に対抗する。

1. 生体防御機構の流れ

われわれのからだの至るところには，外来微生物に対する防御機構が存在し，そのシステムは細菌，ウイルス，寄生虫に対して共通するものが多い。第2章で詳細な仕組みを解説するが，まず基本的な生体防御機構を免疫細胞との関連から述べる（図1－1）。

1）皮膚，粘膜の機械的・生物学的バリア

病原体が宿主に侵入する際にまず障壁となるのが皮膚である。広範囲にわたる火傷などで皮膚が著しく傷害された場合を除き，正常な皮膚からの微生物の侵入は困難である。多くの微生物は，鼻咽頭，消化管，肺，生殖器，尿路などの上皮を介して生体内に侵入する。それに対する生体側の防御機構としては，以下のものがある。

① 微生物が鼻・口腔を介して気道に侵入した場合，気道粘膜で拿捕し，上皮細胞の線毛運動により押し出したり，咳やくしゃみにより体外へ排出する。

② 粘膜や汗には，細菌壁成分を加水分解するリゾチームという酵素が存在し，細菌の増殖，侵入を阻止する。

③ 腸などでは常在細菌叢が存在し，侵入した細菌の増殖を阻止する。

2）体液中の非特異的防御因子

皮膚，粘膜の機械的・生物学的バリアを通過した微生物は次に体液中に存在する非特異的防御因子にさらされる。非特異的防御因子としては，補体，インターフェロン，リゾチームなどがある。

補体は血清中に含まれる殺菌因子であり，抗体の感染防御作用を"補完する"という意味から"補体"（complement）と名づけられている。微生物表面において補体成分であるC3bとB因子の結合が促進しC5転換酵素であるC3，Bb3bが形成され，C5をC5aとC5bに分解する。C5bがいった

ん細菌壁に結合すると，C6そしてC7が分子集合し安定なC5bC6C7複合体を形成する。そこにC8が結合し，最後にはC9の重合化が起こり，円筒状の膜傷害性複合体が形成される（図1－2）。膜傷害性複合体は細菌内外液の流通を自由化することにより細菌の溶解を引き起こす。

　インターフェロン（interferon：IFN）は抗ウイルス作用をもつ体液性因子で，I型IFN（α型とβ型）とⅡ型IFN（γ型）が存在する。細胞がウイルスに感染すると，細胞はIFN－αおよびIFN－βを分泌し，隣接する細胞上のレセプターに結合して抗ウイルス状態を誘導する。この状態は，翻訳を阻害しmRNAを壊すことによりウイルス増殖を阻止する酵素が合成されることにより生じる。

3）好中球，マクロファージによる防御機構

　体液性成分である補体による排除機構に加え，微生物を食べる性質を有する食細胞による排除が始まる。代表的な食細胞としては好中球とマクロファージがある。好中球やマクロファージには補体レセプター（CR1，CR3）やIgGレセプター（Fc γ RI，Ⅱ，Ⅲ）が存在し，

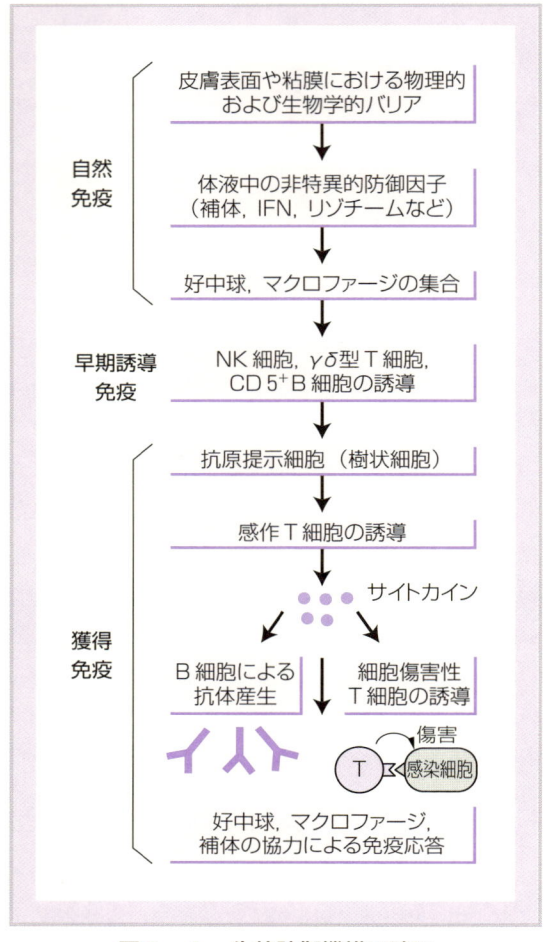

図1－1　生体防御機構の流れ

オプソニン化された病原体を識別し接着すると，食細胞膜は病原体を覆いつくし，膜が融合して病原体を貪食した食胞が細胞質内に形成される。接着と同時に細胞膜のNADPHオキシダーゼの活性化が起こり，食細胞内部にはO_2^-が生成される。O_2^-ラジカルはさらに還元されH_2O_2がつくられ，$^1O_2$やOHラジカルが派生して殺菌効果を発揮する。好中球は寿命が短いがその殺菌力は強く，遊走因子であるケモカインの作用を受けて，炎症局所にすばやく多数集積し細菌の貪食を行う。一方，マクロファージはゆっくり出現し，消化能力は弱いが長くその場にとどまり寿命が長いため，慢性炎症時にいつまでも存在している特性をもっている。

4）早期誘導細胞による防御機構

　感染早期に誘導される細胞群としてナチュラルキラー（natural killer：NK）細胞，γδ型T細胞，CD5陽性（CD5$^+$）B細胞がある。それら自身は獲得免疫とは異なり持続免疫にはつながらないが，早期の感染防御のみならず，後期の獲得免疫の分化（細胞性免疫/体液性免疫）を方向づける重要な役

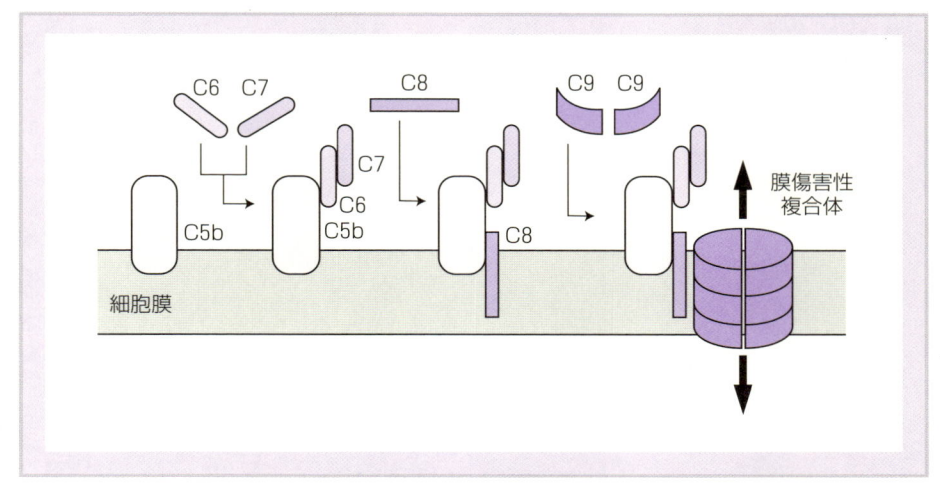

図1－2　C5-9 膜傷害性複合体の形成

割を担っている。

　NK細胞はウイルス感染で主要組織適合抗原複合体 (major histocompatibility antigen complex：MHC) class（クラス）I分子の発現が低下した自己細胞に対してのみ細胞傷害活性を示す。活性化したNK細胞はパーフォリンやFasリガンドを介して感染細胞に傷害を与え，またIFN-γを産生しマクロファージの活性やTh1型細胞を誘導することにより微生物を排除する。

　γδ型T細胞は，αβ型T細胞と比べ多様性のないT細胞受容体（レセプター）を有し，皮膚や腸管などの上皮間に多く存在する。また，αβ型T細胞が抗原ペプチドを認識するのに対しγδ型T細胞はマイコバクテリアなどの細菌由来アルキルアミンやアルキル化ピロリン酸などの非ペプチド抗原をMHCの拘束なしに認識しサイトカインを産生する。

　CD5⁺B細胞は粘膜固有層や腹腔などの限られた場所に存在し，核酸，熱ショックタンパク質，多糖体，さらにフォスファチジルコリンなどのリン脂質に反応して自然IgM抗体を産生する。

＊＊免疫機能を調節する特定保健用食品はあるのか？＊＊

　「おなかの調子を良くする」，「血糖値を下げる」，「脂肪を燃焼しやすくする」等々の効果をうたう食品，すなわち特定保健用食品（トクホ）がある。「脂肪を燃焼しやすくする」のであれば，少し太り気味の人に良い効果をもたらすかもしれないし，「血糖値を下げる」トクホは糖尿病の人にとっては日常生活で役立つのかもしれない。しかし，いくら見回しても「免疫を高める」といったトクホは見かけない。なぜだろうか？　血糖値やコレステロール値は，その値を直接測定することが可能である。では免疫力を評価するためには，何を測定すればよいのか？　補体，抗体あるいはT細胞機能のみを測定しても，単に免疫系の一部を評価しているだけで全体としての免疫機能を測定しているとは限らない。また，絶対的な基準があるものだけではないことも評価を難しくしている一因である。明確に免疫機能を評価する基準がないので，現在のところ，「免疫調節」に関する表示が許可されたトクホは存在しない。疲労，ストレス，低栄養は免疫力を低下させ，感染症に罹患しやすくなるのは間違いがないようであるが。

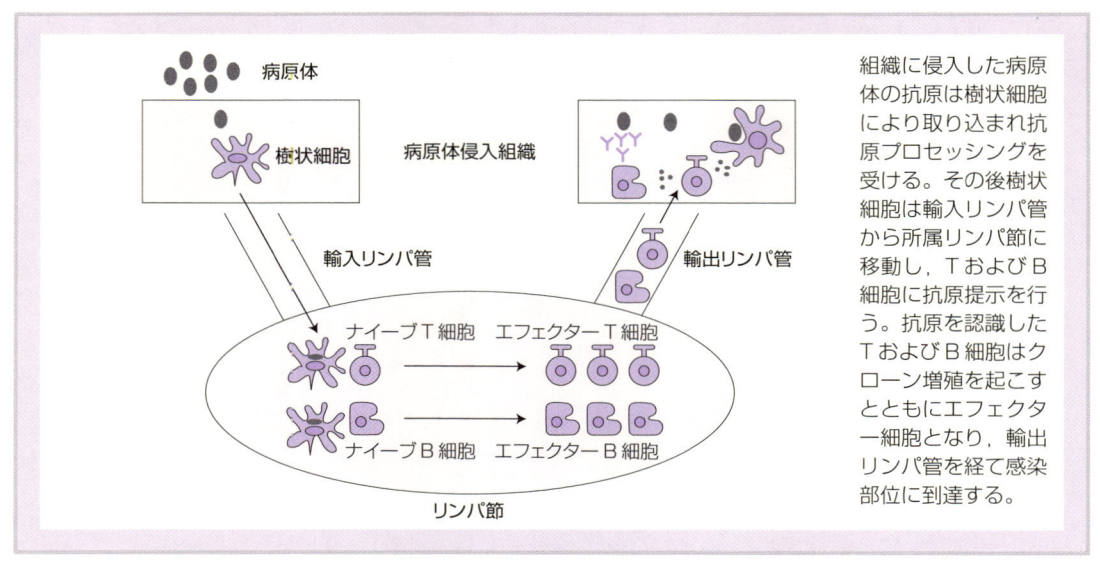

図1−3　抗原のリンパ節組織への輸送

5）T細胞への抗原提示機構

　感染症の免疫応答は，まず病原体の抗原が抗原提示細胞の細胞表面へ提示されることから始まる。抗原や抗原を捉えた樹状細胞は，輸入リンパ管を通って所属リンパ節に入り，傍皮質領域で出会ったT細胞に抗原を提示する（図1−3）。T細胞は病原体を直接認識することができず，病原体を認識するためには病原体抗原を分解した小さなペプチドをMHC class Ⅰ またはⅡ分子に結合した複合体を認識する必要がある。図1−4に示す経路で外来性抗原はMHC class Ⅱ分子上に提示されCD4陽性($CD4^+$)T細胞が感作を受け，一方，細胞内に存在する病原体由来の抗原はMHC class Ⅰ分子上に提示されCD8陽性($CD8^+$)T細胞が感作を受ける。

6）T細胞，B細胞による防御機構

　大部分の微生物は食細胞や補体などの非特異的防御機構により排除され，感染症などの病気を起こすことはまれである。しかし，自然免疫から逃れて一定以上の微生物が侵入し感染が起こると獲得免疫による免疫応答が起こる。自然免疫と異なり獲得免疫が誘導されるまでには数日以上が必要で，抗原特異的なTおよびB細胞が分化増殖しエフェクター細胞となる。獲得免疫において司令塔的役割を果たす$CD4^+$T細胞がTh1細胞に分化誘導された場合はマクロファージを活性化して，細胞内に存在する病原体を排除したり，$CD8^+$の細胞傷害性T細胞の増殖を促す。またTh2細胞はリンパ組織でインターロイキン（interleukin：IL）−4，IL−5などのB細胞増殖因子およびB細胞分化因子を産生して感作B細胞を抗体産生細胞まで分化させ病原体を排除する。

2.　細菌感染に対する防御機構

　細菌感染の初期防御には，抗原特異性のない食細胞が重要な役割を果たす。また，細胞内寄生性

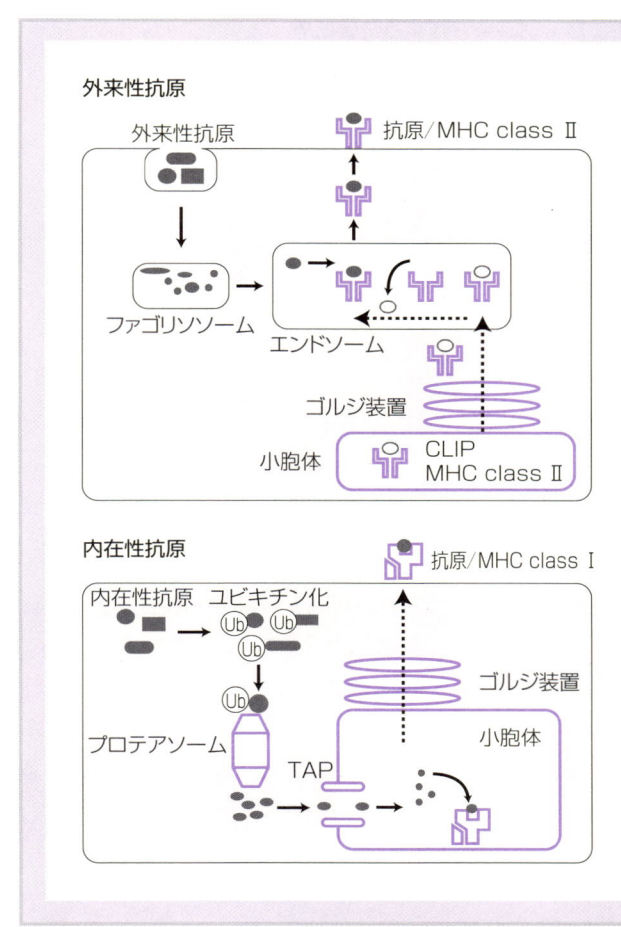

外来性抗原

外来性抗原　　　　　　　抗原/MHC class Ⅱ

ファゴリソーム

エンドソーム

ゴルジ装置

小胞体　　CLIP
　　　　　MHC class Ⅱ

内在性抗原

内在性抗原　ユビキチン化　　　抗原/MHC class Ⅰ

ゴルジ装置

プロテアソーム　　　　　　　　　　小胞体

TAP

樹状細胞などの抗原提示細胞に取り込まれた外来性抗原はエンドソームからリソソーム，あるいはファゴソームからファゴリソームへと輸送される過程でさまざまな消化酵素により分解される。小胞体内で合成されたMHC class Ⅱ分子は抗原結合部位がCLIPという分子で覆われ，他の抗原が結合できない状態でゴルジ装置を経てエンドソームへと輸送される。エンドソーム内においてCLIPが外れ，その部位に外来抗原由来のペプチドが結合し細胞表面へと輸送され，そのMHC class Ⅱ分子/抗原複合体はCD4$^+$T細胞により認識される。

一方，癌やウイルス抗原などの内在性抗原の場合は，まずタンパク分解酵素の目印となるユビキチンの付加（ユビキチン化）から始まる。ユビキチン化された抗原はプロテアソームによる分解を受け，生じたペプチドは小胞体のTAP（transporters associated with antigen processing）と呼ばれるトランスポーターにより輸送される。ペプチドは小胞体内で合成されたMHC class Ⅰ分子の抗原結合部位と結合し，細胞表面に輸送され，MHC class Ⅰ分子/抗原複合体はCD8$^+$T細胞により認識される。

図１－４　外来性および内在性抗原の抗原提示機構

細菌は一般的に慢性化し，結核免疫にみられるように抗原特異的Ｔ細胞の分化誘導が必須の防御因子となる。細菌に対する生体の防御免疫は，①細菌毒素に対する免疫，②自然免疫，③細胞外細菌に対する免疫，④細胞内寄生性細菌に対する免疫に分類することができる（表１－１）。

１）細菌毒素に対する免疫

多くの微生物は病原能力を外毒素に依存している。この種の疾患にはジフテリア，コレラ，破傷風，炭疽，ボツリヌス中毒がある。これら毒素に対する生体側の主たる防御免疫は抗体である。抗体は，細菌毒素に結合し，中和することにより作用を封じ込めてしまう。

２）自然免疫

生体内に侵入した細菌に対して迅速に応答できる免疫機構の１つとして自然免疫がある。食細胞，樹状細胞，上皮細胞などは自然免疫を司る代表的な細胞群であり，細菌の構成成分が共通にもっている病原体関連分子パターン（pathogen-associated molecular patterns：PAMPs）によって活性

表1-1　主要な細菌感染に対する防御機構

病原菌	病因	主たる防御機構
ジフテリア菌	非侵入性 咽頭炎（毒素）	中和抗体
コレラ菌	非侵入性 小腸炎（毒素）	中和抗体と付着阻止抗体
髄膜炎菌	鼻咽頭炎 →肺血症，髄膜炎，エンドトキシン血症	抗体と補体による殺菌 オプソニン化による食菌
黄色ブドウ球菌	局所侵入性 皮膚その他に対する毒性	抗体と補体によるオプソニン化，食細胞による殺菌
結核菌	侵入性 免疫病変の出現	T細胞由来のサイトカインによって活性化されたマクロファージ
らい菌	侵入性 腫瘍性 免疫病変の出現	T細胞由来のサイトカインによって活性化されたマクロファージ

化される。これら病原体由来のPAMPsを認識する宿主側のレセプターはパターン認識分子と呼ばれ，代表的な分子としてToll様レセプター（TLR）がある。TLRは10種類以上の異なる分子が存在し，認識するPAMPsの構造が異なる。ペプチドグリカンやリポテイコ酸といった細菌壁成分は，TLR2とTLR1またはTLR2とTLR6により認識される。グラム陰性細菌の細胞壁成分であるリポポリサッカライド（LPS）はTLR4，鞭毛成分であるフラジェリンはTLR5，細菌DNAはTLR9により認識される。自然免疫は，免疫学的な記憶機能はないが，細菌の共通した成分を認識するので，どのような細菌が侵入しても迅速に対応ができるという特徴がある。

3）細胞外細菌に対する免疫

　細胞外細菌には宿主の非特異的免疫から回避する機構が備わっている。莢膜多糖はオプソニン化と食細胞の貪食を阻害する作用を有する。肺炎双球菌として知られている*Streptococcus pneumoniae*は肺胞マクロファージによる貪食に抵抗する。また分娩の際，膣の細菌が新生児に移ることで起こる新生児髄膜炎の病原体であるB型連鎖球菌の莢膜糖質成分は補体の活性化を阻害する。生体は外毒素を分泌しないこれらの微生物に対しては抗体を産生し対抗する。細菌に対する抗体が病原体に結合すると食細胞表面に発現しているFcレセプターを介して食細胞に付着し貪食作用を受けやすくなる。また食細胞には補体のC3b成分に対するレセプターも存在しているので，補体で覆われた細菌も貪食を受けやすくなる。連鎖球菌はMタンパク質と呼ばれる物質をもっていて食細胞内での消化に抵抗する。この場合はT細胞がマクロファージを活性化して連鎖球菌の細胞内消化，傷害活性を高めることが必要となる。

　チフス菌やコレラ菌といった腸内感染の場合は，抗体が腸管内に分泌され，微生物が腸粘膜に侵入する前にこれを攻撃する。その場合，主役となる抗体は選択的に腸管および気管粘膜でつくられるIgA抗体である。ほかに微生物表面に働く抗体の役割としては，補体系の活性化による微生物細胞溶解，凝集による微生物の局在化がある。

4）細胞内寄生性細菌に対する免疫

　微生物の貪食は感染源の根絶に非常に重要な機構である。しかしながら，細胞内寄生性細菌はマクロファージをはじめとする網内系細胞の殺菌作用に抵抗し宿主の細胞内で増殖を行う。らい菌（*Mycobacterium leprae*）はフェノール性糖脂質で酸素代謝産物を除去することにより，結核菌（*Mycobacterium tuberculosis*）は消化酵素を含んだリソソームとエンドソームの融合を阻害することにより，またリステリア（*Listeria monocytogenes*）はリステリオリシンOを産生してエンドソームから細胞質に逃げることにより，食細胞の攻撃より逃れる。また，サルモネラ（*Salmonella*）は，食細胞の内部のpHの低下を感知し*pag*遺伝子を発現させ，リソソームからの殺菌因子に抵抗している。

　マクロファージにより取り込まれた病原体に対する免疫の開始は，病原体抗原がリソソーム酵素により分解されることから始まる。その結果生じたペプチドは，後期エンドソーム内でMHC class Ⅱ分子と会合し，その複合体がマクロファージ表面に運ばれ，CD4$^+$T細胞により認識されて免疫応答が開始される。この免疫応答の１つの重要な要素は，マクロファージの殺菌機能を活性化するIFN-γがT細胞より産生されることである。免疫のもう１つの経路は，微生物抗原が食細胞内でエンドソームから漏れ出て細胞質に入ることから始まる。こうして微生物由来ペプチドがMHC class Ⅰ分子と会合し，細胞表面に運ばれて，この複合体をCD8$^+$T細胞が認識し活性化が起こる。CD8$^+$T細胞はパーフォリンやグランザイムといった細胞傷害物質を分泌し感染細胞を溶解するとともにIFN-γなどのサイトカインを産生する。さらに，細胞内寄生性細菌に対する細胞性免疫細胞としてNK細胞や$\gamma\delta$型T細胞があげられる。これら細胞群は比較的小集団であるが，マイコバクテリア抗原，連鎖球菌やブドウ球菌の一部の株と接触すると増殖し，細胞溶解作用を発揮したり，サイトカインを産生する。

3．　ウイルス感染に対する防御機構

　細菌と同じく，ウイルスも宿主の免疫系における弱点を利用して免疫機構を回避したり，場合によってはそれに打ち勝つような多数の機構を発展させてきた。ウイルスの最も重要な戦略の１つは，免疫系そのものの細胞に感染し，感染を受けた細胞の正常な機能を不能としてしまうことである。

　ウイルス感染に対する防御機構としては，①感染初期の防御にはIFNと粘膜上皮表面に存在する分泌型IgA抗体が働く。いわゆる粘膜上皮表面のみで増殖するある種のウイルスはこの段階で阻止される。②さらにほかのある種のウイルスは，一度または二度のウイルス血症を引き起こす。この段階では血中の抗体が阻止的に働く。③一度細胞内に侵入したウイルスに対してはさまざまな細胞性・体液性免疫機構が働く。ウイルス感染細胞の破壊は通常は宿主にとり有益であるが，免疫防御機構が働いた場合感染より大きな損傷を宿主に与える場合があり，これを免疫病変という（図1-5）。

1）IFNによる防御機構

　ウイルス感染に対する免疫応答は，体液性および細胞性免疫の両者が絡んだ多様な機構に依存し

ている。最も重要な防御機構は，①ウイルス複製の阻害，②宿主防御機構の活性化の2つの主要な機能をもつIFNの産生である。

　IFN-αおよびIFN-βはウイルス感染細胞から放出され，隣接する細胞に結合し抗ウイルスタンパク質を誘導する。このIFNの機能はきわめて強力でフェムトモル濃度（10⁻¹⁵mol）で効力を発揮し，ウイルスの生活環のいくつものステージ，すなわち付着，脱殻，初期のウイルス転写，ウイルス翻訳，タンパク質合成，出芽のステージを阻害できる。IFN-αおよびIFN-βにさらされた細胞では多くの新たなタンパク質が検出されるが，主な役割はタンパク質合成を阻害する2つの酵素である2′，5′-オリゴアデニレート合成酵素とプロテインキナーゼが演じる。これら2つの酵素活性は，細胞の

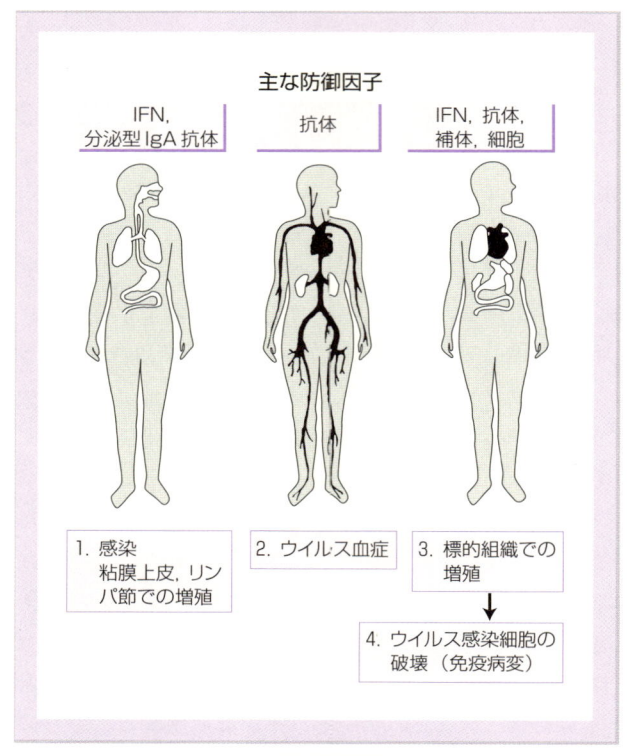

図1-5　ウイルス感染の諸段階に働く感染防御機構

中のウイルス中間体によってつくられる2本鎖RNAに依存している。プロテインキナーゼは，ヒストンとタンパク質合成開始因子eIF-2のリン酸化にかかわっている。こうしてリボソームの集合が阻害され，IFNに刺激された細胞内でのタンパク質合成阻害が誘導される（図1-6）。

　IFNはまた宿主免疫細胞機能にも作用する。IFN-γは抗原提示細胞上に発現しているMHC class II分子の発現を上昇させ，またすべての型のIFNはMHC class I分子の発現を増加させる作用がある。そのためT細胞の抗原認識効率を増大させ，より効果的な免疫応答を導く。IFN-γはマクロファージを活性化しNADPHオキシダーゼなどの酸素依存的殺菌機構や貪食機能を高める。

2）血流あるいは表面防御における防御

　抗体はウイルスの吸着，侵入脱殻，複製などに欠かせないウイルスと宿主細胞の相互作用を阻害する。ウイルス感染では，抗体の有効性は，ウイルスが標的器官に到達するために血中に入るかどうかで大きく異なる。ポリオウイルスは腸管壁より血流に入り，脊髄や脳に達して増殖する。血中の抗体は，ウイルスが神経系の標的細胞に達する前に中和を行う。麻疹，おたふくかぜ，風疹，水痘（水ぼうそう）を起こす他の多くのウイルスも血流を介して標的器官に達する。これらのウイルスにより起こされる疾患は潜伏期が長いことが特徴である。一方，インフルエンザや風邪のような潜伏期間が短いウイルス疾患では，ウイルスの標的器官が気管支粘膜といった侵入部位であるので，ウイルスは血中には入らない。このタイプの感染では，粘膜に存在するIgA抗体が防御の主役となる。

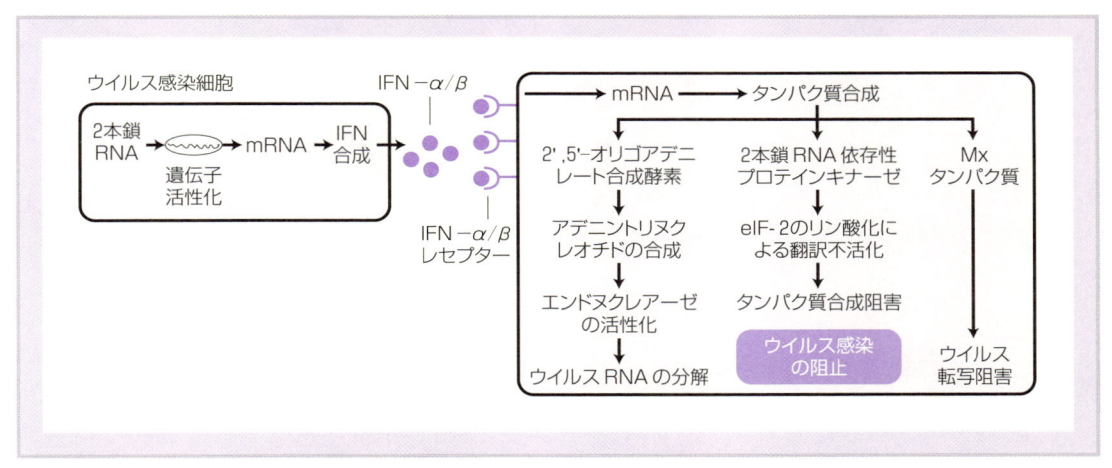

図1-6　IFN-α/βによるウイルス感染防御

　ウイルスに対する抗体産生は重要な防御機構の1つであるが，ウイルスには抗原の不連続変異と連続変異といった免疫回避機構がある。インフルエンザウイルスの主要な表面抗原はヘマグルチニンとノイラミニダーゼである。ヘマグルチニンは宿主細胞への吸着に関与しており，ヘマグルチニンに対する抗体は感染防御的に働く。一方，ノイラミニダーゼに対する抗体は感染防御力に劣り，ウイルス内部抗原に対する抗体は全く無効である。インフルエンザウイルスはその表面抗原を徐々に（連続変異），あるいは急激に（不連続変異）変化させる。不連続変異は，鳥などの同一宿主に感染した2種類のインフルエンザウイルス間でウイルスRNA遺伝子の交換が起こり，それによって表面タンパク質分子に大きな変化が生じる。ヘマグルチニン抗原の不連続変異は変異以前につくられた抗体を無効にし，その結果としてウイルスの流行を誘発する（図1-7）。

3）NK細胞およびマクロファージによる防御

　IFNはNK細胞およびマクロファージを活性化し抗ウイルス作用を増強する。NK細胞は，細胞に穴をあけDNAを傷害するパーフォリン・グランザイム機構により直接的にウイルス感染細胞を溶解させ，また細胞を感染より守りマクロファージの抗ウイルス機構を活性化するIFN-γを産生する。NK細胞はまた抗体依存性細胞傷害（antibody-dependent cellular cytotoxicity：ADCC）の主なメディエーターの1つである。食細胞であるマクロファージは，ウイルス感染細胞の貪食，細胞内での傷害および抗ウイルス分子（腫瘍壊死因子a，一酸化窒素，IFN-a）を産生することによりウイルス防御機構にかかわる。

4）ウイルス感染における細胞性免疫

　ウイルス感染でも他の感染症と同様最終的には細胞性免疫の誘導が必要となる。組織や血中のウイルス抗原が抗原提示細胞に取り込まれるとMHC class Ⅱ分子とともにCD4[+]T細胞に提示され，ウイルスが細胞内で複製されている場合はウイルス抗原はMHC class Ⅰ分子上に提示されウイルス抗原特異的なCD8[+]T細胞の分化誘導が起こる。抗原特異的なCD8[+]T細胞はCD4[+]T細胞から産生

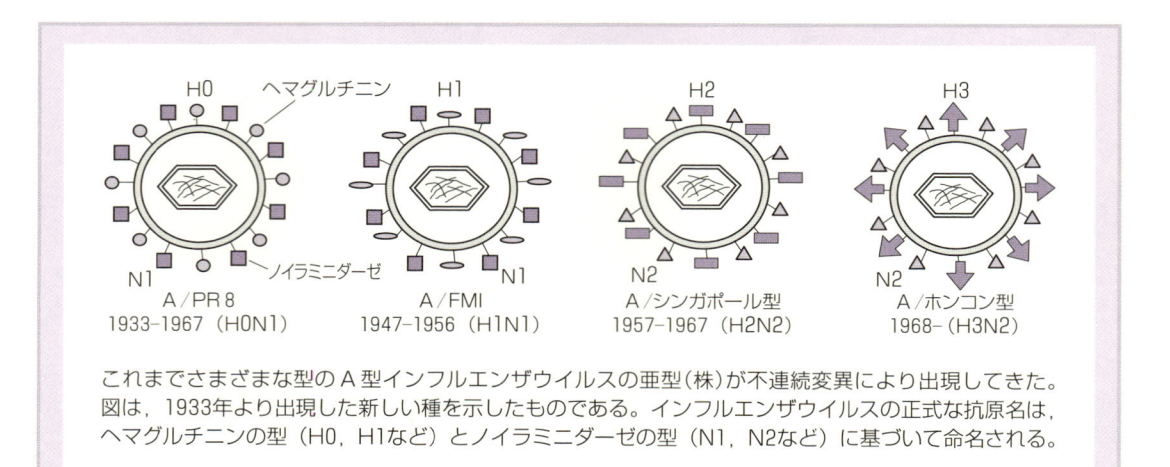

これまでさまざまな型のＡ型インフルエンザウイルスの亜型（株）が不連続変異により出現してきた。
図は，1933年より出現した新しい種を示したものである。インフルエンザウイルスの正式な抗原名は，
ヘマグルチニンの型（H0，H1など）とノイラミニダーゼの型（N1，N2など）に基づいて命名される。

図1－7　不連続変異により出現したインフルエンザウイルス

されるIL－2などのサイトカインの作用を受け，数の増加とともに機能的な増強が起こる。その後，ウイルス感染細胞をMHC class I分子を介して認識し，パーフォリンやグランザイムを放出し標的細胞を傷害し，ウイルスの増殖を止めるとともにウイルスを細胞外に放出させる。放出されたウイルスは血中に存在する抗ウイルス抗体により中和される。

5）ウイルスの免疫応答からの回避機構

　NK細胞はMHC class I分子を認識するKIR（killer-cell inhibitory receptors）が発現しており，MHC class I分子を発現している正常自己細胞に対しては細胞傷害活性を示さないが，MHC class I分子の発現が低下したウイルス感染細胞を非特異的に破壊する。サイトメガロウイルスはMHC class I分子に類似した分子を発現させることでNK細胞による攻撃を回避する。ウイルスに対する防御機構でMHC class I分子を介したCD8[+]T細胞による感染細胞の破壊は重要なものであるが，ヘルペスウイルスはMHC class I分子の発現自体を抑制する。また，単純ヘルペスウイルスやサイトメガロウイルスのタンパク質には抗原ペプチドの粗面小胞体への輸送を阻害することや，MHC class I分子の粗面小胞体への移行を停滞させる作用があり，ウイルス抗原のMHC class I提示経路を阻害することで免疫回避を行う。同じようなメカニズムがMHC class II分子に応用されているウイルスもある。

4.　寄生虫感染に対する防御機構

　寄生虫は単細胞よりなる原虫類と多細胞生物である蠕虫類とに分類することができる。細胞内に寄生する小さな細胞内寄生性原虫と消化管に存在する数cmの蠕虫では当然生体の防御機構も大きく異なる。また寄生虫は，それぞれの寄生虫に特有の生活史を有するために生体の防御機構もウイルス，細菌以上に複雑である。

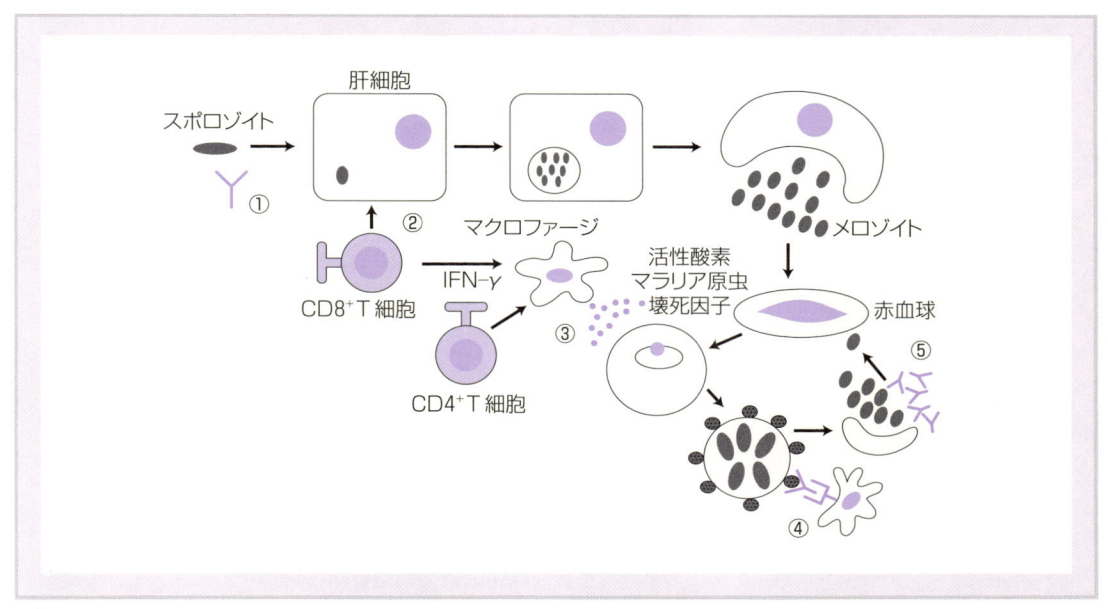

図1－8　マラリア原虫に対する防御機構

1）原虫に対する防御機構

　生体内に侵入した病原体の多くはまず食細胞やNK細胞，リゾチーム，補体などの体液性因子からなる自然免疫による排除を受ける。しかし，原虫感染では，これら自然免疫が感染を阻止するのに十分でなく，特異的な獲得免疫が発達するまで原虫は増殖する。ほとんどの原虫症で感染は慢性的で，その程度は宿主と原虫のバランスに依存している。そのバランスとは，生体が原虫を排除するエフェクター機構と，原虫がその機構から逃れて生き残るための回避（エスケープ）機構である。

（1）マラリア原虫

　マラリアの感染は，マラリア原虫に感染したハマダラカがヒトを吸血することで起こる。蚊から注入されたスポロゾイトは30分以内に肝細胞内に侵入し免疫細胞の監視を逃れる。その後，マラリア原虫は肝細胞内でスポロゾイトからメロゾイトへと形態を変化させ赤血球内に侵入し増殖する。赤血球は食細胞と異なり細胞内消化酵素や殺菌作用をもたず，また細胞内のため補体などの体液性因子の作用を受けにくい。増殖したメロゾイトは赤血球を破裂させ，速やかに新たな赤血球に感染することで宿主の免疫機構から逃れている。

　マラリア感染の防御機構としては，①抗体によるスポロゾイトの肝細胞への侵入阻止，②細胞傷害性T細胞の産生するIFN－γによる肝細胞内原虫の増殖抑制，③ヘルパーT細胞が産生するIFN－γで活性化されたマクロファージから放出されるマラリア原虫壊死因子や活性酸素による赤血球内原虫の傷害，④感染赤血球表面抗原を介しての抗体，補体，食細胞による原虫処理，⑤抗体によるメロゾイトの赤血球への侵入阻止がある（図1－8）。

（2）細胞内寄生性原虫

　マクロファージなどの食細胞を増殖の場とする細胞内寄生性原虫にはトキソプラズマ，リーシュ

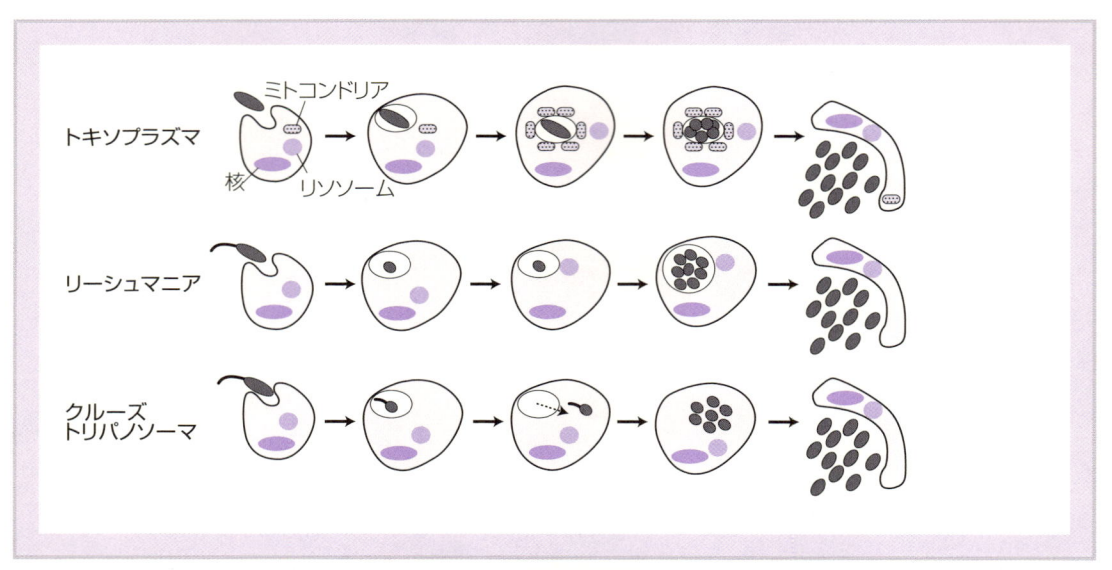

図1-9　細胞内寄生性原虫の免疫回避機構

マニアおよびクルーズトリパノソーマがあり，これらの原虫はマクロファージ内の殺虫作用に対しそれぞれ異なった回避機構を有している（図1-9）。

　a. トキソプラズマ（*Toxoplasma gondii*）　　食細胞の食胞内に入るとミトコンドリアや小胞体を寄せ集めリソソームとの融合を阻止する。この現象はリンパ球により活性化されたマクロファージでも起こるが，抗体で処理されたり，死んだトキソプラズマを取り込んだ細胞では食胞とリソソームの融合が起こり原虫は消化される。

　b. リーシュマニア（*Leishmania* spp.）　　媒介昆虫であるサシチョウバエの中では上鞭毛期型で，この発育段階である原虫がマクロファージに侵入すると，食細胞は呼吸系を活性化することで産生される活性酸素とリソソームの消化作用で原虫を破壊する。しかし上鞭毛期原虫は昆虫からヒトへ移行すると温度変化に反応して熱ショックタンパク質を合成する。このタンパク質の誘導によりリーシュマニアは消化酵素に対し抵抗性の無鞭毛期へと形態変化を起こし異物処理を回避する。

　c. クルーズトリパノソーマ（*Trypanosoma cruzi*）　　クルーズトリパノソーマの感染では，媒介昆虫であるサシガメにより皮膚から侵入した原虫はまずマクロファージに取り込まれる。クルーズトリパノソーマは食細胞の食胞内に入るが，食胞膜を溶解しリソソームとの融合を阻止する。細胞内に出た原虫は細胞内寄生に適した形態である無鞭毛期に変化して増殖する。

　上記の細胞内寄生性原虫の免疫回避に対する生体防御機構には，①Th1細胞より産生されるIFN-γがマクロファージを活性化し，産生される活性酸素，一酸化窒素(NO)分子による傷害機構，②細胞傷害性T細胞による原虫感染細胞の破壊，③細胞から放出された原虫を抗体が補体と協調して傷害する機構がある。

（3）アフリカトリパノソーマ

　抗原変異によって宿主の獲得免疫から逃れる典型的な例としてアフリカトリパノソーマがある。この原虫はヒトをはじめとする哺乳動物血液内では全表面が厚いオーバーコートで覆われている。

このオーバーコートは変異原虫特異的な表面糖タンパク質（variant surface glycoprotein：VSG）であり，媒介昆虫であるツェツェバエ唾液腺で原虫が感染型となったときには常に基本型のVSG‐1をもつ。感染により血流中で増殖が始まると基本型の中から変異VSG‐2をもつ原虫が現れる。宿主の免疫応答により抗VSG‐1抗体が産生されると対応する抗原をもつ原虫は排除され，次いで変異型VSG‐2をもつ原虫が増殖する。その中からさらに次の変異型VSG‐3をもつ原虫が現れる。この繰り返しが続

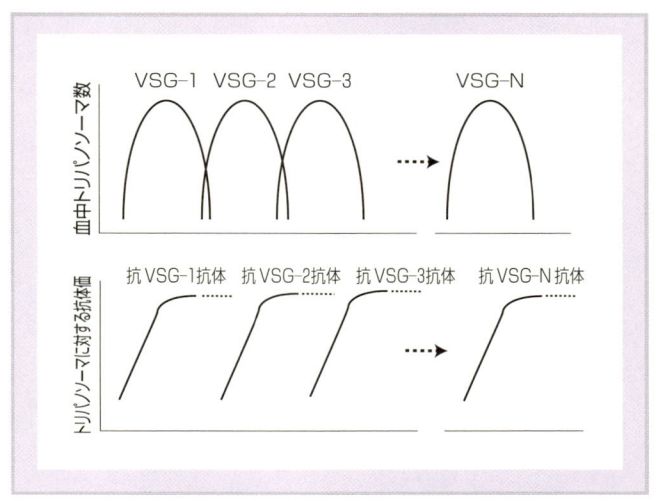

図1－10　アフリカトリパノソーマの抗原変異

くが，新しい変異型の出現は常に宿主の抗体産生に先行する（図1－10）。これらの原虫の変異抗原をコードしている一連の遺伝子は核のDNA中にあり，発現は転写の過程で調節を受けるため，ある程度規則性をもって変異原虫が出現する。原虫は宿主が抗体産生による免疫応答をする限り無限に抗原変異を続けることができるが，これはDNAに組換えが起こるためである。

2）蠕虫に対する防御機構

　寄生虫と宿主の間には宿主・寄生虫相互関係と呼ばれる特殊な関係が成立している。とりわけ蠕虫感染は他の感染症とは異なるきわめて多彩な感染様式を示す。蠕虫は多細胞生物で，多くの抗原成分を有し，宿主に何らかの免疫応答を惹起させながらも，固有宿主では完全に排除されることなく長期にわたり宿主から必要な栄養分を摂取し，種の保存のための生殖や変態を宿主の体内で行う。

（1）腸管からの線虫排除の機序

　ある種の腸管寄生線虫では，初感染後2〜3週間で自然排除がみられる。これはT細胞依存性および非依存性の両方が関連している（図1－11）。

　a．T細胞依存性の排除機構　　T細胞（特にTh2型）が寄生虫抗原に反応し，①IL‐4およびIL‐5によって増殖したB細胞による抗体産生を誘導し，②IL‐3，IL‐4，IL‐9およびIL‐10によって粘膜肥満(マスト)細胞の増殖を促すとともに，③粘膜上皮にあって粘液を分泌する杯細胞の過形成を引き起こす。寄生虫は，抗体と，IgEに感作された肥満細胞が抗原と反応して脱顆粒を起こすことによって生じる産物により障害される。またヒスタミンが放出された腸管上皮の透過性も高まる。しかしながら，これらT細胞依存性反応だけでは，虫体を排除することはできない。

　b．T細胞非依存性の排除機構　　腫瘍壊死因子（tumor necrosis factor：TNF）やIL‐1などマクロファージが分泌する非特異的炎症物質は杯細胞の増殖を促進し，粘液の分泌を増加させる。粘液は虫体を包み込み，排除を誘導する。空腸上皮の杯細胞数や粘液分泌量は寄生する虫体の数に依存して増加をもたらす。抗原特異的なエフェクターT細胞は感染初期に出現し，抗体による損傷が起

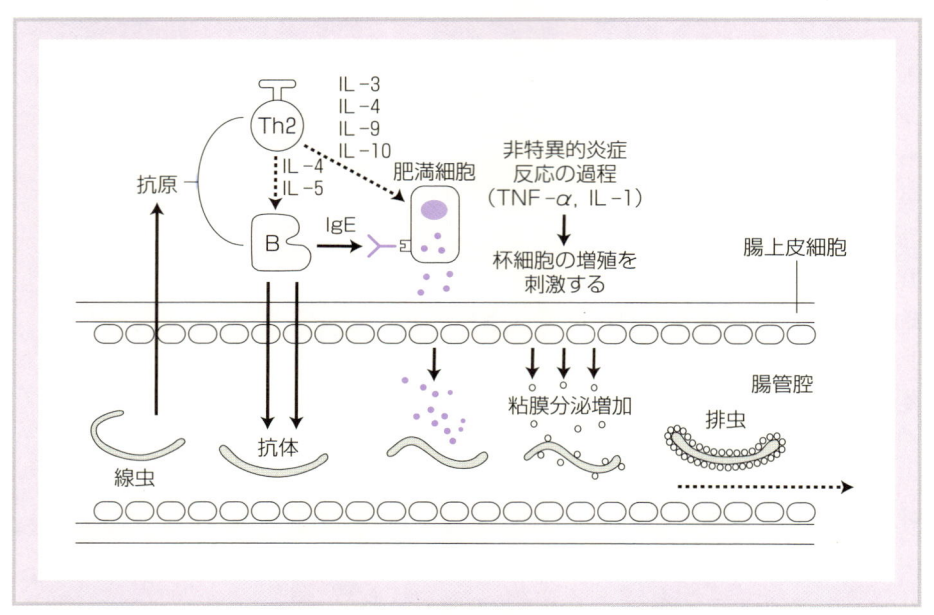

図1−11　腸管寄生性線虫における排除機構

こり始め，排除の方向に向かうことになる．これらのさまざまな排除過程のいずれが最も重要となるかは感染した線虫の種類によって異なる．

（2）蠕虫における宿主免疫からの回避機構

　蠕虫の宿主免疫機構からの回避機構は単純で物理的な例が多い．蠕虫の中でも線虫は細胞外に厚い角皮を有し，宿主からの非特異的および特異的免疫から身を守り，また住血吸虫の体表は成熟するにつれ厚みを増し同様に防御に役立つ．また多くの線虫の体表外被はだぶだぶで，免疫による攻撃にさらされた場合，容易に脱ぎ捨てられるようになっている．条虫ではエラスターゼ抑制因子を分泌して攻撃を避けるが，これは好中球の遊走も阻止する．

　多くの蠕虫は細胞呼吸活性化に抵抗する手段を進化させている．たとえば，リンパ組織にいる糸状虫はその表面にグルタチオンペルオキシダーゼを分泌し，住血吸虫はその体表にグルタチオンS−トランスフェラーゼを有しており，また回旋糸状虫はスーパーオキシドジスムターゼを分泌することができる．線虫や吸虫の一部の蠕虫は免疫グロブリンを切断し，Fc部分を除くプロテアーゼを分泌して抗体からの攻撃を逃れる機構を有するものもある．

◇　**参考文献**

・小安重夫編著：免疫学最新イラストレイテッド．羊土社，2003
・Weir DM, Stewart J著／大沢利昭，小浪悠紀子，今井康之訳：免疫学概要 第8版．共立出版，1999
・Roitt MI, Brostoff J, Male DK著／多田富雄監訳：免疫学イラストレイテッド　原書 第5版．南江堂，2000
・小島荘明編：New 寄生虫病学．南江堂，1993
・坂本元子，西岡久壽彌：バイオフィラキシー──栄養と生体防御．朝倉書店，1990
・斉藤隆，竹森利忠編著：Bio Science新用語ライブラリー──免疫．羊土社，2000

第2章 免疫と生体防御

1. 生体防御機構とその構成

　われわれの個体は生命維持のために，栄養による生体の構築と，生体防御機構によって保たれている。すなわち，栄養物質代謝によるエネルギー転換や自己構成成分の生合成，代謝を栄養素の補給によって繰り返しながら個体を維持していると同時に，外敵から生体を守るために防御のネットワークを駆使して敵と味方を見分けて，防御と監視を休みなく続けている。

　ある病原菌に一度感染して治れば二度と同じ病気にかからないという「二度なし」現象を「免疫」というが，もともとは免除という意味がその語源にある。免疫の父と呼ばれるイギリスの医師ジェンナー（Jenner, E）が18世紀末，天然痘の予防に牛痘を接種して数か月後に天然痘ウイルスを感染させても天然痘にかからないという人体実験を通じてこのことを証明した。その100年後，フランスのパスツール（Pasteur, L）がジェンナーの業績をたたえて，牛痘の学名ワクシニア（*Variola vacciniae*）からワクチンと命名し，免疫力獲得の方法を証明した。この方法は現在もワクチン療法として用いられている。その高い特異性と疾病予防効果から，この現象が「免疫」と呼ばれ，現代の免疫学を形成してきた。

　しかしながら，個体の生存を維持する生体防御は，いわゆる免疫反応に限られたものではない。生体防御機構の全体像を図2－1に示した[1]。まず，外部からの侵入異物に対する第一段階の防御が表面因子である。皮膚や粘膜がそれにあたり，物理学的，生物学的に防御する。さらに侵入した異物は先天性免疫系である血液や体液中にある補体やインターフェロン（interferon：IFN），細胞性ではマクロファージやナチュラルキラー（natural killer：NK）細胞が働く第二段階の防御因子に遭遇する。そこでは異物の認識，捕捉，そして貪食により体内への異物の侵入を防ぐ。それでもさらに侵入してきた異物に対しては第三段階の防御としての後天性免疫系が働き，体液性免疫はB細胞（Bリンパ球），細胞性免疫はT細胞（Tリンパ球）が中心となる。免疫グロブリン（immunoglobulin：Ig）が防御作用に働く場合，決められた異物にのみ反応する。抗体産生のメカニズムは巧妙で，一度認識した抗原に対しては記憶が残され，二度目に同じ抗原が侵入した際にはすぐに抗体をつくり出すシステムができ上がっている。

　このように，生体防御機構は多くの要素で構成され，内外の変化に対応し，処理して，自己の恒常性を維持している。それぞれの構成要素が正常に維持されなければ，防衛能を恒常的に維持することができない。

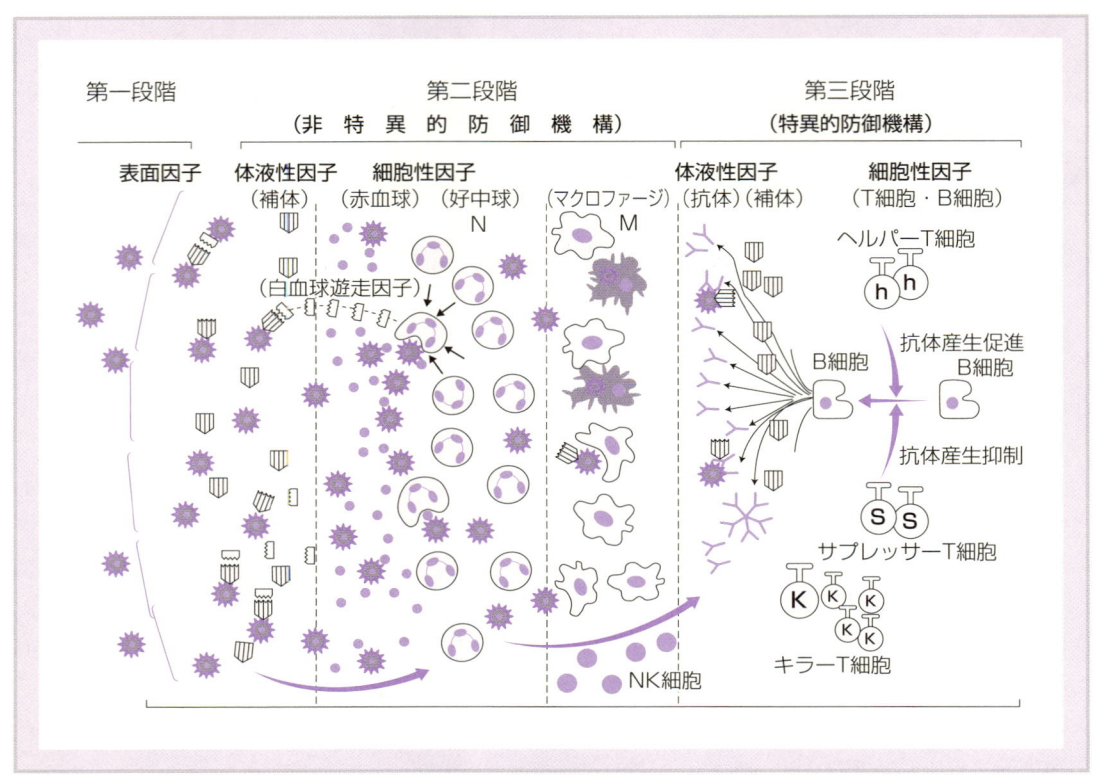

図2−1　生体防御機構[1]

出典：坂本元子，西岡久壽彌『バイオフィラキシー——栄養と生体防御』p6，朝倉書店（1990）より一部改変

2.　非特異的防御機構

　生体防御機構において，前述した全体像のうち，第一段階の表面因子，第二段階の先天性免疫は，侵入物のいかんを問わず防衛にあたる非特異的な防御機構である。

1）表面因子

　表皮や粘膜は生体防御機構の最前線で侵入異物の防御にあたる。皮膚が異物の侵入の物理的な防壁になっていることは明らかである。衛生環境の整備，また個人的には洗浄によりからだを清潔に保つことが有用な機械的防御手段となる。健康な表皮は物理的防壁以外に積極的な殺菌力を有する。脂肪酸の存在もその効果を上げるもので，3,000億個の化膿菌が2時間の接触で7,000個になるほどの作用がある。粘膜においては，その粘度の高い粘液が菌の付着を阻害し，さらに付着した微生物も粘膜細胞が活発に剝離して入れ替わる際に一緒に除かれる。

2）補　体

　表皮を越えて侵入した異物は，補体系により守られる。補体は抗体と協力して働く血清因子として発見された経緯から，補完するという意味の補体（complement）と命名されたが，その後の研究

表2－1　補体成分とその活性[2]

	成　分	血中含量 （μg/ml）	分子量 （×10⁴）	分画産物	生物学的活性
補 体	C1q	180	41		C1rの活性化
	C1r	110	8.3		C1sの活性化
	C1s	110	8.3		C4，C2の活性化
	C4	410	20.3	C4b	C2，C3の認識，ウイルス中和
	C2	25	11.0	C2a	C3，C5の活性化
	C3	1,200	19.5	C3b	C5の認識，異物認識 （免疫粘着反応→食作用）
				C3a	アナフィラトキシン，白血球遊走化
				C3e	白血球増加作用
	C5	80	19.5	C5b	C6との結合
				C5a	アナフィラトキシン，白血球遊走化，B細胞の活性化
	C6	75	9.5		C7との結合
	C7	55	11		C8との結合
				C5b678	白血球遊走化
	C8	80	15.3		C9との結合
	C9	60	7.9		MAC形成完了
	D	1〜2	2.3		Bの活性化
	B	200	9.3	Bb	C3，C5の活性化
	P	20	22		C3bBbの安定化
制 御 因 子	C1 INH	180	11		C1活性の抑制
	I	35	8.8		C3，C4の不活性化
	H	500	15		C3bBbの解離
	C4bp	250	55		C4b2aの解離ならびに生成阻害
	S	500	8.3		C5b67との結合
	ANA－INH	35	31		C3a，C5aの不活性化

出典：西岡久壽彌監修，眞崎知生編『役に立つ免疫実験法 第2版』p117，講談社サイエンティフィク，（1994）より一部改変

により，抗体の有無にかかわらず活性化され，異物の捕捉，溶解，排除に働くシステムが明らかにされている。系統発生的にも，抗体産生に先立って存在する防御機構で，初期の防御に重要な役割を果しているといえる。

（1）補体系の構成

補体系は血清中に存在する一群のタンパク質の総称で，30種類以上の血清タンパク質と膜タンパク質によって構成されている。主な成分とその活性を表2－1に示した。補体はcomplement の頭文字Cで，C1〜C9の9種類がある。C1〜C4までは発見された順であるが，C5〜C9は反応する順である。そのうちC3は血清中で1,200 μg/mlと最も多量に存在し，その活性化が補体反応の中でも重要である[2]。

（2）補体系の活性化と働き

C3の活性化経路およびその後の反応の展開を図2－2[3]に示した。C3の活性化に至る経路は，

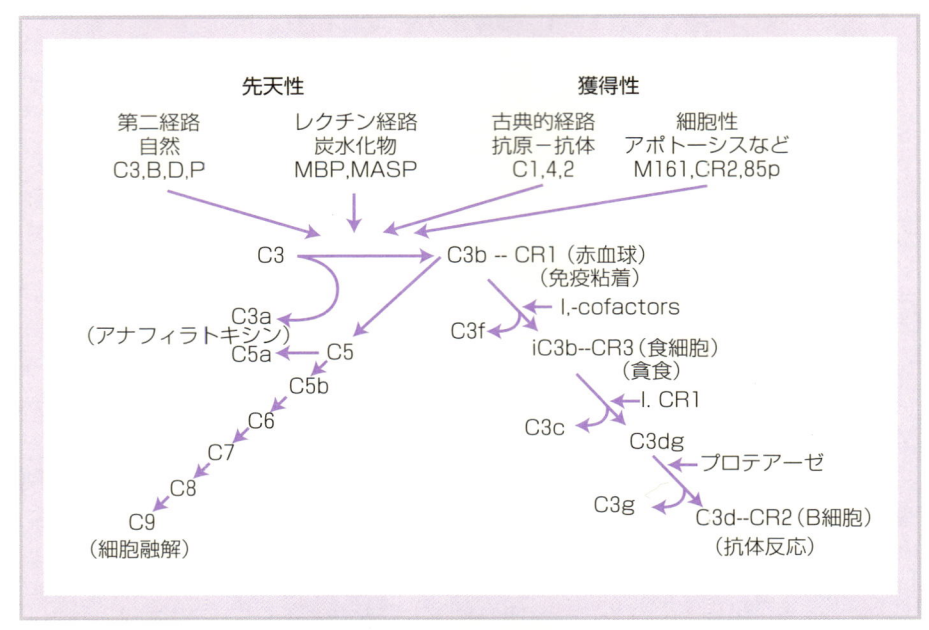

図2－2　補体系の活性化と反応[3]

出典：坂本元子，藤澤由美子「栄養と液性免疫系による制御」臨床栄養 2003；102（5）：550より一部改変

抗原抗体反応局所に結合したC1がC4，C2を介して反応する古典経路（classical pathway）と，自然経過でC3がB，D，Pを介して活性化される第二経路（alternative pathway）が古くから知られている。さらにマンノースなどの糖類を認識して反応するレクチンマンノース結合タンパク（MBP）がMASP（MBP-associated serine protease）によってC4，C2を介して活性化されるレクチン経路（lectin pathway）が発見された。また，アポトーシスを起こした細胞にM161タンパクが見出されている。このタンパク質はCR2などと同様に膜上にC3bを多量に集める性質をもち，アポトーシスを起こした細胞上にはiC3bが形成され，死細胞がCR3陽性細胞によって清掃される過程が示されている。第二経路，レクチン経路は先天的な反応系で，古典的経路，アポトーシスなどでみられる経路は獲得性の反応系とされる。補体系と反応するレセプター（受容体）とその存在する細胞を表2－2に示した[4]。このような先天的あるいは後天的なルートを経てC3からC3bに活性化される転換反応により生体防御のネットワークが展開されている[3]。

　細胞膜上に固着したC3がこれらの経路で活性化されると，C3aを分離してC3bになる。結合C3b系は一方では膜上でC5を活性化してC5bの状態で膜上に存在させ，引き続きC6，C7，C8，C9が連鎖的に反応して細胞膜を破壊する膜傷害性複合体（membrane attack complex：MAC）を形成して，溶血，溶細胞反応を起こす。

　また，膜上に結合したC3bがI因子とcofactorである血清中のHとの作用で分解され，C3fを遊離してiC3bとなる。その結果，C5成分以下との反応性も赤血球膜上のCR1との反応（免疫粘着反応）も喪失するが，新たに形成されたiC3bは食細胞やNK細胞上のCR3と反応する。CR3は細胞が活性化されると内蔵されていた分子を表面に露出してiC3bを介した貪食やNK細胞毒性を発揮する。

表２－２　補体系と反応するレセプターとその所在

主な補体レセプター		存在する細胞
CR1	C3b／C4bレセプター	赤血球，好中球，マクロファージ，B細胞，リンパ濾胞樹状細胞，T細胞
CR2	C3dレセプター	B細胞，リンパ濾胞樹状細胞
CR3	iC3bレセプター	好中球，マクロファージ，キラーT細胞，NK細胞

　iC3bはさらにI因子とCR1，プロテアーゼの作用により分解され，C3c，C3gを分離してC3dg，C3dを形成する。結合しているC3dはBリンパ球上のCR2と反応する。結合C3dが1個の場合は初期抗体産生は抑制されるが，2個以上の場合にはB細胞からの抗体産生が顕著に増強される。

　上皮を通して侵入してくる異物はまず局所あるいは流血中に多量にあるC3にまぶされる。レクチンあるいはすでに存在している抗体と反応する場合もあり，さまざまな活性化の経路によりC3bの結合した異物になる。異物C3b結合物は赤血球膜上のCR1により捕捉され，食細胞系，NK細胞系の最も多い肝臓に運ばれる。異物C3b結合物を運んだ赤血球は肝臓の食細胞系に手渡しをし，ここで制御因子IとcofactorのCR作用を受けてiC3bとなり赤血球膜上のCR1と解離するが肝臓内の食細胞上のCR3によって捕食される。運搬を終えた赤血球は血流中に入り，さらに新しく入ってくる異物の監視，捕捉，運搬を繰り返す。赤血球の表面には人体中のCR1の95％が存在し，異物を捕捉し，異物処理機構の中枢である肝臓に運搬する重要な役割を担っている[4]。

3）食細胞

　非特異的な先天性免疫のうち，細胞性因子では好中球やマクロファージなどの食細胞が防御にあたっている。侵入してきた異物は補体などの体液性成分と反応したあとで，細胞性成分によって認識され，捕捉されて，除去される。食細胞は骨髄でつくられ，成熟して単球，マクロファージのような核が1つの細胞と好中球，好酸球のような多形核を有する細胞に分かれる（図２－３）。食細胞は血液，組織中に広く存在しており，組織に存在しているマクロファージの代表的なものは肝臓のクッパー（Kupffer）細胞，脾臓および肺胞のマクロファージなどがある。

（1）好中球の動員

　外部からの異物の侵入により，血液中の好中球は局所へ動員され，異物の貪食作用が開始される。動員の速さは*in vitro*においては10〜25μm/分でさまざまな要因によって影響を受ける。この作用を化学走化性（chemotaxis）という。

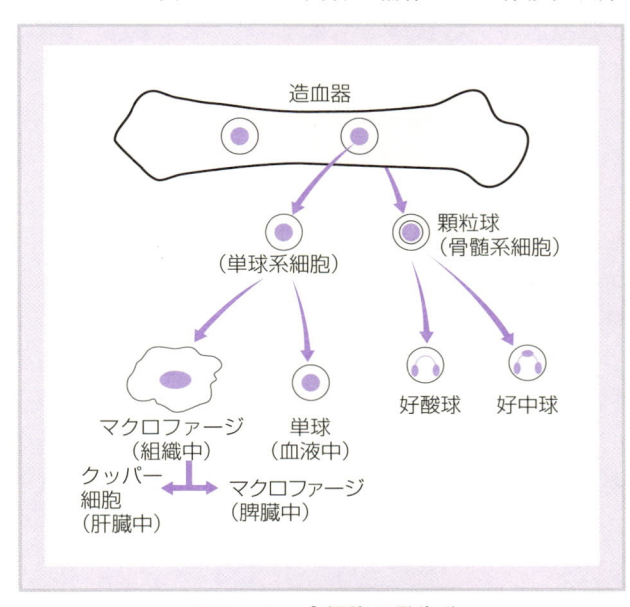

図２－３　食細胞の発生[1]

出典：坂本元子，西岡久壽彌『バイオフィラキシー──栄養と生体防御』p58，朝倉書店（1990）より

走化性を白血球はその化学走化性因子に対して検出系をもち，それによって動き始める。化学走化性因子には，血漿タンパク質由来因子，細胞膜代謝産物，炎症細胞が産生するサイトカインなどがある。血漿タンパク質由来因子には，補体系の活性化の過程で出される，C5転換酵素により分解されてC5から生じるC5aがある。細胞由来の因子としてはアラキドン酸代謝産物のうち，ロイコトリエン（leukotriene）B₄が強い走化性活性を示す。また，血小板活性化因子（platelet

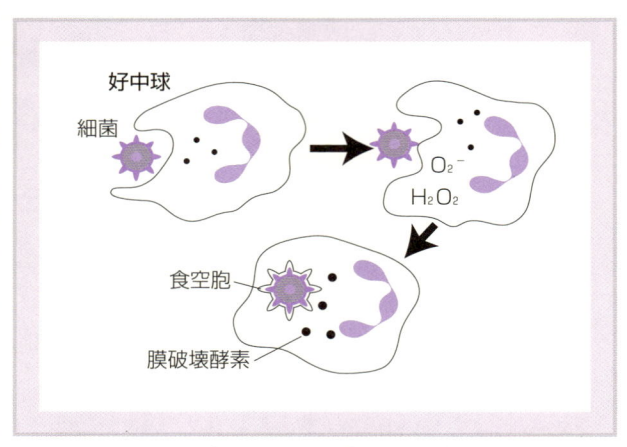

図2−4　食細胞による食菌および殺菌作用

activating factor：PAF）にもその活性がある。その他，化学物質ではホルミルメチオニルロイシルフェニルアラニン（FMLP）などがある。

（2）捕捉と食菌，殺菌

食細胞の作用は捕捉と食菌である。非特異的な認識機構でCR1とC3bについた異物，CR3とiC3bの反応，あるいは抗体のFcレセプターとの反応で貪食，清掃が進められる。

殺菌作用は食細胞が分泌するスーパーオキサイドのような酸素代謝物，膜破壊酵素によって行われる（図2−4）。

マクロファージの食菌はまず活性化から始まる。マクロファージが正常なrestingあるいはresidentの静の状態から活性化マクロファージになると，サイズが大きくなり，細胞膜が波状になって，粘着力や細胞表面への拡散が増強され，原形質の突起の形成も増強され，吸水細胞の小胞の数が増加する。活性化マクロファージは走化性因子に反応して感染や炎症の局所へ移動し，侵入異物を食菌する。この際に抗体や補体などのオプソニンの存在により反応が左右される。殺菌能についてはマクロファージの活性化に伴って各種の加水分解酵素や殺菌物質の合成や分泌が盛んになって，増強されると考えられている。

3.　体液性免疫

非特異的防御機構を乗り越えて侵入してきた異物に対しては，先の図2−1に示した第三段階の特異的免疫反応により防御を行う。異物を特異的に認識して排除する因子が抗体あるいはリンパ球，特にT細胞（Tリンパ球）であるかによって，体液性免疫と細胞性免疫とに分けられる。体液性免疫の成立にB細胞（Bリンパ球），抗原提示細胞，ヘルパーT細胞などの細胞が関与するが，体液中の抗体が異物の排除の主役であることから，B細胞による抗体産生系を体液性免疫と呼ぶ。

1）抗体の種類と構造

抗体は免疫グロブリン（immunoglobulin：Ig）と呼ばれる糖タンパク質でB細胞から分泌され，

表２−３　免疫グロブリンのクラスと化学的作用[1]

Ig クラス	IgG				IgM	IgE	IgA		IgD
H 鎖	γ 鎖				μ 鎖	ε 鎖	α 鎖		σ 鎖
サブクラス	IgG1	IgG2	IgG3	IgG4	なし	なし	IgA1	IgA2	なし
サブクラスのH鎖	γ_1	γ_1	γ_3	γ_4	なし	なし	α_1	α_2	なし
L 鎖	いずれも κ 鎖あるいは λ 鎖（血清中の濃度比約 2：1）								
分子のつくり	L_2H_2				$(L_2H_2)_5$	L_2H_2	$(L_2H_2)_n$ n=1, 2, 3		L_2H_2
分子量	16				90	20	36（n=2のとき）		16
沈降係数	7S				19S	8S	11S（n=2のとき）		7S
血清中の濃度(mg/ml)	8.5	3.0	1.0	0.5	1.2	3×10^{-4}	3.4		0.1

出典：坂本元子，西岡久壽彌『バイオフィラキシー—栄養と生体防御』p75，朝倉書店（1990）より

血液および体液中に存在する。物理化学的または免疫学的性質により５つのクラス（IgG，IgM，IgE，IgA，IgD）があり，IgA，IgGにはサブクラスがある。クラスが違っても分子の基本構造は類似しており，分子量の大きいH鎖（heavy chain：450のアミノ酸からなる）と分子量の小さいL鎖（light chain：212のアミノ酸からなる）からなる。H鎖とL鎖が２分子ずつからみ合ってS-S結合で結ばれている。表２−３に免疫グロブリンのクラスと化学的作用を示す[1]。

　各クラスのH鎖はG，M，E，A，Dのギリシャ文字からγ，μ，ε，a，δ鎖と呼ばれる。L鎖は各クラスともκ鎖，λ鎖である。H鎖，L鎖とも２つの部分からなり，１つは抗原の結合する部位で可変領域（variable region），もう１つは定常領域（constant region）という。抗体をパパインという酵素で作用させるとFc部分とFab部分に分かれ，Fab部分が抗原と結合する部位である（図２−５）[5]。H鎖とL鎖の可変部の先端は，それぞれの抗原と特異的に結合するために著しくアミノ酸配列が異なっている領域があり，超可変領域（hyper variable region）と呼ぶ。具体的なアミノ酸の配列は，H鎖では30〜35，51〜56，101〜110番目，L鎖では28〜33，49〜53，92〜96番目のそれぞれ３か所で置換率が高い。ここが変化すると結合する抗原も変化し，多様な抗原に対応することができる。

　各Igの構造を図２−６に示す[5]。IgGはヒト血清中には最も高濃度で存在し，二次免疫応答で主要な役割を果たしている。IgGのFc部分が補体C1qあるいは食細胞のレセプターと結合して強い抗体の機能を発揮する。また，胎盤を通過する唯一の免疫グロブリンで，母親からの抗体が新生児の生体防御に大きな役割をもっている。

　IgMは主として血管内に分布し，免疫

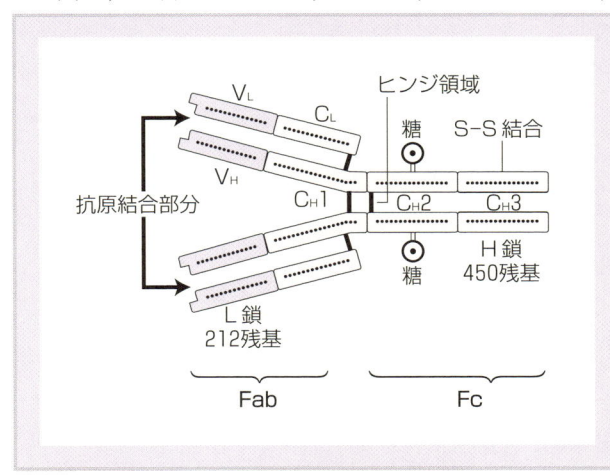

図２−５　抗体の構造[5]

出典：上野川修一『からだと免疫のしくみ』p80，日本実業出版社(1996)より

グロブリンの約10％を占める。IgMは抗原刺激後早期に産生されるが，一過性で量も少ない。しかしながら，5量体であるIgM分子は10個の抗原結合部位をもつため，低濃度で赤血球を凝集し，補体系を活性化して殺菌や溶血を引き起こす。さらにIgGよりも産生されやすいことから，初期防衛に有効に働く。

　IgAは血液中に存在する血清IgAと母乳，唾液，腸管液などの外分泌液に存在する分泌型IgAに分けられるが，ほとんどが分泌型である。分泌型IgAは2量体の形で存在し，分泌成分とJ鎖が結合しており，それぞれの局所粘膜における防御機能を担っている。

　IgEはアレルギー疾患の原因となっている抗体である。正常血中濃度は低いがアトピー疾患，寄生虫感染などで増加する。

　IgDについてはその詳細な作用は明らかにされていない。

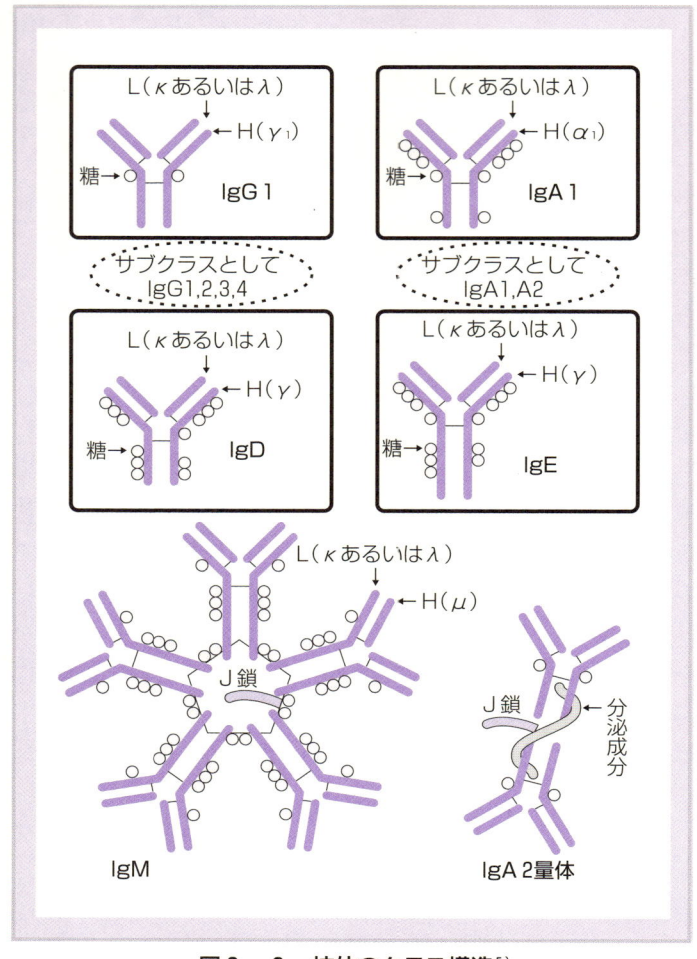

図2－6　抗体のクラス構造[5]

出典：上野川修一『からだと免疫のしくみ』p82，日本実業出版社（1996）より

　抗体を表現する方法に，アイソタイプ，アロタイプ，イディオタイプという呼び方がある。アイソタイプとは，異なったクラスあるいはサブクラスを区別するもので，H鎖，L鎖の定常領域に表現されるγ_1，γ_2，γ_3，γ_4，μ，α_1，α_2，δ，ε，κ，λのことをいう。アロタイプとは，血液型と同じように，同じ個体の中では同一であるが同種間の個体間では異なっていることをいう。イディオタイプとは抗原特異性を決めるもので，それぞれの抗体に特有の構造をもつものをいう。

2）抗体産生担当細胞[6]

　免疫に関する細胞は白血球系の細胞でリンパ球とそれ以外のマクロファージや好中球などがある。リンパ球系幹細胞のうち，胸腺に入ったものはT細胞に分化し，胸腺に入らなかったものはB細胞に変化する（図2－7）。抗体産生にはB細胞，T細胞，抗原提示細胞などが関与する。

（1）B細胞

抗体をつくるのは骨髄由来（bone marrow derived）リンパ球であったという研究から，またトリ

ではファブリキウス嚢（bursa of Fabricius）で産生されることから，B細胞と呼ばれている。胸腺に移動しないリンパ球は骨髄や腸管で分化して成熟したB細胞になり，末梢血に放出されT細胞とともに全身を循環する。B細胞は表面に抗原と特異的に反応する表面Ig（surface Ig：sIg）をもっている。抗原に刺激されると1個のB細胞から同一のクローンを増殖させ，一部はその表面にもつsIgと同じものを血液中に分泌する形質細胞になっていく。一部は表面にそれぞれのsIgをもった記憶細胞（memory cell）になり，次の抗原刺激によって再活性化されるために保存される。次の抗原刺激のときは二次反応として抗体産生が増強される。B細胞は後述するMHCクラス（class）Ⅰ，クラスⅡ抗原をともに発現して，T細胞に対して抗原提示細胞としても機能することができる（図2－8）。

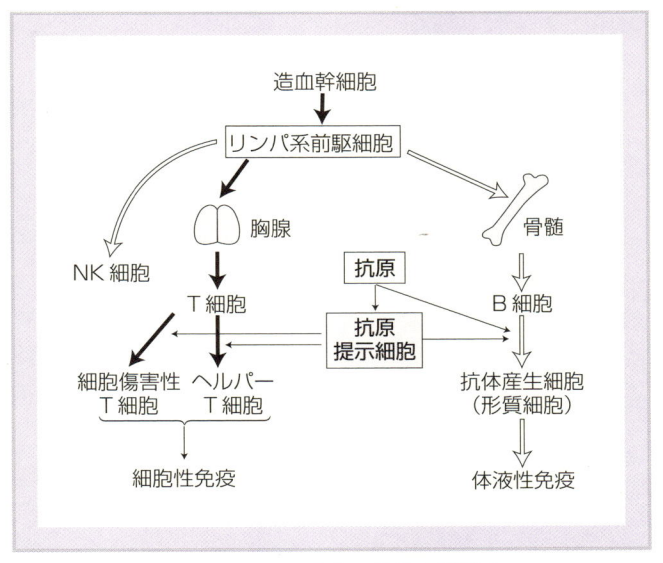

図2－7　リンパ球の分化と機能[6)]
出典：谷口克，宮坂昌之『標準免疫学』p47，医学書院（1997）より一部改変

（2）T細胞

　T細胞は胸腺内で分化して，CD4陽性（CD4[+]）T細胞とCD8陽性（CD8[+]）T細胞になる。CDとはcluster of differentiationの略で細胞表面のタンパク質の特徴や働きを分類するマーカーである。どのT細胞にもあるタンパク質は抗原とMHC（major histocompatibility complex）分子を結合するT細胞抗原レセプター（TCR）やそれに結合した細胞内に信号を送る役割をもつCD3分子，T細胞と抗原提示細胞を接着させる接着分子である。同じT細胞でも表面タンパク質が違っているものがあり，それがCD4，CD8で分類される。

　CD4陽性細胞はヘルパーT（Th）細胞と呼ばれ，抗原提示細胞と組んでB細胞に抗体産生の信号を送る役割をもつ。CD4細胞はTh1細胞とTh2細胞に分けられ，産生するサイトカインの種類が違うことが知られている。Th1はIL－2，IFN－γなどを産生し，マクロファージの活性化など細胞性免疫にかかわるが，Th2はIL－4，IL－5，IL－6などを産生し，B細胞からの抗体産生を促進する。Th1/Th2のバランスが免疫反応の性状を決めるのに重要であると考えられている。CD4細胞はMHCクラスⅡ分子と特異的に結合する。

　CD8陽性細胞にはサプレッサーT（Ts）細胞と細胞傷害性T細胞（キラーT細胞）がある。サプレッサーT細胞は抗体の産生を抑制する働きをもつ。CD8細胞はMHCクラスⅠ分子をもった細胞と結合できる。

（3）抗原提示細胞

　抗原提示細胞（antigen presenting cell：APC）は細胞の外から抗原を取り込んでこれを排除す

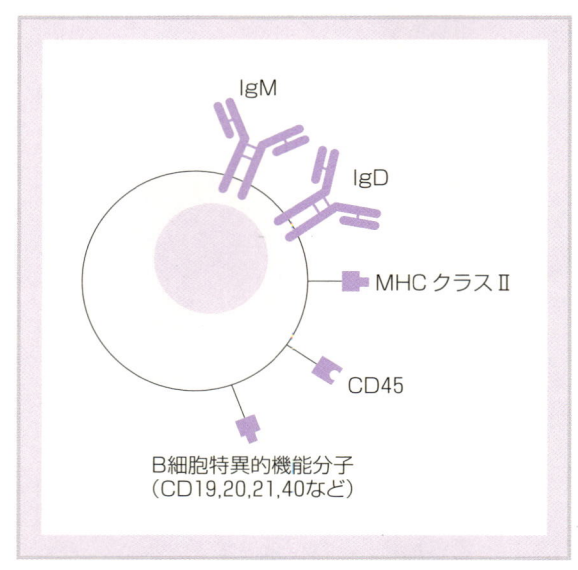

図2－8　細胞上の機能分子[6]

出典：谷口克，宮坂昌之『標準免疫学』p48，医学書院（1997）
より一部改変

るための情報をT細胞に与える働きをもっている。すなわち，抗原特異的免疫反応を始めるために，T細胞に抗原を提示する役割をもつ。マクロファージや樹状細胞などが代表的なものである。抗原提示細胞はMHCクラスII分子をもつ。

3）主要組織適合抗原複合体（MHC）

　主要組織適合抗原複合体（major histocompatibility antigen complex：MHC）は臓器移植での拒絶反応の制御における役割も大きいが，そのほかにリンパ球と抗原提示細胞間のやりとりに関係している。ヒトのMHCはHLA（human leucocyte antigen）と呼ばれる。MHC遺伝子は第6染色体上のA，B，C，Dに位置している。遺伝子からつくられるタンパク質はHLA‐A，B，C，Dに分けられ，さらにDP，DQ，DRと分けられている。HLAのA，B，C，Dは1つのセットで遺伝し，そのセットをハプロタイプという。両親それぞれの染色体のうち，どちらの染色体を受け継ぐかによってHLAのハプロタイプが決まり，多くの組み合わせが存在する。HLA抗原のA，B，CはクラスI抗原，DP，DQ，DRはクラスII抗原と呼ばれている。クラスI抗原は多くの細胞表面に存在する。クラスII抗原はマクロファージ，樹状細胞，B細胞の表面に存在し，これらの細胞が抗原提示細胞として胸腺の中で自己と反応するT細胞を排除する場合，または抗体をつくる信号を送る場合に重要な役割を果たす。

4）抗体産生機構

　抗体は抗原提示細胞，T細胞，B細胞の協力でつくられる。外部から抗原が侵入すると抗原提示細胞がそれを捕捉し，抗原を処理して抗原ペプチド‐MHCクラスII分子複合体として細胞表面に提示する。T細胞のうち，この複合体を認識できるもののみが，抗原提示細胞からの抗原の情報を自分の細胞の中に取り入れて活性化する。B細胞も表面の抗体を介して抗原を取り込み抗原ペプチド‐MHCクラスII分子複合体を細胞表面に発現する。T細胞はB細胞上の抗原ペプチド‐MHCクラスII分子を認識して結合し，B細胞を活性化する。活性化したB細胞は形質細胞へ分化し，抗体を産生，分泌する（図2－9）[5]。

5）抗体の機能

　抗体の関与する機能には抗原と結合して，①食細胞との反応，②補体系との反応，③各種のアレルギー反応などがある。すなわち，抗原と結合した抗体のFc部分が好中球やマクロファージなどの食細胞のFcレセプターに結合することにより，これらの細胞が抗原抗体複合体を活発に貪食す

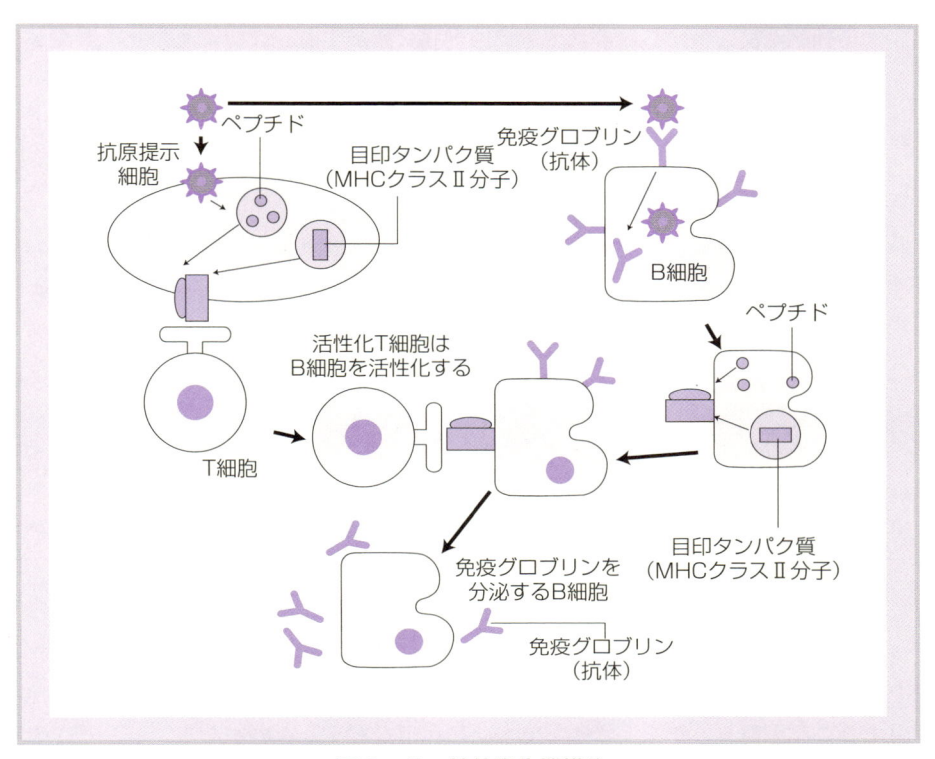

図2－9　抗体産生機構[5]

出典：上野川修一『からだと免疫のしくみ』p17，日本実業出版社（1996）より一部改変

るようになる。また，抗原と結合した抗体のFc部分と補体第1成分のC1qサブユニットが結合して補体系の活性化がカスケード式に起こり，細胞の破壊・溶解を引き起こす。前述した補体が抗体の働きを補うという名前の由来の働きである。IgEクラスにおいてはFc部分で肥満細胞と結合し，Fab部分でアレルゲン（抗原）と結合する。その結果，細胞内のヒスタミンやロイコトリエンなどの化学伝達物質が遊離され，即時型アレルギーを引き起こす。

4. 細胞性免疫

　特異的免疫反応のうち，リンパ球の主としてT細胞によってもたらされるものを細胞性免疫という。細胞性免疫反応に属するものとしてはウイルス感染細胞，移植細胞・腫瘍細胞などを破壊する細胞傷害性T細胞・NK細胞の機能，T細胞がサイトカインを放出することによる遅延型アレルギー反応がある。

1）細胞媒介性細胞傷害作用（cell-mediated cytotoxicity）

　細胞傷害作用をもつ細胞傷害性T細胞はCD8陽性細胞で，MHCクラスⅠに拘束された抗原を認識して特異的細胞傷害活性を示す。まず，標的細胞に結合する過程でT細胞レセプターや他の接着分子が重要な役割を果たしている。次に標的細胞を破壊すべく細胞傷害性因子が放出されて，たと

え細胞傷害性T細胞が反応系から除かれても標的細胞は死滅する。この一連のサイクルが完了すると次の標的に結合して次々と細胞を破壊していく。

2）遅延型アレルギー

IgEが関与する即時型アレルギーに対し，T細胞が関与するアレルギーはサイトカインの放出など，やや時間がかかってから反応が起こる。抗原により感作されたT細胞が抗原と反応することにより炎症を起こす。皮膚反応のツベルクリン反応がその代表で，抗原投与10時間を越えた頃から反応が出現し，24〜48時間でピークに達する。

5.　免疫応答を調節する因子

免疫系はそれぞれの役割を担った細胞が相互に調節しながら機能を発揮している。この細胞間の調節に重要な役割を果たしているものにサイトカインや接着分子がある。

1）サイトカイン[5]

サイトカイン（cytokine）は免疫細胞の分化，増殖，応答，反応に関与するタンパク質で，何らかの刺激を受けるとT細胞やマクロファージ，B細胞などから合成される。サイトカインの特徴は，微量で作用すること，別々のサイトカインでも同じ作用を有するものがあること，それぞれのサイトカインに促進作用，抑制作用などの相反する作用が複雑にあり，サイトカインネットワークを形成していることなどがあげられる。サイトカインはそれぞれのサイトカインレセプターをもつ細胞に作用する。サイトカインの多くにインターロイキン（interleukin：IL）の名がついており，interは細胞間，leukinは白血球の意味である。

特異的に抗原刺激を受けると，まずマクロファージが抗原特異的T細胞を活性化する。その際にマクロファージはインターロイキン-1（IL-1）を産生する。IL-1はT細胞に作用するとIL-2を分泌する。IL-2と細胞表面レセプターの密接な相互作用により，ヘルパーT細胞，サプレッサーT細胞，細胞傷害性T細胞，NK細胞への分化，活性化が起こり，その作用が発揮されていく。IL-2の作用を受けたT細胞からIL-4やIL-5が分泌されて，B細胞の増殖，分化が起こる。表2-4に主なサイトカインの産生細胞および作用を示した。

サイトカインの働きには次のようなものがあげられる。

①　造血幹細胞からT細胞，B細胞，マクロファージ，好中球などへの変化やそれ自体の増殖に関与する。

②　T細胞のCD4陽性細胞がTh1，Th2細胞へ変化するときに作用する。

③　B細胞の抗体産生細胞への変化，さらに異なるクラスの抗体産生細胞への変化に関与する。

④　炎症の発生・抑制に関与する。

⑤　それぞれのサイトカインの作用を相互に促進あるいは抑制し，連鎖的に反応する（図2-10）。

表2−4　主なサイトカイン[5]

サイトカイン	産生細胞	主な作用			
		B細胞	T細胞	マクロファージ	マルチ幹細胞
インターロイキン2 (IL-2)	Th1細胞 時にCTLも	成長促進とJ鎖の結合	成長	−	NK細胞の成長促進
インターロイキン3 (IL-3)	Th1, Th2細胞 時にCTLも	−	−	−	増殖と各種白血球への分化促進
インターロイキン4 (IL-4)	Th2細胞	IgGの産生促進 IgEのクラススイッチ・MHCクラスIIの誘導	成長	活性化抑制	肥満細胞の成長
インターロイキン5 (IL-5)	Th2細胞	分化 IgAの合成	−		好酸球の活性化 分化促進
インターロイキン6 (IL-6)	Th2細胞	分化	活性化		造血促進因子の誘導
インターロイキン10 (IL-10)	Th2細胞	MHCクラスの発現亢進	Th1細胞の抑制	サイトカイン放出抑制	活性化肥満細胞の成長
インターロイキン12 (IL-12)	マクロファージ 樹状細胞	−	Th1細胞の分化誘導	−	NK細胞の活性化
インターフェロンγ (IFN-γ)	Th1細胞 CTL	分化 IgGの合成	排除	MHCクラスIとIIの活性化	NK細胞の活性化
リンホトキシン (LT, TNF-β)	Th1細胞 時にCTLも	抑制	排除	活性化誘導	好中球の活性化
TGF-β	T細胞 マクロファージ	成長抑制 IgAのクラススイッチ	−	活性化抑制	好中球の活性化
GM-CSF	Th1細胞　時に Th2細胞やCTLも	分化	成長抑制	活性化	−
TNF-α	Th1細胞　時に Th2細胞やCTLも	−	−	活性化誘導	

TGF-β：transforming growth factor-β，GM-CSF：顆粒球−マクロファージコロニー刺激因子，CTL：細胞傷害性T細胞，NK細胞：ナチュラルキラー細胞　　出典：上野川修一『からだと免疫のしくみ』p99，日本実業出版社（1996）より

2）接着分子[5]

　CAMすなわち，cell adhesion molecule に由来し，細胞の接着に関与する分子をいう。構造的にインテグリンファミリー，免疫グロブリンスーパーファミリー，セレクチンファミリーなどに分類されている。

　インテグリンファミリーは細胞が他細胞の細胞表面物質と結合するのを助ける物質である。細胞外に出ている部分で相手と結合し，細胞内の部分は細胞骨格とつながっている。細胞傷害性T細胞と標的細胞間，ヘルパーT細胞と抗原提示細胞間での接着分子として働く。

　免疫グロブリンスーパーファミリーは免疫グロブリンと似た構造をもっている。

　セレクチンファミリーは分子内に糖結合（レクチン）領域をもち，補体系の制御タンパク質に共通する配列を有するといった類似性がある。

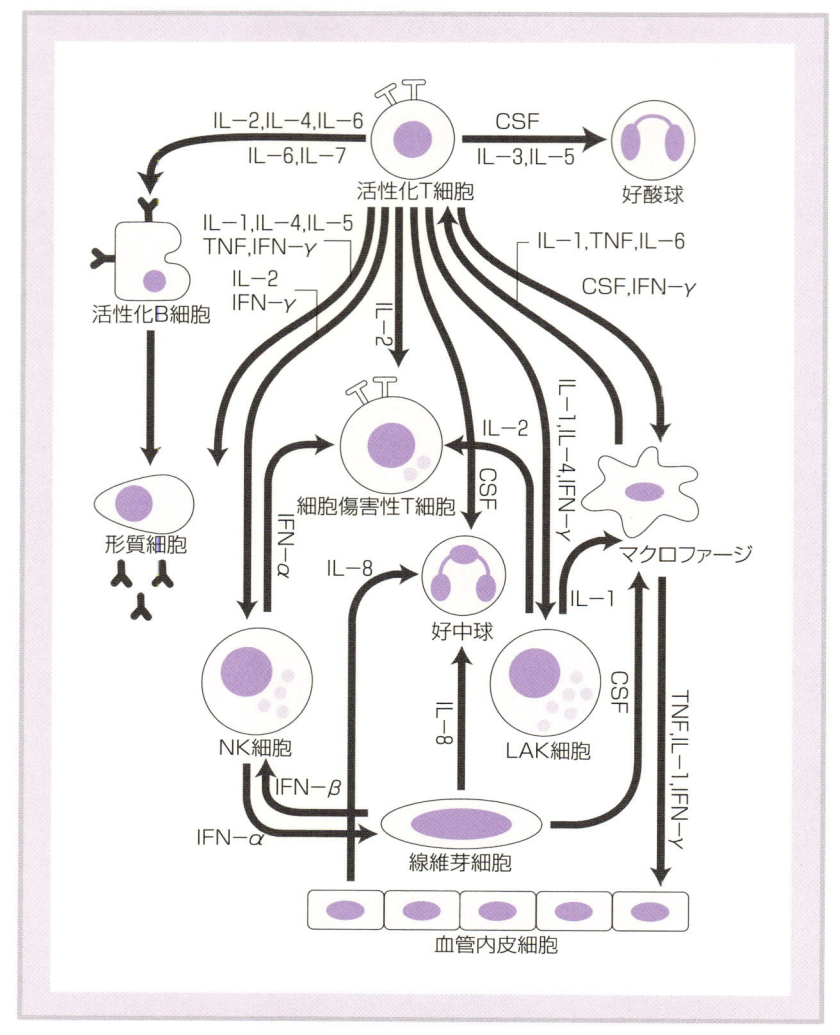

図2-10　サイトカインネットワーク[5]

出典：上野川修一『からだと免疫のしくみ』，p100，日本実業出版社（1996）より

■引用文献

1）坂本元子，西岡久壽彌：バイオフィラキシー——栄養と生体防衛．朝倉書店，1990

2）西岡久壽彌監修，眞崎知生編：役に立つ免疫実験法 第2版．講談社サイエンティフィク，1994

3）坂本元子，藤澤由美子：栄養と液性免疫系による制御．臨床栄養 2003；102（5）：550-555

4）西岡久壽彌：分子内C3カスケード——補体系と生体防御担当細胞の相互作用．医学のあゆみ1986；132（12）：903-909

5）上野川修一：からだと免疫のしくみ．日本実業出版社，1996

6）谷口克，宮坂昌之：標準免疫学．医学書院，1997

第3章 免疫不全症候群

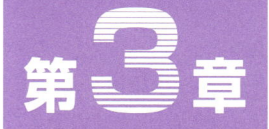

　免疫細胞あるいはその機能を制御する分子群の障害により，生体防御機構に破綻が生じている状態を免疫不全症という。そのため病原因子に対する抵抗性が低下し，感染の反復，難治化，遷延化（感染が長引くこと）および重症化をきたしやすくなってしまう。また，健康な人では感染しない，病原性が弱い病原体に感染する日和見感染症が認められる。さらに，一部の例では悪性腫瘍も発生しやすくなることも知られており，免疫系が腫瘍を排除するために重要であることや，免疫不全によって発癌ウイルスの感染を起こしやすくなることが原因と考えられる。アレルギーや自己免疫疾患を合併することも多く，こちらは一見，免疫不全と逆の現象のようだが，免疫不全が完全ではなく部分的に機能を保っている場合に起こりやすい。リンパ球の負の選択が十分に行われない，制御性T細胞の機能が十分ではない，異物の排除能力が弱くアレルゲンが侵入しやすいことなどにより，自己抗原やアレルゲンへの反応が過剰になることが原因と考えられている。

　免疫不全症は原発性と続発性に大別される。先天的な欠陥（主に遺伝的素因）によって起こるものを原発性免疫不全症候群といい，ヒト免疫不全ウイルス（human immunodeficiency virus：HIV）などのウイルス感染，抗癌剤や免疫抑制剤などの薬物，栄養障害などに続いて起こるものを続発性免疫不全症候群という。頻度としては続発性のほうがはるかに高い。

1. 原発性免疫不全症候群

　原発性免疫不全症候群とは，免疫系の制御機構の一部に先天性の欠陥が生じた症候群である。原因不明のものもあるが，ほとんどは遺伝子の変異によるものであると考えられる。現在250以上の遺伝子異常が報告されている。本書では国際免疫学会連合会（International Union of Immunological Societies：IUIS）の分類に則って解説する[1]。IUISの分類では原発性免疫不全症候群は，T細胞不全と抗体欠乏をともに示す複合免疫不全，抗体欠乏，免疫不全以外の特徴を伴うもの，免疫調節異常，食細胞不全，自然免疫不全，補体欠損などに分類される。また，易感染性を示さない自己炎症性疾患も，原発性免疫不全症候群に分類されている。

　易感染性は免疫不全の多くでみられる症状だが，それぞれの疾患において易感染性となる微生物が異なる。これは，対処する免疫機構がそれぞれ異なるためである（表3-1）[2,3]。抗体欠乏の場合には，オプソニン化の減少により化膿菌への免疫能が低下する。一般的なウイルスに対しての免疫については大きく損なわれないが（主に細胞性免疫が機能するため），細胞融解型のウイルスに対してはその排除に抗体が重要であり，その欠乏により重症化・反復感染などが起こる。好中球はオプソニン化された化膿菌の貪食する主要な細胞であり，この減少や機能低下も化膿菌への免疫能が低下する。補体も好中球による貪食を促進するのに必要であり，補体欠損では化膿菌への免疫能

表3－1　免疫不全の種類とそれにより易感染性となる微生物[3]

	抗体欠乏	T細胞不全	好中球不全	補体欠損
化膿菌（細菌）	++	+	++	+
細胞内寄生菌（細菌）		++		
真菌		++	+	+
一般ウイルス		++		
細胞融解型ウイルス	++	+		
原虫	+	++		

出典：矢田純一『医系免疫学　改訂14版』p589，中外医学社（2016）より

が低下する。T細胞不全は最も影響の範囲が広く，Th1や細胞傷害性T細胞（cytotoxic T-lymphocyto：CTL）の減少・機能不全により細胞内寄生性の細菌，原虫，ウイルスなどが易感染性となる。またヘルパーT細胞の減少・機能不全により抗体産生も不十分となり，化膿菌への抵抗性も弱まる。

以下に主な病型について述べる。

1）複合免疫不全症

複合免疫不全症は，T細胞とB細胞（抗体産生）の両方に欠陥のある免疫不全である。

（1）重症複合免疫不全症

重症複合免疫不全症（severe combined immunodeficiency：SCID）は，複合免疫不全症の中でも重症なものをさす。原因遺伝子としては複数のものが含まれている。

a．X連鎖性重症複合免疫不全症（X-linked severe combined immunodeficiency：X-SCID）
SCIDのうち半分ほどを占める。インターロイキン（interleukin：IL）-2受容体g鎖（*IL2RG*）遺伝子の異常による。この遺伝子がコードするタンパク質は，IL-2，IL-4，IL-7，IL-9，IL-15，IL-21の共通受容体（レセプター）であるためT細胞が分化・成熟できず，またIL-4，IL-21受容体も異常となるためB細胞の応答にも欠陥がある。さらに，IL-15はNK細胞の分化・維持にも必要であるため，NK細胞も欠損している。このため重症の感染症となり，生ワクチンの接種も行えない。*IL2RG*遺伝子はX染色体上に存在し伴性劣性遺伝形式をとることから，男性に発症する。無菌状態で保育するか移植によって免疫系を補わない限り，1～2年以上生存することはまれである。

b．JAK3欠損症　　上記IL-2受容体g鎖に会合するリン酸化酵素である*JAK3*遺伝子の異常による。X-SCIDと同様の免疫細胞の欠損・不全がみられる。こちらは常染色体劣性遺伝形式をとる。

c．アデノシンデアミナーゼ（ADA）欠損症　　ADAは（デオキシ）アデノシンを（デオキシ）イノシンへ変換する酵素である。その欠損症はSCIDのうち15%程度を占める。ADAの欠損により（デオキシ）アデノシンが生体内に蓄積し，そのリン酸化産物（dATP）などが細胞毒として作用する。特に感受性の高いT細胞，B細胞，NK細胞が欠損する。常染色体劣性遺伝形式をとる。

d．RAG1欠損症，RAG2欠損症　　T細胞受容体とB細胞受容体（抗体）の遺伝子再編成に必

要な酵素を構成する遺伝子*RAG1*あるいは*RAG2*の欠損による。そのため両受容体の遺伝子再編成が起こらず，ＴおよびＢ細胞が欠損する。ＮＫ細胞は存在する。常染色体劣性遺伝形式をとる。*RAG1*，*RAG2*の機能が部分的に残っている場合は，多様性の乏しいＴ細胞とＢ細胞が分化し自己免疫疾患様の症状を引き起こすことがあり，オーメン（Omenn）症候群と呼ばれている。オーメン症候群には，同様の病態を示す他の遺伝子異常も含まれている[1,2]。

（2）SCID に比べ免疫細胞の減少が激しくない複合免疫不全症

ａ．ZAP－70 欠損症　　Ｔ細胞受容体の下流でシグナルを伝えるチロシンキナーゼZAP－70の異常による。CD8+Ｔ細胞が減少する。CD4+Ｔ細胞の数は減少していないが，抗原に対する応答は損なわれている。常染色体劣性遺伝形式をとる。

ｂ．高 IgM 症候群（CD40 あるいは CD40 リガンド欠損症によるもの）　　CD40はＢ細胞に，CD40リガンドは活性化Ｔ細胞に発現する。これらの分子を介したシグナルはＢ細胞のクラススイッチに必要であり，その不全によりIgG，IgA，IgEを産生することができず，IgMは正常あるいは高値を示す。またCD40は樹状細胞にも発現しており，そのサイトカイン産生にも必要である。この樹状細胞への影響によってＴ細胞の機能も一部不全となる。CD40欠損症は常染色体劣性遺伝形式，CD40リガンド欠損症は伴性劣性遺伝形式（このためＸ連鎖高IgM症候群と呼ばれる）をとる。

2）抗体欠乏症

　抗体のすべて，あるいは一部のクラスの抗体の欠損・低下がみられる疾患。Ｔ細胞の数と機能は正常なもの。免疫グロブリン補充療法などが治療として考えられる。投与される免疫グロブリンには，感染防御に効果のあるものが含まれている。

ａ．Ｘ連鎖（Bruton型）無γグロブリン血症（X－linked agammaglobulinemia：XLA）　　チロシンキナーゼ*BTK*遺伝子の異常により，プレＢ細胞受容体からのシグナルが伝達されず，成熟Ｂ細胞への分化ができない。そのため抗体が産生されない。病名の無γ−グロブリン血症は，血中の免疫グロブリン（γ−グロブリン）が欠損していることを意味する（Brutonは発見者の名前）。抗体がないため，母親由来の抗体が消失する生後数か月後から，化膿菌や細胞融解型ウイルス（エンテロウイルスなど）への易感染性を示す。伴性劣性遺伝形式をとり男性に発症する。同様の病態を示すものに代替軽鎖，Igα，Igβ，BLNKをコードする遺伝子の異常によるものもあり，これらもプレＢ細胞受容体からのシグナルにかかわる分子をコードする。これらは常染色体劣性遺伝形式をとり，XLAではなく常染色体劣性無γ−グロブリン血症と呼ばれる。

ｂ．高 IgM 症候群（AID あるいは UNG 欠損症によるもの）　　複合免疫不全症に分類される高IgM症候群は，CD40，CD40リガンド遺伝子の変異によるものであったが，抗体欠乏症に分類されるものは，*AID*遺伝子や*UNG*遺伝子の変異によるものである。前述のようにCD40とCD40リガンド変異の場合にはＴ細胞にも異常がみられるが，AIDとUNGはＢ細胞内のクラススイッチで機能する酵素であるため，Ｔ細胞には異常がみられず，IgG，IgA，IgEが減少する。常染色体劣性遺伝形式をとる。

ｃ．選択的 IgA 欠損症　　抗体の中でIgAの産生のみが低下している疾患。約2,000人に１人が発症するといわれ，原発性免疫不全症候群の中では頻度が高い。原因遺伝子はよくわかっていないが，

一部は*TACI*遺伝子の変異が原因であると考えられている。TACIはBAFF・APRILに対する受容体であり，クラススイッチにかかわる。本疾患ではγ-グロブリン補充療法は行わない。IgAをもっていない患者にとっては，製剤中に含まれるIgAが異物と認識され，アナフィラキシーショック症状を呈する場合があるからである。同様の理由で，輸血する場合には血液中にIgAが含まれているかどうかの確認が必要である。

　　d．分類不能型免疫不全症（common variable immunodeficiency：CVID）　　　免疫細胞数に異常はないがIgG，IgA，IgEの産生が低く，多くは10歳代以降に発症することが特徴である。症例数が多く（common），さまざまな臨床症状を示し（variable），既知の免疫不全ではない（分類不能）疾患としてまとめられている。原因が突き止められれば，他の疾患として分類されることもある。

3）特徴的な症候を伴う免疫不全症

　　a．ウィスコット−オールドリッチ症候群（Wiskott−Aldrich syndrome：WAS）　　　血小板の減少（それに伴う出血傾向），湿疹（アトピー性皮膚炎），易感染性を特徴とするが，すべてはみられない場合もある。細胞内骨格の機能にかかわる*WASP*遺伝子の異常による。この遺伝子は骨髄由来細胞で広く発現が高い。T細胞数の減少（細胞性免疫低下），抗体産生の異常（IgM減少，IgA・IgE上昇）がみられる。また，悪性腫瘍や自己免疫疾患の合併も多い。*WASP*遺伝子の異常による疾患には，X連鎖血小板減少症（X-linked thrombocytopenia：XLP）もあるが，こちらは血小板の減少のみがみられ易感染性を示さず，WASP欠損症の軽症型であると考えられる。自己免疫・アレルギー疾患の合併が多いのは，制御性T細胞の機能不全やB細胞の過剰応答などが考えられている。伴性劣性遺伝形式をとり男性に発症する。*WIP*遺伝子は，WASPの機能を補助すると考えられているが，その欠損症も同様の症状を示す。こちらは常染色体劣性遺伝形式をとる。

　　b．毛細血管拡張性運動失調症（ataxia telangiectasia：AT）　　　2歳頃より進行性小脳失調がみられ，5歳頃より眼球結膜や皮膚などの毛細血管拡張，小児期から気道感染を反復することなどが特徴である。DNA損傷修復反応，酸化ストレスからの細胞の保護，細胞周期の調節などにかかわる*ATM*遺伝子の異常による。この機能に関連して，染色体断裂の多発，放射線感受性の増強，細胞周期の異常がみられる。また，この遺伝子がT細胞受容体のVDJ遺伝子再編成や，抗体のクラススイッチの際のDNA結合過程にも関与することから，$\alpha\beta$T細胞数減少（$\gamma\delta$T細胞は増加），抗体産生能（IgA，IgE，IgGなど）の低下がみられる。常染色体劣性遺伝形式をとる。同様にDNA修復にかかわる遺伝子の異常による原発性免疫不全症として，*NBS1*遺伝子（ナイミーヘン症候群），*BLM*遺伝子（ブルーム症候群）によるものなどが知られている。

　　c．ディジョージ症候群（DiGeorge症候群，胸腺低形成症）　　　第3，4鰓弓の発生異常により胸腺と副甲状腺が低形成となる。胸腺低形成によるT細胞欠損のため，生後からの重症反復感染をきたす。また，副甲状腺低形成により，低カルシウム血症によるテタニー（痙攣）がみられる。心奇形・顔貌異常が合併することも多い。多くの患者で染色体22q11に部分欠失を認める。10p染色体の欠失例や転写因子*TBX1*遺伝子の欠陥によるものもある。

　　d．高IgE症候群（hyper IgE syndrome：HIES）　　　高IgE血症，湿疹，黄色ブドウ球菌による皮膚，肺，関節，軟部組織などの感染症を特徴とする。特異な顔貌，骨粗鬆症，乳歯脱落遅延など

もみられる。常染色体優性遺伝である*STAT3*遺伝子異常（ドミナントネガティブタイプの異常）によるものが知られている。この異常によりIL‐6，IL‐10，IL‐21，IL‐22，IL‐23に反応できない。IL‐6，IL‐21，IL‐23に反応できないためにTh17細胞が減少（すなわちIL‐17産生が低下）し，易感染性を示すと考えられる。また，IgE産生を抑制するIL‐10，IL‐21に反応できないことが，過剰なIgE産生につながっていると考えられている。高IgEを示す原発性免疫不全症候群としては，常染色体劣性遺伝である*TYK2*遺伝子異常や（IUISでは自然免疫の異常に分類されている），同じく常染色体劣性遺伝である*DOCK8*遺伝子異常によるものも知られている（IUISでは複合免疫不全症に分類されている）。これらの疾患のメカニズムも，易感染性・高IgE血症に関しては*STAT3*遺伝子異常と類似のものが考えられている。

4）免疫系の調節異常による疾患

a．チェディアック−ヒガシ症候群（Chédiak−Higashi症候群）　　毛髪，眼球，皮膚の色素脱失や，出血傾向，ブドウ球菌・連鎖球菌・肺炎球菌などへの感染を反復することなどが特徴である。*LYST*（*CHS1*）遺伝子の異常による。この遺伝子からつくられるタンパク質は，リソソームとファゴソームの融合や，分泌顆粒と細胞膜の融合に必要な分子である。そのため，その異常は好中球の殺菌不全を引き起こす。また，微小管の調節とも関連し遊走能も低下する。さらに分泌顆粒を放出できないことから，CTLやNK細胞の細胞傷害活性の低下もみられる。毛髪などで色素脱失が起こるのは，メラニン細胞の色素顆粒の分布異常によるものだと考えられる。常染色体劣性遺伝形式をとる。

b．家族性血球貪食症候群（家族性血球貪食リンパ組織球増多症候群，familial hemophagocytic lymphohistiocytosis：FHL）　　発熱，汎血球減少症，肝脾腫，肝機能障害，凝固系の異常などがあり，血球を貪食している組織球（組織中のマクロファージ）がみられることが特徴である。原因となる遺伝子としては複数のものが発見されている。その1つとして*PRF1*遺伝子（パーフォリンをコードする）がある。パーフォリンはキラーT細胞やNK細胞から放出され，標的細胞の膜に穴をあける機能をもつ。その機能の低下はウイルス感染細胞の除去の障害につながり，病原体の存続を許す。また，活性化したT細胞やNK細胞を除去するためにもパーフォリンは必要であると考えられ，その障害は過度に活性化したT細胞，NK細胞や活性化マクロファージの増加につながる。これらにより，発熱，血球減少，肝脾腫などが引き起こされていると考えられる。その他の原因遺伝子としては，*UCN13D*や*STXBP2*，*STX11*などの変異が報告されているが，これらはパーフォリンの放出にかかわる分子をコードしていることがわかっている。ここにあげた遺伝子異常に関しては，常染色体劣性遺伝形式をとるものが多い。

5）貪食細胞の数，機能，あるいは両方の先天的欠陥を示す疾患

a．慢性肉芽腫症（chronic granulomatous disease：CGD）　　乳児期に始まる反復性の細菌・真菌感染症と，感染巣での肉芽腫形成が特徴である。細胞膜やファゴソームに存在するNADPHオキシダーゼを構成する分子に異常があることが原因となる。それらをコードする遺伝子として，*CYBB*（gp91 phox），*CYBA*（p22 phox），*NCF1*（p47 phox），*NCF2*（p67 phox），*NCF4*（p40 phox）が知られ

ている。これらの遺伝子が傷害されることにより活性酸素種の産生が阻害され，食細胞の殺菌能が低下する（図3－1）。カタラーゼ陰性の肺炎連鎖球菌や化膿連鎖球菌などの細菌は，それらの細菌自体が産生するH_2O_2を貪食細胞が利用できるので，感染を防御できる。カタラーゼ陽性菌（ブドウ球菌，大腸菌，緑膿菌，サルモネラ菌など）はH_2O_2を分解するので，これらの細菌に対しては抵抗性が弱まる。貪食しても殺菌できないマクロファージが活性化状態を維持し炎症を誘導する結果，肉芽腫が形成されるのではないかと考えられる。また，NBT色素還元検査において好中球の還元能の低下を認めれば，この酵素の活性が低下していることを示すことができ，検査に用いられている。最も頻度が高い*CYBB*

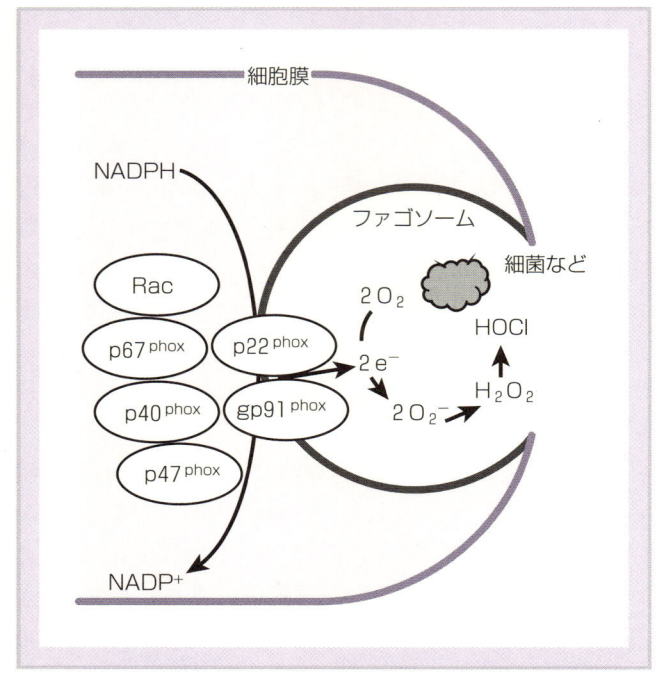

図3－1　NAPDHオキシダーゼによる活性酸素種の産生と殺菌[4]

O_2^-，H_2O_2，HOCl：活性酸素種

遺伝子の異常は，伴性劣性遺伝形式をとり，他の遺伝子異常は常染色体劣性遺伝形式をとる。

b．重症先天性好中球減少症（severe congenital neutropenia：SCN）　　好中球数が減少し，反復性の感染症がみられるのが特徴である。発熱，扁桃の腫れ，肺炎，皮膚・肛門周囲の化膿などがみられる。原因となる遺伝子としては，*ELANE*，*GFI1*，*HAX1*，*G6PC3*などが報告されている。*ELANE*遺伝子の異常によるものが約7割を占める。この遺伝子は好中球エラスターゼをコードし，変異によりこの分子が細胞膜に貯留することで好中球前駆細胞がアポトーシスを起こすと考えられている。*GFI1*は，*ELANE*の発現を制御する転写因子である。*HAX1*遺伝子はミトコンドリアに局在しその内膜電位に必要であり，その異常により，やはりアポトーシスが誘導される。*G6PC3*遺伝子はグルコース－6－リン酸酵素のサブユニットをコードし，その異常は小胞体ストレスとそれに伴うアポトーシスの亢進を引き起こす。*ELANE*と*GFI1*変異によるものは常染色体優性遺伝形式を，*HAX1*と*G6PC3*変異によるものは常染色体劣性遺伝形式をとる。

6）自然免疫系の欠陥

a．慢性皮膚粘膜カンジダ症（chronic mucocutaneous candidiasis：CMCC）　　真菌のカンジダに対してのみ易感染性がみられるのが特徴である。その原因遺伝子としては，*IL17F*（IL－17の1つIL－17Fをコードする），*IL17RA*，*IL17RC*（これらはIL－17受容体をコードする），*ACT1*（IL－17受容体の下流でシグナルを伝えるE3ユビキチンリガーゼ）などがある。IL－17F（およびIL－17A）は，上皮細胞・線維芽細胞・血管内細胞などに働きかけ好中球を呼び寄せるなど，炎症を誘導する機能

をもつ。本疾患では，そのIL‐17のシグナルが損なわれることにより易感染性となると考えられる。

7）自己炎症性疾患

　炎症反応の制御にかかわる遺伝子の異常により，発熱・炎症を反復する疾患。自己免疫疾患が，自己抗体・自己反応T細胞などの異常によって引き起こされるのに対して，自己炎症性疾患ではこれらが認められず，自然免疫系のシグナル異常により起こっている。現在は原発性免疫不全症の1つとして分類されている。

　a．家族性地中海熱（familial Mediterranean fever：FMF）　　突然の発熱が12〜72時間ほど続き，腹部・胸部の疼痛や関節の腫れなどの症状が繰り返される疾患。2〜6週間の間隔で症状が繰り返される。地中海沿岸に患者が多いことから名づけられた。パイリン（pyrin）タンパク質をコードする*MEFV*遺伝子の変異が原因として同定されているが，他の遺伝子異常もあると考えられる。パイリンは自然免疫応答にかかわるインフラマソームに関連する分子である。感染を感知したNLRファミリー分子が，アダプター分子ASCを介してcaspase‐1に結合・活性化させ（このNLR・ASC・caspase‐1複合体をインフラマソームと呼ぶ），さらにその活性化caspase‐1が，プロテアーゼ活性によって炎症性サイトカインであるIL‐1β，IL‐18を活性化状態へと変化させる（図3‐2）。パイリンはASCと結合しインフラマソーム形成を阻害する機能をもち，その機能不全は炎症性サイトカインの過剰な産生を引き起こし，疾患の原因となっていると考えられる。また，パイリンは特に好中球で発現が高く，変異により腹部・胸部などに活性化した好中球が浸潤する細胞が増加することが炎症・疼痛の原因だと考えられている。*MEFV*遺伝子変異は，常染色体劣性遺伝形式をとる。

　b．クリオピリン関連周期性発熱症候群（cryopyrin-associated periodic syndrome：CAPS）　　家族性寒冷蕁麻疹（FCAS，軽度），マックル－ウェルズ症候群（中等度），CINCA症候群（重度）からなる症候群の総称。蕁麻疹様の発疹・関節痛を伴う発熱が新生児・乳幼児期より認められることが特徴である。原因はNLRファミリーの1つ*NLRP3*（NALP3，クリオピリン）遺伝子の変異による。FCASは他のNLRファミリー分子である*NLRC4*変異によっても引き起こされることも知られている。遺伝子変異により非感染時にもインフラマソームが形成され，炎症性サイトカインIL‐1β，IL‐18が産生される（図3‐2）。常染色体優性遺伝形式をとる。

　c．高IgD症候群（hyper IgD syndrome：HIDS）　　乳児期よりみられる4〜6日間持続する周期性の発熱が特徴である。頭痛，嘔吐，下痢，腹痛，リンパ節腫脹を伴う。血清中のIgD値が高いことが名前の由来だが，乳児期では正常で年齢とともに上昇することが多い。原因は，メバロン酸キナーゼをコードする*MVK*遺伝子の変異による。この酵素の変異によりゲラニルゲラニルピロリン酸が不足し，シグナル伝達分子Rac1の制御不全によりIL‐1βの産生が亢進すると考えられている。常染色体劣性遺伝形式をとる。

　d．TNF受容体関連周期熱症候群（TNF receptor-associated periodic syndrome：TRAPS）　　幼児期より，3日から数週間続く発熱を5〜6週間の間隔で繰り返す。関節痛，筋肉痛，結膜炎，腹痛，頭痛などを伴う。10〜15%にアミロイドーシス（タンパク質が線維状の構造をとり臓器に沈着する疾患）が認められ，腎不全へと至る可能性が高い。原因は，TNF受容体1型（TNFR1）をコードする

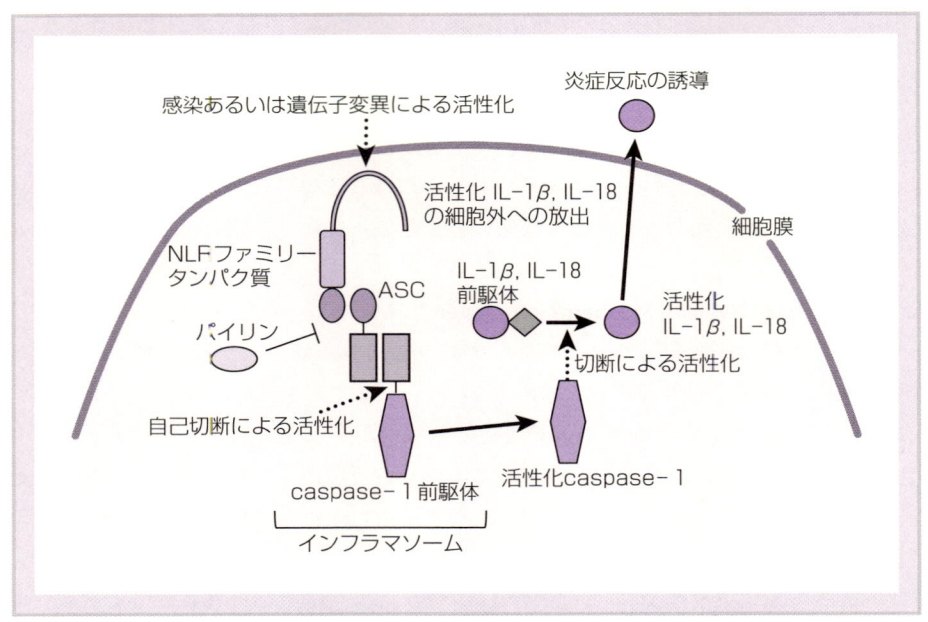

図3−2　インフラマソーム形成によるIL−1β, IL−18の活性化

*TNFRSF1A*遺伝子の変異による。TNFR1は，通常そのリガンドであるTNF‐α（炎症性サイトカインの1つ）の刺激を受けるとメタロプロテアーゼにより切断を受け，遊離した細胞外ドメインがTNF‐αに結合しシグナルを抑制する。本疾患の変異では，この切断が起こらないようになりシグナルが過剰になると考えられている。他のメカニズムのケースも報告されている。常染色体優性遺伝形式をとる。

8）補体欠損症

（1）原発性補体欠損症

　補体系の各成分のいずれかが先天的に欠損している疾患の総称。大きく，補体経路の前半にかかわる成分（C3活性化まで），後半にかかわる成分（C3の活性化より下流），補体系の制御・受容体にかかわる成分の異常に分けられる（補体系については本書第2章参照）。遺伝形式は各遺伝子の異常により異なる[1, 3]。

　a．補体経路の前半にかかわる成分の異常　　補体系の中心となるC3を活性化するまでの経路は，抗体により誘導される古典経路，病原体の糖鎖に反応して始まるレクチン経路，C3の自発的な活性化により始まる第二経路の3種類がある。古典経路の成分（C1q，C1r，C1s，C2，C4）の遺伝子に異常がある場合，莢膜（きょうまく）をもつ細菌に対して易感染性となる。これらの細菌は莢膜をもつことから自然免疫系の受容体が反応しづらく，その代わりに抗体と補体の働きにより貪食されるためであると考えられる。また補体成分の異常は，全身性エリテマトーデス（systemic lupus erythematosus：SLE）といった免疫複合体病を発症することも知られている。これは古典経路を介した免疫複合体の分解が起こらず，さまざまな組織に沈着し障害をもたらすため，あるいはアポトーシス細

胞の処理が不十分となり自己抗原にさらされやすくなるためであると考えられる。レクチン経路（MASP2，MBP，Ficolin 3など）の遺伝子の異常は化膿菌への易感染性がみられ，*MASP2*の異常ではSLE様の症状もみられる。第二経路（B因子，D因子，プロペルジン）の異常では髄膜菌へ易感染性となる。SLEの合併は少ない。C3そのものの遺伝子異常（機能欠失）の場合には3つすべての経路が機能しなくなり，上記にあげた細菌への易感染性とSLE様症状がみられる。C3には機能獲得の異常も発見されており，この場合は補体活性の亢進により非典型的溶血性尿毒症がみられる。

　b．補体経路の後半にかかわる成分の異常　　後半の成分であるC5～C9は複合体を形成し，細菌に膜侵襲複合体（membrane attack complex：MAC）をつくり破壊する。これら成分のいずれかの欠損では，髄膜炎菌や淋菌といったナイセリア属の感染に易感染性となる。

　c．補体制御因子・受容体にかかわる成分の異常　　C1阻害因子の欠損では，補体系の活性化により発作的に（ストレス，運動，感染などをきっかけに）浮腫が現れる（遺伝性血管性浮腫；hereditary angioedema：HAE）。C3の阻害因子であるI因子の欠損では，C3の過剰活性化が起こり非典型的溶血性尿毒症がみられるとともに，C3の過剰な消費により化膿菌などに対し易感染性となる。

2. 続発性免疫不全症候群

1）悪性腫瘍

　腫瘍の中には，TGF-βを産生することで骨髄由来免疫抑制細胞（myeloid-derived suppressor cell：MDSC）や制御性T細胞を誘導し，細胞性免疫を抑制するものがある[5]。ほかに，PD-L1を発現してT細胞上の抑制性受容体PD-1を刺激することにより免疫機能を阻害する腫瘍もあり，この作用を阻害する抗体が抗腫瘍治療薬として注目を集めている（免疫チェックポイント阻害薬）[5,6]。

2）自己免疫疾患

　抗リンパ球自己抗体によるリンパ球の減少や，各種免疫機能分子に対する自己抗体により，原発性免疫不全症と同様の症状が二次的に現れる場合がある。

3）感　染

　a．後天性免疫不全症候群（acquired immunodeficiency syndrome：AIDS）　　HIVが，CD4⁺T細胞やマクロファージに感染することでそれらの細胞が減少し，免疫不全となる（本書第14章2節を参照）。

　b．麻疹　　麻疹ウイルスは，細胞膜上のCD46，CD150（SLAM）に結合し感染する。CD150は免疫細胞に発現しており，感染細胞が障害を受けて免疫不全となる。その他，ウイルスがこれらの分子に結合・架橋することで免疫機能を抑制するシグナルが発生することも免疫不全につながっていると考えられている。

　c．その他　　その他のウイルス，細菌，真菌，寄生虫においても，程度に差はあるが，感染に

よる免疫細胞の直接的な障害やそれぞれの病原体による免疫回避機構による免疫不全が起こることが知られている[7]。

4）妊　娠

妊娠中は，胎児に対して免疫応答を起こさないようにさまざまな免疫抑制機構が働く。ゴナドトロピン，プロゲステロン，α-フェトプロテインなどにより，制御性T細胞の増加，樹状細胞によるIL-12産生を抑制（Th1分化の抑制），MHCクラスⅡ，CD80の発現を低下させ，主に細胞免疫系が抑制される。ただし，これら妊娠中にみられる免疫抑制は，感染防御不全が起こるほどではない。

5）薬　剤

免疫を抑制することが目的ではない薬剤の場合でも，副作用として免疫機能を低下させるものがある。たとえば，抗腫瘍薬は好中球の減少および獲得免疫系の働きを弱めるものが多い。

6）栄養障害，加齢

栄養障害やビタミン欠乏による免疫不全が知られている。また，加齢に伴っても免疫細胞の減少・機能低下がみられる（本書第5，6章を参照）。

◇　**参考文献**

1 ）Picard C, Al-Herz W, Bousfiha A, et al：Primary immunodeficiency diseases: an update on the classification from the International Union of Immunological Societies Expert Committee for Primary Immunodeficiency 2015. J Clin Immunol 2015；35：696-726

2 ）Costa-Carvalho RT, Grumach AS, Franco JL, et al：Attending to warning signs of primary immunodeficiency diseases across the range of clinical practice. J Clin Immunol 2014；34：10-22

3 ）矢田純一：医系免疫学 改訂14版. 中外医学社，2016

4 ）Morgan D, DeCoursey TE：Diversity of voltage gated proton channels. Front Biosci 2003；8：s1266-1279

5 ）Vesely MD, Kershaw MH, Schreivber RD, et al：Natural innate and adaptive immunity to cancer. Annu Rev Immunol 2011；29：235-271

6 ）Iwai Y, Hamanishi J, Chamoto K, et al：Cancer immunotherapies targeting the PD-1 signaling pathway. J Biomed Sci 2017；24（1）：26

7 ）Murphy K, Weaver C：Janeway's Immunobiology 9th ed. Garland Science, 2017

第4章　免疫・アレルギー疾患の成因，病態，診断および治療

1. アレルギー疾患

生体内に微生物や異物が侵入すると生体内では異物処理のための反応が起こる。同じ異物が再度生体内に入ると免疫反応が起こり、さらに迅速に異物処理を行う。本来、この反応は生体にとって必要なものであるが、花粉や食物など、生体に無害なものに対して過剰に反応し、全身あるいは局所に組織障害が起こる場合をアレルギー（allergy）という。アレルギー疾患の原因物質（抗原）を特にアレルゲン（allergen）と呼ぶ。

1）アレルギー疾患の成因

アレルギー反応には、一過性で数分〜数時間で反応が起こる即時型アレルギーと1〜2日後に反応が起こる遅延型アレルギーがある。前者は体液性免疫によるものであり、後者は細胞性免疫によるものである。

(1) アレルギー反応の分類

アレルギー反応はその機序によって4型に分類される。I〜III型アレルギーは即時型アレルギーに、IV型アレルギーは遅延型アレルギーに属する（表4−1、図4−1）。ただし、実際のアレルギー疾患では、2つ以上の型のアレルギー反応が同時に同一患者に、あるいは時間的にずれて現れることも多い。

表4−1　アレルギー反応の4型

型	種類	抗体または細胞	補体の関与	標的臓器	疾患	皮内反応出現時間
I	アナフィラキシー型（即時型）	IgE	−	消化管・皮膚・鼻・肺	アナフィラキシーショック、気管支喘息、食物アレルギー、アトピー性皮膚炎、蕁麻疹、アレルギー性鼻炎、花粉症など	15〜20分
II	細胞傷害型	IgG・IgM	+	血球・腎基底膜	自己免疫性溶血性貧血、血液型不適合輸血、新生児溶血性貧血など	皮内反応なし（即時型）
III	免疫複合体型（アルサス型）	IgG・IgM（免疫複合体）	+	皮膚・関節・腎臓や肺などの血管	血清病、糸球体腎炎、全身性エリテマトーデス、リウマチ性疾患など	3〜8時間
IV	ツベルクリン型（細胞免疫型）	T細胞	−	皮膚・肺・中枢神経・甲状腺	ツベルクリン反応、接触性皮膚炎、移植の拒絶反応など	24〜48時間（遅延型）

注：「IV型アレルギー」の概念が提唱されているが、II型と同様の反応であることから、II型に含める場合が多い。

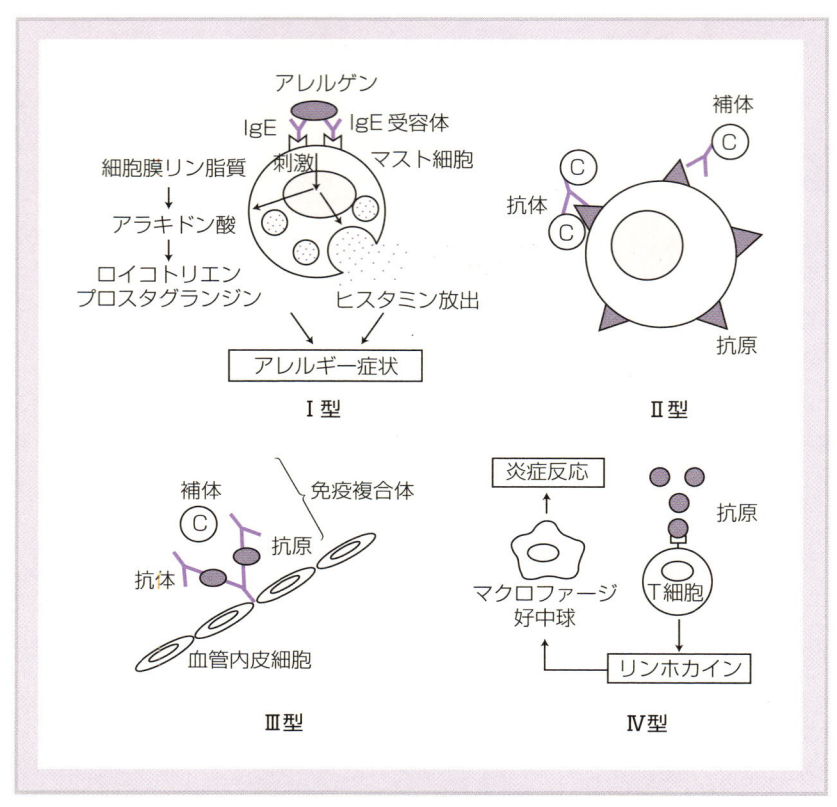

図4－1　4つのアレルギー反応

　　a．I型アレルギー　　アナフィラキシー型または即時型反応ともいわれる。体内にアレルゲンが侵入するとB細胞（Bリンパ球）より免疫グロブリンE（immunoglobulin E：IgE）が産生される。このIgEがマスト細胞（肥満細胞）や好塩基球表面に結合する。さらに，体内に再侵入したアレルゲンがIgEを架橋すると，マスト細胞からヒスタミン，プロスタグランジン，ロイコトリエンなどの化学伝達物質が放出される。この化学伝達物質が局所での血管透過性の亢進，平滑筋の収縮，浮腫などのアレルギー症状を引き起こす。この反応はアレルゲンの体内侵入後，15～20分以内に出現する。I型アレルギーの患者は血清IgE値が高い。重症なI型アレルギーはアナフィラキシーショックと呼ばれ，ペニシリン注射やそばなどの食物アレルギーなどでみられる。その他の代表的な疾患には，気管支喘息，アレルギー性鼻炎，花粉症，アトピー性皮膚炎，蕁麻疹などがある。

　　b．II型アレルギー　　細胞傷害型反応ともいわれる。細胞表面に存在する抗原に対してIgG（一部IgM）が反応し，補体（complement）とともに働いて細胞膜を破壊し，細胞や組織に傷害が起こる反応である。自己免疫性溶血性貧血，血液型不適合輸血，新生児溶血性貧血などがある。

　　c．III型アレルギー　　免疫複合体型反応ともいわれる。血液あるいは組織などの体液中に存在する抗原とIgG（IgM）が結合し，抗原抗体複合体が形成される。この複合体が血管壁，腎臓などの臓器に沈着し，補体が結合した免疫複合体を形成する。この免疫複合体が血管を閉塞し，さらに血管壁を破壊してさらに透過性を亢進させ，白血球を遊走させる反応である。血清病，糸球体腎炎，

全身性エリテマトーデス（SLE），リウマチ性疾患などがこの型に属する。

　　d．Ⅳ型アレルギー　　ツベルクリン型ともいわれる。抗原が体内に侵入するとリンパ球が刺激され，分化・増殖する。これは感作リンパ球（感作T細胞）と呼ばれる。同一抗原が体内に再侵入すると，この感作リンパ球が抗原と反応し，種々のリンホカインを放出して細胞傷害を起こす。さらに，リンホカインの作用により，マクロファージ，好中球が遊走してきて，これらの細胞から分泌される物質によっても組織障害が起こる。反応部位には発赤，硬結（しこり）が出現する。この反応は出現まで24〜48時間と比較的長い時間がかかることから，遅延型アレルギーともいわれている。例としては，ツベルクリン反応，接触性皮膚炎，移植時の拒絶反応などがあげられる。

２）アレルギー疾患の病態

（1）アレルゲンの分類
アレルゲンは生体に侵入する方法により5つに分類される。
① 　吸入性アレルゲン：ダニ，花粉，ハウスダスト，イヌやネコの毛，真菌類，そばがらなど。
② 　食物アレルゲン：鶏卵，牛乳，小麦，甲殻類，果物，そば，魚類，ピーナッツ，魚卵，大豆，ナッツ類，肉類など。
③ 　接触性アレルゲン：うるし，洗剤，石けん，白髪染め，化学繊維，化粧品，金属など。
④ 　薬物性アレルゲン：アスピリン，抗生物質，インスリンなど。
⑤ 　職業性アレルゲン：こんにゃく粉，ホヤ，セメントなど。

（2）アレルギーの症状
　疾患として，アレルギー性鼻炎，気管支喘息，消化管アレルギー，蕁麻疹，アトピー性皮膚炎，花粉症などがある。

　　a．呼吸器のアレルギー　　呼吸器のアレルギーには主にアレルギー性鼻炎，気管支喘息がある。発症機序はⅠ型アレルギーであると考えられ，鼻閉，気管支の収縮，粘膜の浮腫，粘液分泌亢進が起こる。気道が狭窄した場合には呼吸困難に陥り，気管支喘息を発症する。鼻炎では鼻汁，くしゃみ，喘息では喘鳴と呼吸困難，咳，痰を発作的に繰り返す。花粉症の鼻症状などもアレルギー性鼻炎の一種である。

　　b．消化管アレルギー　　消化管アレルギーは主に食物によるものであるが，薬物や吸入性アレルゲンでも発症する。アレルゲンが消化器系に直接接触して起こる場合と消化吸収された後，血流を介して起こる場合がある。口唇・舌・咽頭の腫脹，瘙痒感，悪心，腹痛，下痢，嘔吐などの症状を呈する。出血や浮腫により胃腸管が閉塞することもある。

　　c．皮膚のアレルギー　　皮膚アレルギーには主に蕁麻疹，アトピー性皮膚炎，接触皮膚炎がある。
　蕁麻疹は食物や薬剤，あるいは帯やベルトなどの機械的な刺激，冷気，入浴による温熱などの物理的刺激，心理的要因などによりマスト細胞から化学伝達物質が放出されて発症する。症状は痒みを伴う膨疹で，局所の発赤と痒みで始まり，数分以内で丘疹状の膨疹となる。急性のものは数分〜2日以内に消失するが，慢性のものは出没を繰り返しながら1年余にわたって持続する。

　アトピー性皮膚炎は，ダニや花粉，食物，細菌や真菌などのアレルゲンに対するアレルギー反応と皮膚機能の異常が原因であると考えられているが，不明な点も多い。遺伝的・家族的素因（アト

ピー素因）による発症も多いが，遺伝に関係なく発症する例も多くみられる。症状は乳幼児期（生後3か月〜4歳頃），小児期（4歳頃〜小学校高学年），思春期・成人期（小学校高学年頃〜成人）の3期に分けられる。乳幼児期に発症し，その症状は頬や頭に始まり，次第に頸部・体幹・四肢へと左右対称に拡大する。湿潤傾向の強い皮膚炎を生じ，激しい瘙痒感を伴う。小児期の症状は，湿潤傾向が低下し，皮膚全体の乾燥化，苔癬化が進行する。思春期・成人期では，皮膚全体の乾燥化が進み，苔癬化は限局する。思春期・成人期に症状が軽快する例も多い。アトピー素因による気管支喘息，アレルギー性鼻炎などの合併率も高い。

　接触性皮膚炎はうるし，化粧品などの接触により発症する。発症機序はⅣ型アレルギーであり，接触部に痒みを伴った潮紅・腫脹を生じ，さらに水疱，膿疱を形成し，破れたあとがびらん，潰瘍になることもある。

　d．その他のアレルギー　　上記のほかにもIgEを介したアレルギーとして，食物依存性運動誘発性アナフィラキシー（food-dependent exercise-induced anaphylaxis：FDEIA），口腔アレルギー症候群（oral allergy syndrome：OAS），ラテックス–フルーツ症候群などがある。

　食物依存性運動誘発性アナフィラキシーは，特定の食物摂取後の運動負荷によってアナフィラキシーが誘発される疾患で，食物アレルギーの特殊型に分類される。原因食物は小麦と甲殻類が多く，抗原特異的IgEが関与しているが，原因食物，特異的IgE，運動負荷が組み合わされれば必ずしも発症するというわけではなく，全身状態や気象条件など複数の要因も関与する。

　口腔アレルギー症候群は，主に花粉症患者が果物や野菜の摂取直後に口腔内に限局した即時型アレルギー症状を呈する病態をさす。花粉と野菜や果物などとの交差反応により生じるIgEを介した食物アレルギーで，原因食物を摂取した直後から口腔，咽頭，喉頭の瘙痒，刺痛感，血管性浮腫などが起こる。

　ラテックス–フルーツ症候群は，ラテックス抗原と交差反応性を示す果物や野菜に対して何らかの過敏反応を示す疾患で，ラテックスアレルギー患者の30〜50%にみられる。ラテックスと交差反応性を示しやすい食品であるアボカド，クリ，バナナ，キウイフルーツなどの食品がリスクが高い。

3）アレルギー疾患の診断および治療

（1）アレルギー疾患の診断

　アレルギーの診断は，臨床所見，問診，皮膚テスト，抗原誘発試験，血液検査を含む一般検査などを用いて行われる。

　a．問　診　　現病歴，既往歴のほかに，患者が居住する環境内の吸入アレルゲン，薬物・食事などと発症との関係を詳しく聞き取る。また，アレルギーはアトピー素因が関係していることも多いので，家族のアレルギー疾患の有無についても問診する。

　b．皮膚テスト　　皮膚テストには，プリックテスト，スクラッチテスト，パッチテストなどがある。プリックテストでは，前腕屈側にアレルゲンをのせて，細い針で刺し，15〜30分後の膨疹径および紅斑径を測定する。膨疹径が5 mm以上または対照の2倍以上，紅斑径15mm以上を陽性とする。パッチテストでは，貼布48時間後にテープを剥がし，1時間30分〜2時間後に1回目の判定，貼付72時間後，96時間後，1週間後に判定（紅斑，浮腫，丘疹，水疱発生）を行う。

　c．誘発試験　　アレルゲン検索のためには皮膚テストが行われるが，あくまでもスクリーニングテストであり，病因アレルゲンの確定診断には誘発試験が行われる。誘発試験には眼結膜反応，鼻粘膜反応，気管支反応（吸入誘発試験），食事試験などがある。

　d．一般検査　　Ⅰ型アレルギーの診断として，血清アレルゲン特異的IgE測定が用いられる。RAST（radioallergosorbent test）が原点であるが，現在，臨床現場ではCAP法（capsulated hydrophilic carrier polymer）などが主流である。Ⅰ型アレルギー疾患では，IgEが高値になる場合が多いが，特異的IgE抗体の陽性アレルゲンとアレルギー症状の出現が必ずしも一致しないことがある。試験管内抗原抗体反応検査の代表的なものとしては沈降反応があげられ，Ⅲ，Ⅳ型アレルギーの診断の手がかりとなる。また，アレルギー患者の血液および喀痰中には好酸球の増加が認められることから診断に利用される。好酸球の機能は抗原抗体反応の場に集まり，組織障害などのアレルギー性炎症に関与すると推定されている。

（2）アレルギー疾患の治療

　アレルギー疾患の治療法には原因アレルゲンの除去，薬物療法，減感作療法などがある。

　a．アレルゲンの除去　　アレルゲンの種類が確認されたり，想定される場合には，アレルゲンの除去がまず必要である。室内には塵や衣料品のほこりなど数多くのアレルゲンが存在している。室内のほこりはできるだけ除去しなければならない。絨毯は使用せず，こまめに掃除機をかけるなどの対策が必要となる。また，花粉症の場合は，特に花粉が飛ぶ季節は洗濯物や布団を外に干さないようにする。枕の材質は，そばがらやパンヤを避ける。食物がアレルゲンと推定されるアトピー性皮膚炎の場合には，除去食療法を行うが，その前に，スキンケアおよびダニ対策などの環境整備を徹底させる必要がある。食物アレルギーの場合については後述する。

　b．薬物療法　　抗ヒスタミン薬はヒスタミンによる気管支および平滑筋の収縮，毛細血管の拡張，透過性の亢進を抑制する。止痒作用により蕁麻疹，湿疹の痒みに有効である。また，分泌抑制作用があるので，アレルギー性鼻炎による鼻汁分泌亢進にも有効である。

　交感神経刺激薬は気管支拡張薬とも呼ばれ，気管支平滑筋収縮改善作用を有し，気管支喘息の治療に用いられる。

　副腎皮質ホルモン製剤（ステロイド薬）は抗炎症作用，抗体産生抑制作用，組織のヒスタミン蓄積阻止作用などを有する。副腎皮質ホルモンはすべてのアレルギー疾患に対して内服・吸入・注射・軟膏などとして使用される。

　抗アレルギー薬は，抗原抗体反応におけるマスト細胞の脱顆粒（ヒスタミン放出）を阻止し，ロイコトリエンなどの化学伝達物質の生成・遊離を抑制すると考えられている。吸入や内服として使用される。

　c．アレルゲン免疫療法　　ハウスダストや花粉など日常環境内に存在するアレルゲンは完全に除去することが困難であるため，アレルゲン免疫療法が行われる場合がある。薄く希釈したアレルゲンエキスを患者の皮下に注射し，アレルギー反応に注意しながら徐々に量と濃度を増やしていく。注射の間隔は，2週に1回から始まり，最終的には月1回にして，3年程度継続する。その他，スギ花粉症およびダニアレルギーに対しては舌下免疫療法もある。作用機序として，遮断抗体（IgG）の産生およびIgE抗体価の低下などが考えられる[1]。

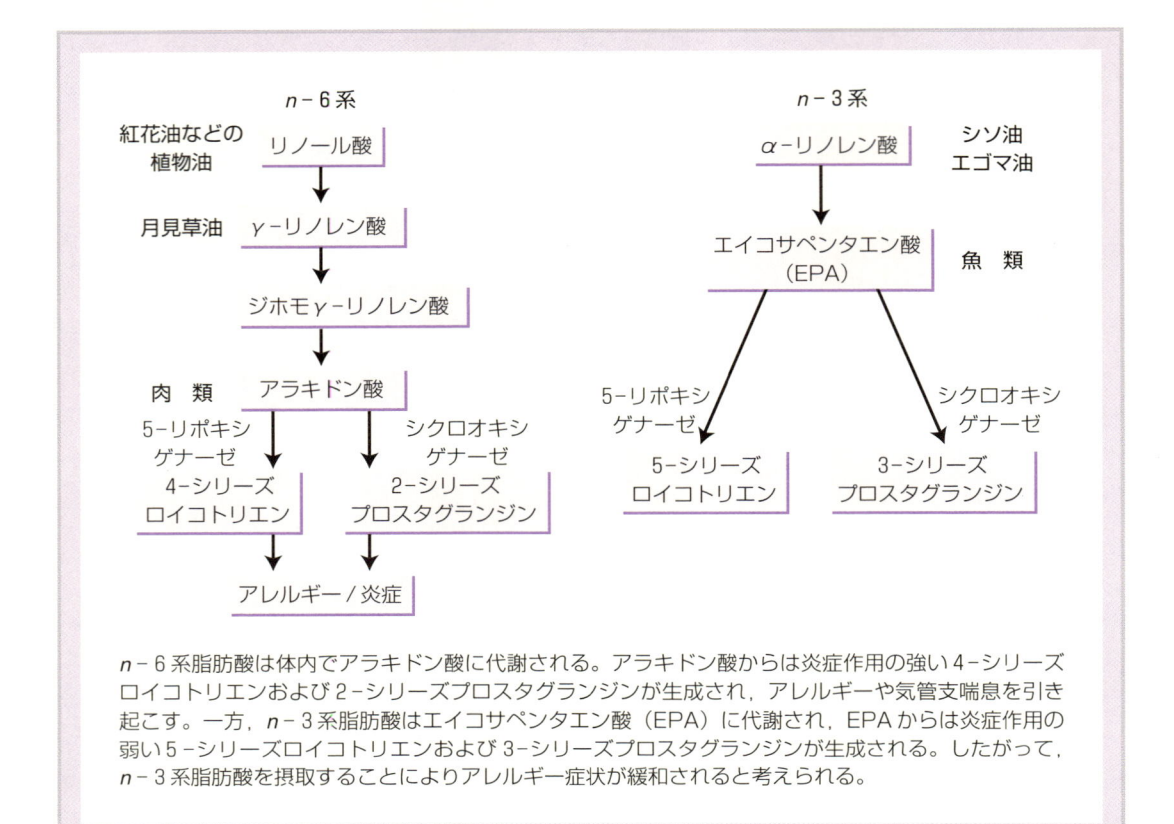

n-6系脂肪酸は体内でアラキドン酸に代謝される。アラキドン酸からは炎症作用の強い4-シリーズロイコトリエンおよび2-シリーズプロスタグランジンが生成され，アレルギーや気管支喘息を引き起こす。一方，n-3系脂肪酸はエイコサペンタエン酸（EPA）に代謝され，EPAからは炎症作用の弱い5-シリーズロイコトリエンおよび3-シリーズプロスタグランジンが生成される。したがって，n-3系脂肪酸を摂取することによりアレルギー症状が緩和されると考えられる。

図4－2　n－3系およびn－6系脂肪酸からのエイコサノイドの産生経路[3]

出典：日野原重明，井村裕夫監修，武田英二編『看護のための最新医学講座第29巻 栄養療法―輸液』p374，中山書店（2002）より一部改変

d．栄養食事療法　　アレルゲン除去食以外に，摂取する脂肪の種類を変える食事療法がある。α-リノレン酸やエイコサペンタエン酸（EPA）などのn-3系脂肪酸を摂取することにより，アレルギーおよび炎症性メディエーターの産生を制御する方法も一部の治療に利用されている[1,2]（図4－2）[3]。

2.　食物アレルギー

　アレルギー疾患のうち，特に食物に対してアレルギー症状を呈するものを食物アレルギーという。一般的に乳幼児は卵や牛乳などの食物に対するアレルギーを発症し，成長するに従い，ダニやネコ上皮を含む室内塵，花粉に対するアレルギーを呈するようになる。食物アレルギーを有するアトピー性皮膚炎患者の場合でも食物だけが原因であることはむしろまれであり，吸入・環境アレルゲン，細菌感染，ストレスなどの因子が関与している場合が多い。

1）食物アレルギーの成因

　食物はエネルギー源や栄養素として必要だが，生体にとって抗原（アレルゲン）となる場合があ

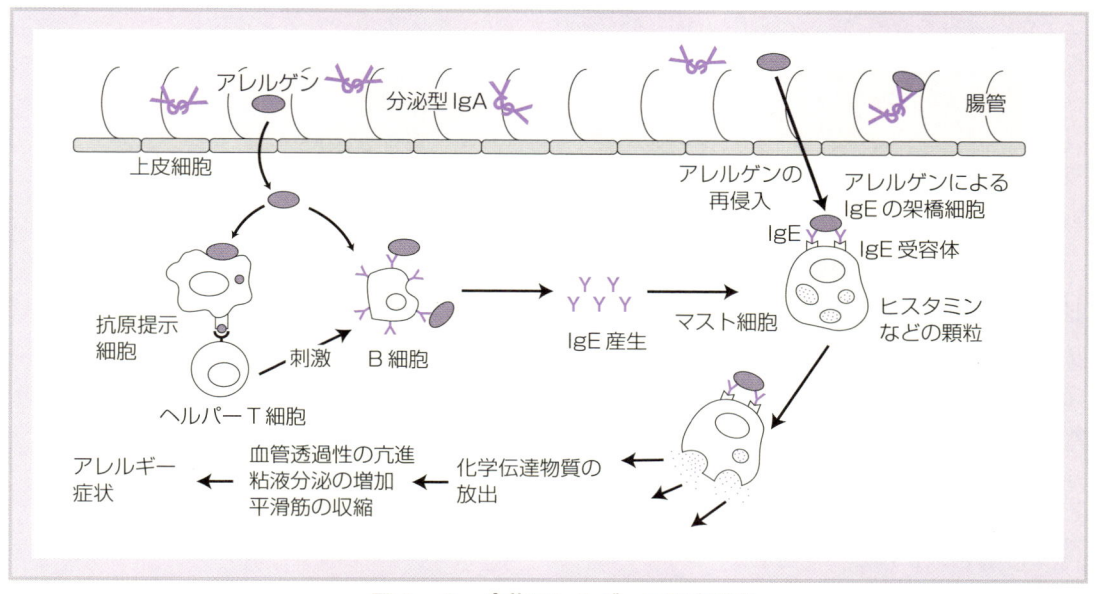

図4－3　食物アレルギーの発症機構

る。通常，体内に摂取された食物は胃や小腸で消化酵素によって分解されてから体内に吸収されるが，アレルゲンとなる場合には十分に消化されないまま腸管を通過する。食物アレルギーはⅠ型アレルギー反応によるものが多い（図4－3）。腸管を通過したアレルゲンの一部は抗原提示細胞に取り込まれて分解され，その抗原情報が免疫反応を調節する働きをもつT細胞に提示される。また，他方でアレルゲンはB細胞表面の抗体と結合し，B細胞の増殖を促す。アレルゲン情報を受けたT細胞とB細胞が互いに作用し合ってIgEが産生された場合，このIgEがマスト細胞表面のIgE受容体と結合する。その結果，マスト細胞より化学伝達物質が放出されてアレルギー症状を引き起こす。

　生体内に入った食品成分すべてがアレルギーを起こすわけではなく，アレルギーの発症にはいくつかの条件があると考えられる。アレルギーの原因抗体であるIgEの血清中濃度が高い人はアレルギーになりやすく，このIgEをつくりやすい体質は遺伝的要因が強いと考えられている。また，腸管には分泌型IgAが存在しており，アレルゲンと結合してアレルゲンが腸管から吸収されるのを阻害するとともに，腸管免疫系には，生体にとって無害な抗原に対して不要な免疫応答を惹起しないという経口免疫寛容が成立している。しかし，乳幼児では，分泌型IgAの産生が不十分で経口免疫寛容が未発達であるなど，腸管免疫系の未発達が食物アレルギーを引き起こす原因の1つと考えられている。一方，食物アレルゲンのほとんどはタンパク質で，タンパク質はアミノ酸がつながったものがさらに折りたたまれた構造をしている。タンパク質が小さなペプチドやアミノ酸にまで分解されればアレルゲンとならないが，乳幼児では，消化管の消化機能や物理化学的防御機構が未発達であったりするため，食物アレルギーを発症しやすいと考えられている[4, 5]。アレルゲンになりやすい食品の条件として，①ヒトとの生物学的距離が離れていて，異種性が高い（例：牛乳のβ-ラクトグロブリン），②消化されにくい，③タンパク質の構造が加熱に対して安定である（例：卵のオボムコイド），④タンパク質分子内に似たような，繰り返し構造をもっている（例：タラのアレルゲンM）

などがあげられる[6]。また，近年，バイオインフォマティクスを用いたアレルゲンの構造・機能解析によって，植物由来の食物アレルゲンの６割以上はプロラミン，クーピン，Betv1ホモログ，プロフィリンというタンパク質ファミリーに，動物由来の食物アレルゲンの多くはトロポミオシン，パルブアルブミン，カゼインというタンパク質ファミリーに属することが報告されている。

２）食物アレルギーの病態

　食物アレルギーの症状は非常に多彩であり，重症度も異なる。消化管症状が中心であり，下痢，嘔気・嘔吐などの症状を呈するが，皮膚・肺・組織の血管などの臓器でも症状が認められる。気管支平滑筋の収縮が起これば気管支喘息となり，鼻粘膜下で浮腫が起こればアレルギー性鼻炎となる。皮膚症状としては蕁麻疹が多い。全身に起こればアナフィラキシーとなり，末梢循環不全，呼吸困難，血圧降下を呈し，死に至ることもある。

３）食物アレルギーの診断および治療

（１）食物アレルギーの診断

　臨床所見と現病歴，既往歴，家族歴，食事日誌などの詳細な問診，IgE測定，食事試験に基づいて診断が行われる。一般に食物アレルギーは繰り返し起こるので，患者またはその母親がアレルゲンである食品を自覚している場合もある。しかし，アレルゲン食品を食べても常に発症するとは限らなかったり，生で食べたとき（生卵，牛乳など）に症状が出ても加工品では出なかったり，摂取量が少ない場合や１回食べても発症しないが数回続けて食べると発症する場合などがあるので，アレルゲンが不明である場合も少なくない。そこで，毎日の摂取食品，摂取量，調理法，症状の発現時間，消失までの時間などを記録した食事日誌を作成し，摂取食品と症状発現との関連を比較する。

　食事試験は，食物除去試験および食物経口負荷試験からなる。食物除去試験は，アレルゲンと疑われる食物とその加工食品を完全に除去した食事を１〜２週間続け，症状の改善の有無を調べる検査である。食物経口負荷試験は，推定された原因食物を単回または複数回摂取させ，症状の有無を確認する検査である。

　食物には，アレルギー様症状を起こしうるモノアミン類やエイコサノイドなどの生理活性物質が含まれている。また，タートラジンや亜硝酸など一部の食品添加物に対する過敏症，鮮度の落ちた魚によるヒスタミン食中毒，乳糖不耐症などの食物不耐症などは，食物アレルギーと間違えられやすいので注意する。

（２）食物アレルギーの対症療法

　食物アレルギーの治療方針はアレルゲン食物の除去であるが，誤って食物アレルゲンを多量に摂取した場合や感染や下痢などにより消化管粘膜の透過性が亢進してアレルゲンが多量に吸収された場合などは抗ヒスタミン薬，気管支拡張薬，副腎皮質ホルモン製剤，抗アレルギー薬，鎮痛薬，止瀉薬などの薬物で対症的に治療する。

（３）食物アレルギーの栄養食事療法

a．栄養食事療法の基本方針　　食物アレルギーの治療方針は，日常の食生活から原因となる食物を除去することである。しかし，個人差もあるので医師および管理栄養士・栄養士の指導のもと

に基本方針を決める。アレルゲンとして複数の食物が関係していることも多く，複数食物の除去を行うことにより，栄養不良をきたす場合がある。特に，成長過程にある小児の除去食療法を行う場合には代替食品を活用し，バランスのよい献立を作成する。栄養アセスメントを定期的に行い，発育障害が起こらないようにする。また，同じ食品が1週間に何回も出現しないように回転食を行う。小児の場合，成長に伴いアレルゲンに対する耐性を獲得し，ある程度の期間が過ぎると食べられるようになる場合も多い。したがって，定期的にIgE抗体の検査か食物経口負荷試験を行い，結果に応じて除去食を緩和していく。

　b．栄養食事療法の実際　　原因となる頻度の高い食物は，鶏卵，牛乳，小麦である。鶏卵，牛乳，小麦の摂取を禁止するだけでなく，これらを用いた加工食品をすべて除去しなければならない。これらの食物は栄養的に優れているため，厳格に除去した場合には栄養失調をきたす恐れがある。特に発育期の小児の場合には注意が必要である。必要な栄養素を確保するために，代替食品や特別用途食品を活用する（表4－2～4）[7]。また，牛乳がアレルゲンである患者がやぎ乳やめん羊乳と，鶏卵がアレルゲンである患者が鶏肉や他の卵と交差反応を起こすことがあるので注意する。小麦アレルギーの場合は，米，雑穀類（ひえ，あわ，きびなど），いも類を用いる。除去食療法中は，市販食品にアレルゲンとなる食物が含まれていないという情報が非常に重要である。このことから，消費者庁は，卵，乳，小麦，そば，えび，かに，落花生，くるみを含む食品にはその旨を表示することを義務づけており，これに加え，アーモンド，あわび，いか，いくら，オレンジ，牛肉，さけ，さば，大豆，鶏肉，豚肉，まつたけ，キウイフルーツ，もも，やまいも，りんご，ゼラチン，バナナ，カシューナッツ，ごまについても表示することを推奨している[7, 8]。

　c．食事についての一般的注意　　その他の食事についての一般的な注意，献立作成および調理のポイントを示す。

① 同一食品（特にタンパク質の豊富なもの）を大量に連続してとらない。同一食品の大量，連続摂取はアレルギー発作を誘導しやすい。
② 鮮度の高い食品を使用する。特に魚は鮮度が落ちるとタンパク質が分解されてヒスタミンが生成される。
③ 食品添加物，化学調味料使用の食品はできるだけ摂取しないようにする。
④ アクはアレルゲンとなるのでアクの強い野菜は使用を避けるか，アク抜きを十分に行う。
⑤ 加工食品はなるべくとらないようにする。アレルゲンが加工食品に入っている場合があるので注意する。また，成分表示内容が理解できるように表示欄の見方などを指導する。
⑥ 仮性アレルゲンを含む食物を少なくする。
⑦ 完全除去の場合でも，調味料は摂取可能なことが多い。
⑧ 油脂は控えめにし，新鮮なものを用いる。
⑨ 調理器具や食器からアレルゲンが混入しないように注意する。
⑩ 加熱調理する。一般的に食品は加熱することで抗原性が低下する。
⑪ 栄養のバランスに気をつける。
⑫ 除去が過剰にならないように必要最小限の除去を心がける。

表4−2　鶏卵がアレルゲンの場合の代替食品・調理の工夫[7]

除去食品	代替食品・調理の工夫
鶏卵，その他の鳥の卵（うずらの卵など）	
鶏卵を含む料理類：練り製品（かまぼこ，はんぺんなど），肉類加工品（ハム，ウインナーなど），天ぷらやフライの衣，ハンバーグや肉団子のつなぎ，マヨネーズ	水と小麦粉や片栗粉のでんぷんをといて衣として使う 片栗粉などのでんぷん，すりおろしたいもやれんこんをつなぎとして使う かぼちゃ，とうもろこし，パプリカ，ターメリックなどを彩りに使う
鶏卵を含む菓子類：アイスクリーム，（菓子）パン，洋菓子類	ゼラチンや寒天で固める 重曹やベーキングパウダーで膨らませる

出典：相模原病院臨床研究センター『厚生労働科学研究班による食物アレルギーの栄養食事指導の手引き2017』（2017）より一部改変

表4−3　牛乳がアレルゲンの場合の代替食品・調理の工夫[7]

除去食品	代替食品・調理の工夫
牛乳，粉乳，やぎ乳，めん羊乳	加水分解乳，アミノ酸乳，豆乳を使う
乳製品：ヨーグルト，チーズ，バター，生クリーム，練乳，乳酸菌飲料，発酵乳	乳不使用マーガリンを使う
牛乳を含む料理類：カレーやシチューのルウ，肉類加工品（ハム，ウインナーなど），調味料の一部	すりおろしたじゃがいもやコーンクリーム缶を使う 植物油や乳不使用マーガリン，小麦粉や米粉，豆乳で作ったルウ，市販のアレルギー用ルウを使う
牛乳を含む菓子類：アイスクリーム，（菓子）パン，洋菓子類	豆乳やココナッツミルク，アレルギー用ミルクを使う

出典：相模原病院臨床研究センター『厚生労働科学研究班による食物アレルギーの栄養食事指導の手引き2017』（2017）より一部改変

表4−4　小麦がアレルゲンの場合の代替食品・調理の工夫[7]

除去食品	代替食品・調理の工夫
小麦，小麦粉，大麦，ライ麦	米，雑穀類（ひえ，あわ，きび，たかきびなど）を使う
加工食品：パン，うどん，マカロニ，スパゲティ，中華麺，麩，餃子や春巻きの皮	米，雑穀，とうもろこし粉を使ったパン・めん類を使う
小麦を含む料理類：天ぷらやフライ，カレーやシチューのルウ，お好み焼き，たこ焼き	小麦粉や片栗粉などのでんぷん，すりおろしたいもなどを使ったルウ，コーンフレーク，米粉パンのパン粉や砕いた春雨を衣として使う
小麦を含む菓子類：洋菓子類，和菓子	米粉，雑穀粉，大豆粉，いも，おからなどを生地として使う

出典：相模原病院臨床研究センター『厚生労働科学研究班による食物アレルギーの栄養食事指導の手引き2017』（2017）より一部改変

3．自己免疫疾患

1）自己免疫疾患の成因，診断および治療

　本来，自己の身体に対しては自己免疫寛容が成立していて免疫反応は起こらないはずである。しかし，この寛容が破綻して自己の組織や臓器が抗原として認識され，それに対する免疫反応により抗体（自己抗体）や細胞性免疫により自己の組織や細胞が攻撃され，障害を起こす場合がある。このような場合を自己免疫疾患という。自己免疫寛容が破綻する原因としては，抗体産生を抑制しているサプレッサーＴ細胞の異常と抗体を産生しているＢ細胞の過剰反応状態が考えられる。胸腺の異常によりサプレッサーＴ細胞が数的および機能的に低下し，誤って自己抗体が産生されてもそれを抑えることができなくなるため自己免疫疾患が生じる。また，サプレッサーＴ細胞自体に対する自己抗体ができ，サプレッサーＴ細胞の数が減少することも知られている。このほかにも，制御性Ｔ細胞（regulatory T cells：Treg）の機能不全の関与なども報告されている。これらのＴ細胞およびＢ細胞の異常が起こる原因としてはウイルス感染，遺伝との関係，薬剤，ホルモン，腫瘍などがある。自己免疫疾患にはⅠ型アレルギーによるものはなく，主としてⅡ型，またはⅢ型，Ⅳ型のアレルギー反応によるもので，出現型式から全身性自己免疫疾患，限局性自己免疫疾患，混合型その他の免疫疾患に分類される。一般に，全身性自己免疫疾患を膠原病と呼ぶことが多く，自己免疫疾患は男性よりも女性に多い。

　全身性自己免疫疾患は臓器非特異的自己免疫疾患で，自己抗体も臓器非特異的である。全身の結合組織，血管系，各種臓器組織に病変が及ぶもので，全身性エリテマトーデス（SLE），リウマチ様関節炎（rheumatoid arthritis：RA），進行性全身性硬化症（progressive systemic sclerosis：PSS；全身性強皮症 systemic scleroderma：SSC）などがある。限局性自己免疫疾患は臓器特異的自己免疫疾患で，自己抗体も臓器特異的である。特定の臓器組織に病変が局在するもので，慢性甲状腺炎（橋本病），自己免疫性溶血性貧血，特発性血小板減少症などがある。混合型その他の免疫疾患は臓器特異的自己免疫疾患で，自己抗体は臓器非特異的である。原発性胆汁性肝硬変症，溶血性連鎖球菌感染による糸球体腎炎やリウマチ熱など感染巣から離れた臓器に疾病をもたらす。

　これらの疾患では，自己細胞および組織に対する抗体（自己抗体）が出現する。代表的なものは，SLEの抗核抗体，抗DNA抗体，リウマチ様関節炎のリウマチ因子，慢性甲状腺炎の抗ミクロソーム抗体などがあり，診断にも利用される。代表的な自己免疫疾患を表4－5にあげる[9]。

　治療は薬物療法を中心とした全身治療を行う。炎症に対して非ステロイド性およびステロイド性抗炎症薬を用いる。また，免疫抑制薬や免疫調整薬を使用する場合も多い。心臓や腎臓の障害があるときは，安静，食塩制限などの食事療法，強心薬，利尿薬などの薬物療法を必要に応じて行う。

（1）全身性エリテマトーデス（systemic lupus erythematosus：SLE）

　10歳代後半～20歳代の女性に多い全身性の自己免疫疾患（膠原病）である。発熱，顔面の蝶形紅斑，貧血，血小板減少，腎症状などがみられる。血中の抗核抗体，抗DNA抗体，抗Sm抗体などが陽性を示す。これらの血中自己抗体が腎臓の糸球体に沈着してⅢ型アレルギーを引き起こすとループス腎炎を発症し，これが死因となることがある。

表4−5　代表的な自己免疫疾患[9]

疾　患	自　己　抗　体	標　的　臓　器
全身性エリテマトーデス	抗核抗体・抗DNA抗体・抗Sm抗体	腎臓・皮膚など
リウマチ様関節炎	リウマチ因子	滑膜
慢性甲状腺炎	抗ミクロソーム抗体・抗サイログロブリン抗体	甲状腺
強皮症	Sc1-70抗体	皮膚
多発性筋炎，皮膚筋炎	—	筋組織・皮膚
Sjögren症候群	SS-A抗体・SS-B抗体	涙腺・唾液腺
リウマチ熱	抗ストレプトリジンO	心膜・皮膚など

出典：丹野正隆『栄養科学シリーズNEXT病理学』早川欽哉，藤井雅彦編，p52，講談社サイエンティフィク（1999）より一部改変

（2）リウマチ様関節炎（rheumatoid arthritis：RA）

関節リウマチとも呼ばれる。関節の炎症を主体とした原因不明の自己免疫疾患で，中年女性に多くみられる。手足のこわばりに始まり，関節の腫脹・疼痛が起こり，悪化すると関節が変形して関節の自由を失い，歩行困難となる。血中の自己抗体であるリウマチ因子が陽性になり，組織学的には，関節滑膜の炎症，およびその結果，関節部骨破壊がみられる。

（3）慢性甲状腺炎（chronic thyroiditis）

代表的な臓器特異的自己免疫疾患で，橋本病または橋本甲状腺腫とも呼ばれる。若年〜中年の女性に多い甲状腺の疾患で，甲状腺がびまん性に腫大する。血中抗ミクロソーム抗体，抗サイログロブリン抗体が陽性である。組織学的には，甲状腺にリンパ濾胞形成を伴うリンパ球浸潤，甲状腺濾胞上皮の変性および破壊がみられる。

（4）リウマチ熱（rheumatic fever：RF）

小児に多くみられる疾患で，溶血性連鎖球菌の感染に伴う扁桃腺炎後に発症し，多発性関節炎，心炎などを起こす。特に心炎は後に心臓弁膜症になることがあるので，予防措置としてペニシリンの長期投与が必要である。血中の抗ストレプトリジンO（ASO）値が上昇する。

■引用文献

1）西間三馨ほか監修：アレルギー総合ガイドライン2013．協和企画，2013
2）奥山治美ほか編：油脂（あぶら）とアレルギー 脂質栄養学シリーズ．学会出版センター，1999
3）日野原重明ほか監修，武田英二編：看護のための最新医学講座第29巻 栄養療法—輸液．中山書店，2002
4）Noma T, Yamaguchi K, Yoshizawa I, et al：T cell mediation of abnormally low production of ovalbumin-specific immunoglobulin A in patients allergic to eggs. Pediatr Res 1996；39（2）：329−335
5）海老澤元宏ほか監修：食物アレルギー診療ガイドライン2016．協和企画，2016
6）上田伸男編：食物アレルギーがわかる本．日本評論社，1999
7）海老澤元宏代表，相模原病院臨床研究センター：厚生労働科学研究班による食物アレルギーの栄養食事指導の手引き2017　食品表示法，消費者庁，2017
8）加工食品の食物アレルギー表示ハンドブック 令和3年3月．消費者庁，2021
9）丹野正隆：栄養科学シリーズNEXT病理学．早川欽哉，他編，講談社サイエンティフィク，1999

第Ⅱ編 老化・栄養・運動と生体防御

　細菌・ウイルスなどの感染からわれわれのからだを守ってくれる，生体防御機構で中心的役割を担っているのが免疫系である。免疫系に関しては本書の第Ⅰ編において詳細に記述されているが，本編ではその免疫系が大きく影響を受ける要因として第5章で老化，第6章で栄養，第7章で運動を取り上げ，それらがどのような機序で免疫系を高めたりあるいは抑制するかについて，体液性および細胞性免疫に分けて述べた。さらに，第8章では健康保持・増進のための栄養，あるいは運動について，免疫能を指標としてこれまでの研究成果を抜粋して記述した。これら分野に関しては成熟した研究成果はまだまだ得られていないのが現状であるが，現在の段階で文章化できるものを選んで記述した。

第5章 老化と免疫

1. 加齢に伴う免疫能の変化

1）免疫老化の概念

　免疫系の加齢変化は，免疫老化と呼ばれている。最近の免疫学の進歩により，免疫老化の機序やその臨床的意義についての理解が非常に進んだ。免疫老化は，かつては「免疫不全（immune deficiency）」状態と理解されていたが，その後，加齢によってヒトの免疫系がすべて等しく影響を受けるものではなく，低下する機能もあれば，変化しないか逆に亢進する機能もあることがわかった。こうして，免疫老化は「調節不良（immune dysregulation）」状態であるという概念が生まれた。さらに，疾病などをもたない健常者や百歳老人（年齢が100歳以上の人）を対象とした最新の研究では，これらの概念が覆されつつあり，「リモデリング（remodeling）」あるいは「リシェイピング（reshaping）」という言葉が，免疫老化をより適切に表現するものとして提案されている[1, 2]。

2）免疫老化の研究において，血液を用いる際の注意点

　血液は，からだ全体の免疫細胞のほんの一部を含むものである。また，血液中の免疫細胞は，他の臓器の同系統の細胞とは表現型（phenotype）や機能の点で異なっている。したがって，血液中の免疫細胞の数や機能の変化は，他の臓器における同系細胞の変化を反映しない恐れがある。たとえば，マウスにおいては，血液中のナチュラルキラー細胞（natural killer cell：NK細胞）は，脾臓のNK細胞ほど年齢の影響を受けない[3]。しかし，ヒトを対象とした免疫老化の研究では，簡単に採取できるという理由から，血液が最も頻繁に用いられている。

3）加齢と外的要因

　末梢血液で測定されるヒトの免疫機能は，疾患，薬物，喫煙・アルコール，栄養，心理的ストレス，身体活動など，さまざまな外的要因に影響される。これら外的因子を保有する割合は，加齢とともに変化する。高齢者における慢性疾患の有病率は高く，薬物の服用やある種の栄養不足も高率にみられる。これら要因すべてが免疫機能に負の影響を及ぼす。したがって，これら外的要因による影響をうまく除外しなければ，免疫機能に与える真の加齢効果を調べることができない。さらに，ヒトを対象とした免疫老化研究は，たいていは横断研究である。このアプローチは，必然的にコホート効果を含み，加齢効果を過大評価しがちである。

4）SENIEURプロトコール

　真の免疫老化の姿をみるためには，外的要因による影響をできるだけ除外する必要がある。その

方法の1つは，研究の対象者となる基準を適切に設定することである。SENIEURプロトコールは，そうした目的で作成された基準の1つである[4]。これは，臨床情報と検査データに基づいており，薬物による影響が除かれ，高齢者がしばしばもっている疾病が免疫系に及ぼす影響と加齢による影響とを区別できるようになっている。しかし，このプロトコールにおいては，喫煙，栄養，ストレスといった他の重要な共変数は考慮されていない。

5）免疫系の加齢変化

（1）胸腺の退縮

　動物の実験で新生仔期に胸腺を摘出すると，細胞性免疫不全（cellular immunodeficiency）が生じる[5]。この有名なMillerの実験により，T細胞（Tリンパ球）の分化において胸腺が中心的な役割を果たしていることが証明された。ヒトでは，胸腺は人生の早期から退縮し始め，中年期までに完成される（図5-1）[6]。胸腺の退縮は，免疫老化の最も衝撃的な事象である。免疫系の加齢変化の多くは，胸腺およびT細胞の機能不全と関連づけられる。

　退縮した胸腺が，ナイーブT細胞（naive T cell）を循環に供給する能力は，きわめて限定的なものとなる。そのため，高齢者では血液中のメモリーT細胞（memory T cell）に対するナイーブT細胞の割合は有意に減少している[7]。同様に，胸腺内でのT細胞の正および負の選択（positive and negative selections）が高齢者では低下している。このため，自己反応性T細胞や，MHC非拘束性T細胞が出現してくる。胸腺がかなり退縮してしまったのちの，胸腺外リンパ球産生やT細胞の選

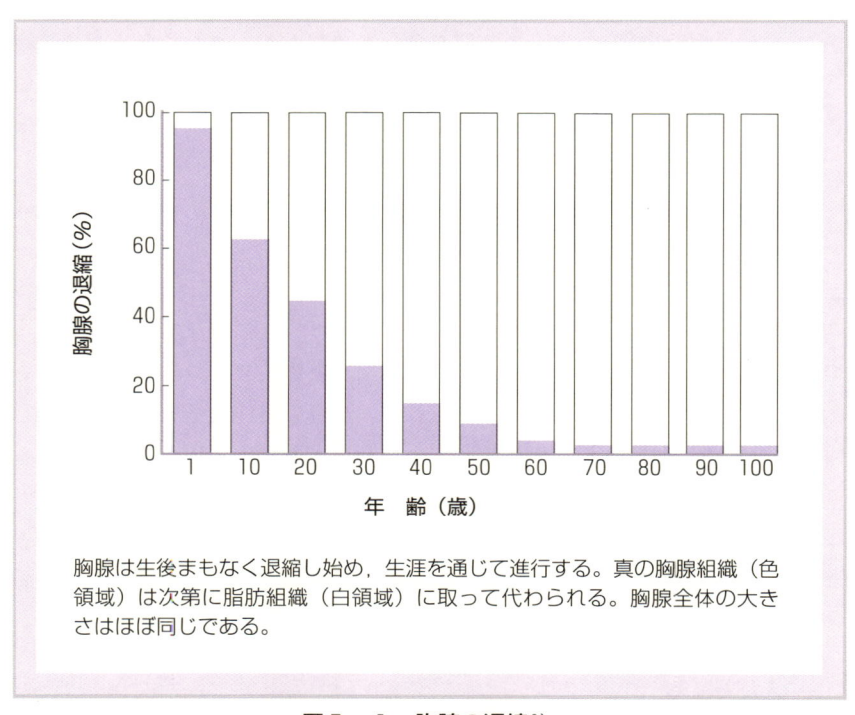

胸腺は生後まもなく退縮し始め，生涯を通じて進行する。真の胸腺組織（色領域）は次第に脂肪組織（白領域）に取って代わられる。胸腺全体の大きさはほぼ同じである。

図5-1　胸腺の退縮[6]

択の場として，骨髄，脾臓，リンパ節，パイエル板（Peyer's patch）や肝臓といったリンパ系器官は，有力な候補器官である。

胸腺とは対照的に，Ｂ細胞（Ｂリンパ球）や骨髄系細胞の産生部位である骨髄は，高齢者でも造血機能を維持している。しかし，脂肪沈着を含む，ある種の質的・量的な変化が観察されている。脾臓とリンパ節も加齢変化を起こす。脾臓は50歳代以降に退縮し始め，その程度は胸腺に次いで大きいものである。高齢者のリンパ節は若年成人のそれに比べ，リンパ球が少なく貪食細胞や形質細胞を多く含んでいる。

（2）血液中の免疫細胞濃度の加齢変化

末梢血液にみられるヒト免疫系の主な加齢変化を表5－1にまとめた。血液中のＣＤ4陽性（ＣＤ4⁺）細胞，ＣＤ8陽性（ＣＤ8⁺）細胞およびＢ細胞の濃度は一般に低下する。一方，HLA－DR⁺の活性化Ｔ細胞の割合および濃度は上昇する。血中ＮＫ細胞の濃度は不変か，むしろ上昇する。こうした加齢に伴うリンパ球サブセットの血液プールの減少が，どの程度からだのリンパ球総量の低下を反映しているのか，また，それがリンパ球産生の低下によるのか，体内のリンパ球総量の再配分によるのかは明らかでない。

加齢に伴ってＣＤ45RA⁺のナイーブＴ細胞（いまだ抗原感作されていないバージン細胞）が減少し，代わりにＣＤ45RO⁺のメモリーＴ細胞（胸腺から出たのち，少なくとも一度はクローン増殖を経験した細胞）が増加する。それは，ＣＤ4⁺Ｔ細胞とＣＤ8⁺Ｔ細胞の両集団において観察される。しかし，30歳代を過ぎると血液中のＣＤ45RA⁺Ｔ細胞やＣＤ45RO⁺Ｔ細胞の割合や濃度は，統計学的に有意な変化をしないという報告がある。SENIEURプロトコール（基準）を満たした若年者（平均年齢23.0歳），中年者（同54.4歳）および高齢者（同74.1歳）の免疫状態を比較した研究[8]でも，この知見が確認されてい

表5－1　ヒト末梢血液にみられる免疫系の主な加齢変化

細胞濃度およびサブセット		
リンパ球		↓
サブセット	CD3⁺T細胞	↓
	CD4⁺T細胞	↓
	CD8⁺T細胞	↓
	HLA-DR⁺CD3⁺T細胞（%）	↑
	CD19⁺B細胞	↓
	CD16⁺NK細胞	↳
	CD45RO⁺T細胞（%）	↑
	CD45RA⁺T細胞	↓
その他の白血球分画		→*

T細胞増殖反応	
PHAおよびCon A	↓
同種抗原	↓
抗CD3/TcR複合体抗体	↓

サイトカイン産生性		
前炎症性サイトカイン	TNF-α	↑
	IL-1	↳
	IL-6	
タイプ1サイトカイン	IL-2	↓
	IFN-γ	→
	IL-12	↓
タイプ2サイトカイン	IL-4	↳
	IL-5	↑
	IL-10	↑

B細胞増殖反応			
SAC			↓
抗Ig抗体			↓
Fcフラグメント			↓
血清IgG	総濃度		↑
	サブクラス	IgG1	↑
		IgG2	↑
		IgG3	↑
		IgG4	→
血清IgA			↑
血清IgM			→

アクセサリー細胞	
抗原提示機能	→

＊：ほぼ不変　↑ 増加　↳ 不変あるいは増加
→ 不変　↓ 低下

る。すなわち，後2者の年齢群の間では，CD45RA⁺CD4⁺T細胞およびCD45RA⁺CD8⁺T細胞の濃度に有意差はなかった。興味深いことに，これらの結果は胸腺の退縮が中年期までに完了する事実と一致している。

（3）T細胞機能

T細胞機能は加齢とともに低下する。このことは，ヒトでは皮膚遅延型過敏反応検査（cutaneous delayed hypersensitivity reaction）に最も明瞭に現れる。T細胞を介する反応はそのほかに，腫瘍の拒絶，移植片対宿主反応（graft-versus-host reaction）などがある。動物実験では，これらすべての機能が加齢とともに低下する。ヒトにおいては，コンカナバリンA（concanavalin A：Con A）やフィトヘマグルチニン（phytohemagglutinin：PHA）といった植物由来レクチン，同種抗原，およびCD3/T細胞受容体(TCR)複合体のCD3分子に対する抗体などに対するT細胞増殖能が，加齢に伴って減少する。こうした増殖反応は，T細胞機能の *in vitro* モデルとして広く用いられている。限界希釈法によれば，細胞1個当たりの反応は加齢による影響を受けず，反応する細胞の割合が加齢により変化していることがわかった。T細胞の機能障害は，十分に反応する細胞と低反応性の細胞が混ざったモザイク的性質があり，加齢により後者の割合は次第に増加する。

ヘルパーT細胞（helper T cell）の活性は，加齢とともに低下する。抗原に対するサプレッサーT細胞（suppressor T cell）の反応性も加齢に伴って低下するが，脾臓に存在するサプレッサーT細胞の数は逆に増加する。細胞傷害性T細胞（キラーT細胞）の活性も加齢により低下する。

（4）サイトカイン産生

サイトカイン(cytokine)は，主に3つのグループに分類することができる。

①　前炎症性（proinflammatory）サイトカイン：TNF - α，IL - 1，IL - 6など。

②　タイプ1のサイトカイン：IL - 2，IFN - γ，IL - 12などの細胞性免疫を促進するサイトカイン。

③　タイプ2のサイトカイン：IL - 4，IL - 5，IL - 10などの体液性免疫を促進するサイトカイン。

加齢は免疫の活性化と末梢血単核球（peripheral blood mononuclear cell：PBMC）によるサイトカイン分泌パターンの変化をもたらす。たいていの高齢者では，前炎症性サイトカインや他の炎症性産物（急性期反応タンパク質や，ある種の可溶性サイトカイン受容体）の血中レベルが上昇している。このことは高齢者では低強度の炎症性反応が常時存在することを示している。リポ多糖（lipopolysaccharide：LPS）で刺激すると，高齢者のPBMCは若年者のそれよりも多量のIL - 1，IL - 6，IL - 8およびTNF - αを産生する。炎症性マーカーのレベルが高いことは，粥状動脈硬化，閉経後骨粗鬆症および認知症との関連を示しており，高齢者における身体的障害の発生を予測できる。

高齢者のPBMCを若年者のそれと比べると，タイプ2のサイトカイン（IL - 4，IL - 5，IL - 10）の産生能が高い一方で，タイプ1のサイトカイン（IFN - γ，IL - 2，IL - 12）の産生能が低い。こうしたプロフィールの変化は，高齢者においてはナイーブT細胞が減少する代わりにメモリーT細胞集団が相対的に増えていることを反映している。タイプ2のサイトカインのレベルが上昇していることは，血中の抗体レベルの上昇や良性γ-グロブリン血症の増加とも関連がある。

サイトカインの作用を制御するような可溶性受容体や他の作動物質／拮抗物質の加齢変化については よくわかっていない。50～67歳の対象群を25～35歳の群と比較した報告[9]によると，血清中

のIL－1受容体拮抗物質（IL－1ra）は有意に高いが，可溶性TNF受容体（TNFsRII）や可溶性IL－6受容体は有意に低値であり，可溶性IL－1受容体は同程度であった。高齢者から得られたPBMCサンプルからのIL－1raやTNFsRIIの自然遊離は若年者のそれと比べると少ないものの，PHA刺激による遊離は同程度であったことから，これら2因子の基礎的産生能は加齢とともに低下するが，刺激に対する潜在的産生能は保たれている。

（5）B細胞機能

抗原に対する至適な抗体反応には，B細胞とT細胞の協働が必要である。B細胞が免疫グロブリン（Ig）を分泌するうえで必要な多くの補助因子が，T細胞によって産生される。したがって，加齢に伴うB細胞機能の変化は，本質的にはT細胞による調節不全が原因であると考えられる。しかし，B細胞機能の変化が，それ自体の内因性変化によるのか，B細胞を制御するT細胞の加齢変化によるのかを決定することは難しい。

LPS，抗Ig抗体あるいはFcフラグメントに対するB細胞増殖能は，加齢とともに低下する。一般に，ヒトおよびマウスでは，破傷風トキソイド，コレラ毒素およびインフルエンザワクチンに対する抗体反応が，加齢とともに低下する。しかし，ヒトの研究では，疾病や日常生活動作（activities of daily living：ADL）における自立レベル，薬剤の服用，栄養状態などの外的要因による影響を含んでおり，必ずしも真の加齢効果を反映していない可能性がある。外来高齢患者群と健常成人群の間で，ワクチン接種後の抗体価の推移をみると，両者の抗体産生能には有意差を認めなかった（図5－2）[10]。興味深いことに，外来高齢患者におけるワクチン抗体価の上昇には，body mass index（BMI）および血清総タンパクなどの栄養指標が関連していた（表5－2）[10]。栄養状態を良好に保つことがインフルエンザワクチンの効果をよりいっそう高める。

血清中のIgGやIgAレベルが加齢とともに増加することが報告されている。Paganelliら[11]は，15人の百歳老人を含む87人の健常成人について調べたところ，IgG，IgA，およびIgGのサブクラスのうちIgG1，2，3の血清レベルは，年齢とともに統計学的に有意に上昇していたが，IgMとIgGのサブクラスのうちIgG4はそうではなかった。また，血液中のB細胞濃度も減少していた。これら免疫グロブリンやIgGサブクラスの加齢に伴う変化が，どのような生物学的な意味をもつのかは不明である。

（6）ナチュラルキラー（natural killer：NK）細胞

好中球（neutrophil），マクロファージ（macrophage），NK細胞といった自然免疫の構成成分は，高齢になっても活性を維持している。これまでNK細胞機能に関しては相反する結果が出ていたが，SENIEURプロトコールなどを用いた研究から，加齢とともにNK活性の高い細胞（CD16$^+$CD57$^-$）は増加するものの，中等度活性の細胞（CD16$^+$CD57$^+$）と低活性の細胞（CD16$^-$CD57$^+$）はほとんど変化しないことが明瞭に示された。健常な高齢者の場合は，血中のNK細胞濃度およびNK細胞活性は不変かいくぶん上昇する。

（7）アクセサリー細胞

アクセサリー細胞（accessory cell）は，抗原の消化（processing）と提示，サイトカインの分泌などのさまざまな働きを通じて，T細胞の活性化を促進する細胞である。この中には，マクロファージ，樹状細胞，B細胞が含まれる。アクセサリー細胞の機能は年齢によって影響を受けないようで

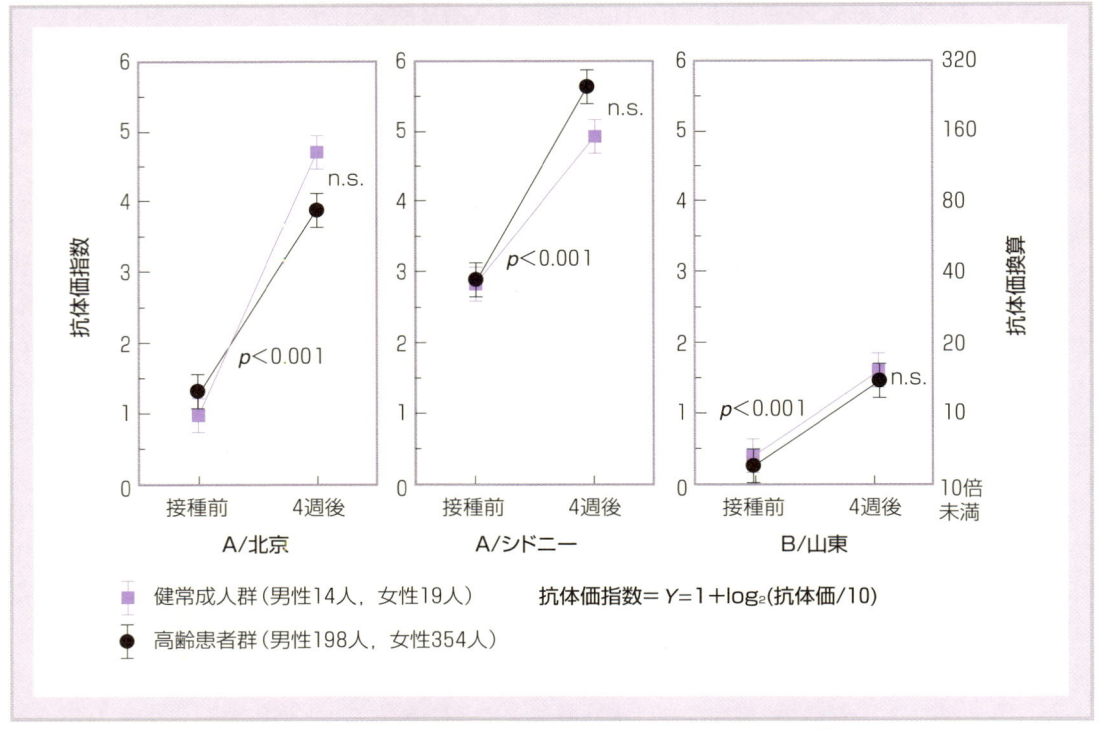

図5−2　年齢群・ワクチン株別にみた抗体価の推移[10]

出典：渡辺修一郎，吉田祐子，高林幸司ほか「外来通院高齢者に対するインフルエンザワクチン接種後の抗体産生に関連する要因」短期プロジェクト研究報告書（1999－2001年度）『高齢者におけるインフルエンザおよびその合併症の予防』p20，東京都老人総合研究所（2002）より

表5−2　外来高齢患者におけるインフルエンザワクチン抗体価増加に関連する要因[10]

ワクチン株	A/北京		A/シドニー		B/山東	
関連要因	B	p	B	p	B	p
性（男性／女性）	0.283	n.s.	−0.317	n.s.	0.051	n.s.
年　齢	−0.020	n.s.	−0.038	0.050	0.004	n.s.
BMI	0.106	0.002	0.052	n.s.	0.055	0.031
血清総タンパク	0.615	0.010	0.449	0.050	0.217	n.s.
接種前抗体価指数	−0.346	0.000	−0.568	0.000	−0.202	n.s.
R^2	0.118		0.286		0.030	

注：一般線形モデルによる。従属変数＝4週後の抗体価指数−接種前の抗体価指数。

出典：渡辺修一郎，吉田祐子，高林幸司ほか「外来通院高齢者に対するインフルエンザワクチン接種後の抗体産生に関連する要因」短期プロジェクト研究報告書（1999－2001年度）『高齢者におけるインフルエンザおよびその合併症の予防』p21，東京都老人総合研究所（2002）より

ある。

（8）粘膜免疫

　鼻腔，口腔，肺，消化管などの粘膜には特異的あるいは非特異的なIgA抗体が分泌され［分泌型IgA（sIgA）］，外来微生物に対して第一段階（first defense）ともいえる粘膜免疫（mucosal immunity）

を担っている[12]。腸管のパイエル板（Peyer's pach）などで感作されたリンパ球（IgA$^+$B細胞）はリンパ流から全身循環に入り，粘膜効果部位にホーミングし，のちにIgA産生細胞へと分化する。唾液中のsIgAは比較的容易に採取できることから，こうした粘膜免疫の指標としてよく調べられてきた。唾液中sIgAの濃度／分泌量が減少すると風邪などの上気道感染症の罹患が増える。唾液中sIgAは栄養，運動，ストレスなどさまざまな環境要因の影響を受けて変動するが，一般的には加齢に伴って低下するとする報告が多い[13]。

　最近，ある種の乳酸菌を継続摂取すると，高齢者の唾液中sIgA分泌量が増加する[14]とともに，試験期間中（5か月間）の風邪の罹患率が統計学的に有意に抑制されることが証明された[15]。乳酸菌の中にはヒトの粘膜免疫を高め生体防御能を高める効果をもつものがあり，免疫老化を抑制する可能性がある。

2．免疫老化と疾患

　免疫系における加齢変化は，ヒトの健康とどのようにかかわっているのであろうか。ここでは，高齢者の健康と免疫老化との関連についてまとめる。

1）サクセスフルエイジング

　健やかな老化や長寿に免疫システムが寄与しているかどうかはいまだ議論がある。しかし，百歳老人に関する最近の研究から，よく維持された効率的な免疫防御機構がサクセスフルエイジング（successful aging）に寄与していると考えられている。Sansoniら[16]は，百歳老人とSENIEURプロトコールを満たした健常高齢者の末梢血液の免疫機能を調べ，百歳老人は概して年齢相応の免疫機能の変化はあったが，ある種の免疫反応，たとえばNK細胞の細胞傷害活性などは，高レベルを維持していることを報告している。その他，血漿中には臓器特異的な自己抗体が本質的にみられない，最大反応に到達する時間に遅れがあるもののT細胞の増殖能は十分である，若年対照者と同程度のサイトカイン産生能を維持しているといった報告がなされている。

2）有病率と死亡率

　いくつかの縦断研究によれば，細胞性免疫能が低いと疾病の発生や死亡率が高まる。Wayneら[17]は，PHAで刺激した細胞性免疫能や皮膚遅延型過敏反応と，その後の総死亡，癌死亡，癌および肺炎の罹患との関連性を調べた。60歳以上の健常者273人を9年間追跡した結果，アネルギー（anergy；皮膚反応が欠如していること）であった人の総死亡は高かった（ハザード比2.16，その95%信頼区間は1.10〜4.28）。Fergusonら[18]は，高齢の集団（86〜96歳の102人）を2年間追跡し，T細胞増殖能が低い，CD8$^+$T細胞の割合が高い，CD4$^+$T細胞やCD19$^+$B細胞の割合が低い，といった特徴をもっていた人の生命予後が悪いことを示した。Lehtonenら[19]は，超高齢（92〜107歳）の病院患者の免疫機能を3年間にわたって調べたが，どの免疫パラメーターも生死を予測できなかった。サンプルサイズが非常に小さく，基礎疾患の潜在的な影響もあることなどから，Lehtonenらの研究から何らかの結論を導くことは難しい。

3）感染症

一般には，免疫機能が低下すると感染症の罹患率や死亡率が増加すると予想される。高齢者や老齢動物の研究から，感染症に罹りやすいこと（易感染性）に多くの免疫異常がかかわっていることがわかっている。老齢マウスはリステリア，トキソプラズマ，あるいはインフルエンザウイルスによる感染を受けても，血清抗体価の産生能が低く，メモリーおよび細胞傷害性CD8$^+$T細胞数が低値であった。同時に，IL-2，IFN，IL-1の産生量が低かった。これらのうちいくつかの異常，たとえば細胞傷害性T細胞活性などは，IL-2を投

表5-3　肺炎死亡に対する各要因の標準偏回帰係数[21]

要　因	男　性	女　性
年　齢	0.104*	0.106*
血清アルブミン/グロブリン比	−0.104*	−0.091*
皮下脂肪厚	−0.099	−0.116*
血清尿素窒素	−0.131*	0.002
ヘマトクリット	−0.005	−0.067
総コレステロール	0.060	0.047
血清総タンパク	−0.046	0.020
喫　煙	0.076	0.028
飲　酒	0.028	−0.028
ECG	0.050	−0.009
収縮期血圧	0.020	0.031

注：モデルにおいては，従属変数＝肺炎死亡あり1，生存0，とした。
*$p < 0.05$　男性：重回帰係数 0.234，寄与率 5％；女性：重回帰係数 0.219，寄与率 4.8％
出典：柴田博「老年者肺炎の危険因子──老人ホームにおける前向き研究」村上元孝ほか監修『臨床老年医学大系3　老年社会医学総論』p124，情報開発研究所，1984 より

与すると *in vitro* でも *in vivo* でも部分的に回復した。顆粒球機能やNK細胞活性といった非特異的な防衛系は年齢による影響をほとんど受けない。したがって，高齢者で易感染性が生じる免疫学的な背景があるとすれば，その多くが特異的な防衛系が障害されることによると考えられる。

わが国の死亡統計によると，肺炎による死亡率は年齢とともに急激に上昇する[20]（序章図3参照）。施設入所高齢者のみならず地域在宅高齢者においても，肺炎は主要死因の1つである。養護老人ホーム居住者（男性713人，女性1,046人）を5年半にわたって追跡した研究[21]では，追跡期間中の死亡（男性274人，女性300人）のうち肺炎による死亡は18.3％を占め，最も多かった。表5-3は肺炎による死亡に関連する要因分析の結果である。男女とも血清アルブミン/グロブリン比が有意な負の関係を示し，女性では皮下脂肪厚も有意な負の関係を示していた。すなわち，低栄養状態が肺炎による死亡の独立した危険因子であった。高齢者肺炎の危険因子としてはこのほかに，慢性疾患の既往（あり），ADLレベル（低い），嚥下機能・咳反射の低下，口腔衛生（悪い）などが知られている。低栄養，慢性疾患および低ADLレベルは，高齢者の免疫機能をさらに低下させ，肺炎の罹患と治癒の遷延化あるいは重症化をもたらすと考えられる。

4）虚弱（フレイル）

フレイルとは，高齢期にさまざまな要因が関与して生じ，多臓器にわたり生理的予備能が低下するためストレス耐性が減弱し，のちのち健康障害（身体的障害，施設入所，死亡など）を起こしやすい病態と定義されている[22]。単一の疾患ではなく，いくつかの症状を併せ持つ多因子症候群（multifactorial syndrome）である。フレイルは，後期高齢者（75歳以上）に起こりやすいタイプの障害，すなわち漸増的障害（progressive disability）の原因として重要である。フレイル高齢者では体内の炎症性指標，たとえば血中総白血球数，血清中CRP，IL-6，TNF-αなどの数値が高い[23]。これ

は疾病や老化による体内の炎症反応の亢進を示すものであるが，これらサイトカインがさらにフレイルの病態を悪化させる。

5）自己抗体

　高齢者の血清中では自己抗体の濃度が上昇していることは，かなり以前から知られている。臓器特異的な抗体（たとえば，抗サイログロブリン）と臓器非特異的な抗体（たとえば，リウマチ因子や抗DNA抗体）の両方とも，高齢者では上昇している。自己抗体の増加の一方で，外来の抗原に対する抗体価は低下している。自己抗原に特異的なT細胞を排除し（負の選択），外来抗原に特異的なT細胞集団を拡大する（正の選択）うえで，正常な胸腺機能が必要である。自己反応性T細胞がかかわる反応は，自己制御性T細胞の働きによって普段は臨床的に顕在化しない。加齢に伴って胸腺機能が低下すると，感染防御に必要な抗原特異的T細胞と，自己免疫疾患（autoimmune disease）の進展を防いでいる自己制御性T細胞とが減少する。自己抗体の出現頻度が増加し，ついには遺伝的な素因がある人に自己免疫疾患が発生する。しかし，加齢に関連した自己抗体それ自体が病原的なものであるという証拠はほとんどない。

6）単クローン性γ–グロブリン血症

　高齢者ではしばしば単クローン性γ–グロブリン血症（monoclonal gammopathy：MG）がみられる。RadlはMGを主要な4つに分類した[24]。①B細胞悪性腫瘍，②B細胞良性腫瘍，③T–B細胞の不均衡を伴う免疫不全によるMG，そして④慢性的な抗原刺激で生じたMG。このうち最も頻度が高いのはカテゴリー③であり，Radlはこの免疫機能の不均衡は免疫老化の典型的な事象であると推察している。カテゴリー①と②は，加齢に関係したものと考えられている。これらのカテゴリー間に，何らかの因果関係があるのだろうか。ある仮説では良性のMGは3つの段階を経て発生するという。胸腺の退縮とT細胞調節機能の障害（第一段階），その結果生じるT–B細胞免疫系の不均衡が，抗体産生の多様性を制限し，B細胞の行き過ぎたクローン増殖へと導く（第二段階，MGカテゴリーの③），モノあるいはオリゴクローン性増殖が繰り返されると，突然変異の確率が高くなり，ついには良性MGに至る（第三段階）。良性MGはB細胞悪性腫瘍の発生過程における前悪性段階ではなく，2つは別のものと考えられている。悪性腫瘍化した形質細胞は不滅であるが，良性MGの細胞はそうではなく，また，ある種の腫瘍遺伝子の機能（異常）にも違いがあるからである。まとめると，免疫老化は，初期には自己抗体や単クローン性γ–グロブリン血症といった免疫調節上の変異と関連するが，遅れてリンパ腫瘍の発生に寄与する。

7）癌

　低下しつつある免疫系機能が，悪性新生物の出現を許してしまうという理論は，魅力的ではあるがいまだ確立されたものではない。たしかに，T細胞の機能不全があると，リンパ腫瘍，特にB細胞腫瘍が発生しやすくなる。免疫不全の患者（抗T細胞療法あるいはHIV感染）に発生する悪性新生物のパターンがかなり特異的であることを考慮すると，肺，乳房，前立腺，大腸などのありふれた悪性腫瘍が加齢とともに増えてくることに，免疫老化が関与しているとは考えにくい。ヒトの腫瘍

の多くは抗原性が弱いか，あるいはないために，免疫監視機構が効果的な作用を発揮することができない。むしろその他の要因，たとえば悪性化するまでに多段階を要する時間や，加齢とともに癌原性物質に対する感受性が高くなる一方でDNA修復能が低下するといったことによる影響が，一般の高齢者の悪性新生物の発生においてはより重要である。

■引用文献

1) Franceschi C, Cossarizza A : Introduction ; The reshaping of the immune system with age. Int Rev Immunol 1995 ; 12 : 1 - 4

2) Franceschi C, Monti D, Barbieri D, et al : Immunosenescence in humans ; Deterioration or remodeling? Int Rev Immunol 1995 ; 12 : 57 - 74

3) Lanza E, Djeu JY : NK Cells and Other Natural Effectors. In : Herberman RB（ed）pp335 - 340, Academic Press, New York, 1982

4) Ligthart GJ, Corberand JX, Fournier C, et al : Admission criteria for immunogerontological studies in man ; The SENIEUR protocol. Mech Ageing Dev 1984 ; 28 : 47 - 55

5) Miller JFAP : Immunological function of the thymus. Lancet 1961 ; Ⅱ : 748 - 749

6) George AJT, Ritter MA : Thymic involution with ageing ; Obsolescence or good housekeeping? Immunol Today 1996 ; 17 : 267 - 272

7) Mackall CL, Granger L, Sheard MA, et al : T-cell regeneration after bone marrow transplantation ; Differential CD45 isoform expression on thymic-derived versus thymic-independent progeny. Blood 1993 ; 82 : 2585 - 2594

8) Shinkai S, Konishi M, Shephard, RJ : Aging and immune response to exercise. Can J Physiol Pharmacol 1998 ; 76 : 562 - 576

9) Albright JW, Albright JF : Soluble receptors and other substances that regulate proinflammatory cytokines in young and aging humans. J Gerontol 2000 ; 55A : B20 - B25

10) 渡辺修一郎，吉田祐子，高林幸司ほか：外来通院高齢者に対するインフルエンザワクチン接種後の抗体産生に関連する要因．短期プロジェクト研究報告書（1999 - 2001年度）「高齢者におけるインフルエンザおよびその合併症の予防」pp17 - 24，東京都老人総合研究所，2002

11) Paganelli R, Quinti I, Fagiolo U, et al : Changes in circulating B cells and immunoglobulin classes and subclasses in a healthy aged population. Clin Exp Immunol 1992 ; 90 : 351 - 354

12) Woof JM, Mestecky J : Mucosal immunoglobulins. Immunol Rev 2005 ; 206 : 64 - 82

13) Miletic ID, Schiffman SS, Miletic VD, Sattely - Miller EA : Salivary IgA secretion rate in young and elderly persons. Physiol Behev 1996 ; 60 : 243 - 248

14) Kotani Y, Shinkai S, Okamatsu H, et al : Oral intake of Lactobacillus pentosus strain b240 accelerates salivary immunoglobulin A secretion in the elderly : A randomized, placebo - controlled, double - blind trial. Immun Ageing 2010 ; 7 : 11

15) Shinkai S, Toba M, Saito T, et al : Immunoprotective effects of oral intake of heat - killed Lactobacillus pentosus strain b240 in elderly adults : A randomized, double - blind, placebo - controlled trial. Br J Nutr 2013 ; 109 : 1856 - 1865

16) Sansoni P, Cossarizza A, Brianti V, et al : Lymphocyte subsets and natural killer cell activity in

healthy old people and centenarians. Blood 1993 ; 82 : 2767 – 2773

17) Wayne SJ, Rhyne RL, Garry PJ, et al : Cell-mediated immunity as a predictor of morbidity and mortality in subjects over 60. J Gerontol 1990 ; 45 : M45 – 48

18) Ferguson FG, Wikby A, Maxson P, et al : Immune parameters in a longitudinal study of a very old population of Swedish people ; A comparison between survivors and nonsurvivors. J Gerontol 1995 ; 50A : B378 – 382

19) Lehtonen L, Eskola J, Vainio O, et al : Changes in lymphocyte subsets and immune competence in very advanced age. J Gerontol 1990 ; 45 : M108 – 112

20) 厚生労働統計協会：国民衛生の動向 2017／2018. 厚生の指標増刊 2017 ; 64 (9) : 69

21) 柴田博：老年者肺炎の危険因子―老人ホームにおける前向き研究. 村上元孝ほか監修. 臨床老年医学大系3 老年社会医学総論, p124, 情報開発研究所, 1984

22) Walston J, Hadley EC, Ferrucci L, et al : Research agenda for frailty in older adults : toward a better understanding of physiology and etiology : summary from the American Geriatrics Society／National Institute on Aging Research Conference on frailty in older adults. J Am Geriatr Soc 2006 ; 54 : 991 – 1001

23) Leng SX, Xue QL, Tian J, Walston JD, Fried LP : Inflammation and frailty in older women. J Am Geriatr Soc 2007 ; 55 : 864 – 871

24) Radl J : Age-related monoclonal gammopathies ; Clinical lessons from the aging C57BL mouse. Immunol Today 1990 ; 11 : 234 – 236

第6章 栄養と生体防御

1. 栄養状態と感染症

1）栄養不良

　食物としての栄養素摂取が量的ならびに質的に不足することが原因であるだけでなく，その他に以下の要因により栄養不良（malnutrition）が引き起こされる。

① 食物の摂取不足：神経症（拒食症），アルコール依存症，咀嚼不能，嚥下不能，胃の幽門閉塞により食物が胃内に貯留する場合にみられる。

② 消化障害：塩酸，ペプシン，膵酵素，脂肪を乳化しその消化を高める胆汁などの消化液の分泌が不十分な場合にみられる。

③ 吸収障害：上述の消化液の不足により十分消化ができなかった場合や胃・腸管の炎症または代謝性疾患時，あるいは小腸の広範な切除後にみられる。

④ 肝機能障害：肝炎や肝硬変時には腸管で吸収された栄養素を肝臓へ運ぶ門脈系の血流が障害されたり，肝臓でのアルブミンなどのタンパク質合成が阻害される。さらに，その結果として代謝的栄養障害が誘導される。

⑤ 末梢組織での栄養素の利用障害：糖尿病ではインスリン不足やインスリン感受性低下のために，末梢組織においてエネルギー源としてのグルコースを細胞内へ取り入れることが十分できず，その利用が障害される。

⑥ 体外への栄養素の喪失：小腸の感染症，ネフローゼなどの腎疾患などでは大量のタンパク質が体外へ喪失する。

　以上，われわれが十分な栄養を補給するためには，まず第一に十分な食物摂取が重要であるが，摂取後の口腔内での咀嚼，胃・小腸での消化と吸収，吸収された後の栄養素の運搬と配分ならびに末梢組織・細胞での栄養素の取り込みおよび代謝のすべての過程が正常に働いていることが肝要である。

2）栄養過剰

（1）肥　満

　摂取エネルギーが消費エネルギーよりも高い場合が長く続いたとき，余剰のエネルギーが脂肪として蓄積する。この蓄積脂肪が適正量を越えた場合を肥満という。脂肪は主としてグリセリンと脂肪酸が結合した中性脂肪であり，生理的状態では皮下，腸間膜，大網および後腹膜などの脂肪細胞の中に蓄積される。しかし，時には肝臓，心外膜下や心筋，膵臓に浸潤，蓄積することがあり，その場合には何らかの障害を現す。その他，肥満は高血圧，脂質異常症，糖尿病および動脈硬化症な

どの生活習慣病のリスクファクターでもある。肥満の発生要因としては遺伝因子，精神神経因子，内分泌因子および文化社会的因子などがあげられ，それらが複雑にかかわった結果として食欲調節をする大脳視床下部の食欲中枢の働きが破綻するために起こるとされている。

（2）ビタミン過剰症

ビタミンはA，D，EおよびKなどの脂溶性ビタミンとB$_1$，B$_2$，B$_6$，B$_{12}$などのB群とCなどの水溶性ビタミンとに分類される。後者が摂取不足により欠乏症を起こしやすいのに対し，前者は過剰症を起こしやすい。ただし，ビタミンEおよびKに関してはほとんど過剰症のないことが知られている。ビタミンA過剰症としては軽度では疲労感，吐き気，睡眠障害，食欲不振および肌荒れなどがあるが，重症になると細胞に傷害を誘導し，妊婦では胎児奇形を起こすことが知られている。ビタミンD過剰症としては，腸管からのカルシウム吸収の亢進により高カルシウム血症を起こし，食欲不振，嘔吐，便秘などを呈するだけでなく，腎臓，心筋，動脈，副甲状腺および肺などにカルシウムの沈着をみる。重症になると尿毒症を起こすこともあるが，通常の食事からの摂取だけではこのような過剰症を起こすことはない。

2. 栄養状態と免疫能

1）栄養不良と免疫能

（1）マラスムスおよびクワシオコールと免疫能

エネルギーをはじめすべての栄養素の摂取が不足しているマラスムスは消耗症とも呼ばれ，アフリカをはじめとする開発途上国の主として乳幼児にみられる栄養不良である。また。クワシオコールは，エネルギー摂取は比較的足りていてもタンパク摂取が著しく低いために起こる栄養不良で，母親が第二子出産後で離乳食を摂るようになった第一子に起こりやすいことが知られており，その名の由来とも関連する。

これら栄養不良状態では，麻疹ウイルス，コレラ菌などの細菌に対して易感染性であり，罹患した場合には重篤となり死の転帰をとる場合がある。この事実からもわかるように，栄養不良状態では一般に細胞性ならびに体液性免疫能は低下することが知られている。

栄養不良は開発途上国に限定してみられる特殊なものではなく，先進国の日本においても高齢者，肝臓や腎臓などの疾患に伴い二次的に栄養不良を呈する傷病者などにおいても栄養不良状態にある者が散見される。特に，老人福祉施設などに入所している高齢者では，毎年冬期にインフルエンザ発症を予防するためにワクチン接種が実施されているが，その効果は高齢者の栄養状態と密接に関連する。長期にわたる栄養状態を知る1つの指標である血清アルブミンレベルが3.5g/dl未満の高齢者ではインフルエンザワクチン接種後の抗体陽性率が著しく低く，その結果としてワクチン接種によるインフルエンザ感染予防率もかなり低いことが知られている（図6−1）[1]。つまり，高齢者は加齢に伴い細胞性免疫を中心とする免疫能が顕著な低下を示すが，栄養状態の良悪が高齢者の易感染性を決定する重要な因子であることがわかる。

（2）ビタミン欠乏と免疫能

多くのビタミンが種々の栄養素の代謝の中で酵素の働きを助ける補酵素として重要な役割を担っており，各種ビタミンの欠乏は細胞内での栄養素代謝の破綻を誘導し，その結果として免疫能を含む細胞機能の低下を誘導する。さらに，ビタミン欠乏は単独で起こることはまれであり，一般にタンパク質・エネルギー栄養不良（protein-energy malnutrition：PEM）に付随してみられる。また，入院患者においても単一あるいは2，3のビタミン欠乏が混在していることも知られている（表6－2）[3]。個々のビタミン欠乏時にはほとんどの免疫能は低下することが知られている（表6－3）[4]（第8章も参照）。

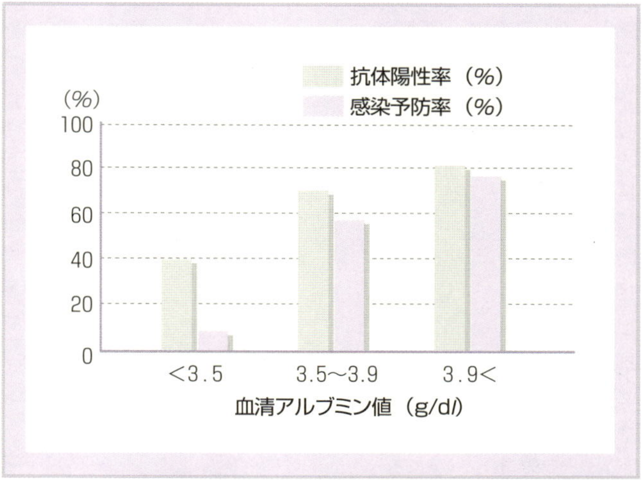

（3）ミネラル欠乏と免疫能

a．マグネシウム欠乏と免疫能

マグネシウム欠乏と免疫能との関連については主としてラットなどの動物を用いて実験的にこれまで検討されている。6～12週間マグネシウム欠乏食で飼育されたラットの胸腺

図6－1　高齢者の血清アルブミン値とインフルエンザ予防接種後の抗原H1N1に対する抗体陽性率と感染予防率[1]

表6－1　タンパク質・エネルギー栄養不良に伴うビタミン欠乏の発生頻度[2]

ビタミン	重篤な栄養不良		中程度の栄養不良	
	調査数	欠乏（%）	調査数	欠乏（%）
ビタミンA	13／29	45	11／37	30
カロテン	32／33	97	25／32	78
葉酸	5／33	15	7／36	19
ビタミンC	0／20	0	0／19	0
ビタミンB1	12／28	43	18／27	67
ビタミンB2	5／31	16	3／24	13
ビタミンB6	12／34	35	8／42	19

が過形成を示すことや，4～6週間のマグネシウム欠乏食摂取により血清IgGレベルが対照の40～50%まで低下することが見出されている。いずれもマグネシウム投与により速やかに回復する。また，ヒツジ赤血球（SRBC）に対する抗体産生能もマグネシウム欠乏時には低下することが知られている。免疫系におけるマグネシウムの役割はまだよくわかっていないが，酸化的リン酸化を含むエネルギー代謝やグルコース代謝における多くの反応にマグネシウムが関与していることから，マグネシウム欠乏ではそれら代謝の破綻を招き，その結果として免疫能の低下が誘導されると考えられている。

b．銅欠乏と免疫能　銅欠乏は前述のクワシオコール，中でも食事摂取の不足や腸管吸収能が損なわれたヒトにおいてみられることが多い。銅欠乏時の免疫変化としては，胸腺の低形成，T細胞数の減少，とりわけヘルパーT細胞の減少，フィトヘマグルチニン（PHA）およびコンカナバリンA（Con A）などのマイトジェンに対するリンパ球幼若化能の低下，単球および好中球の走化性の低下およびナチュラルキラー(natural killer：NK)細胞活性が低下することがこれまで見出されて

表6-2 米国の入院患者にみられるビタミン欠乏の頻度[3]

ビタミン	欠乏者の割合（%）
ビタミンA	13
ビタミンE	12
葉酸	45
ビタミンC	12
ビタミンB$_1$	31
ビタミンB$_2$	12
ビタミンB$_6$	27
ナイアシン	29
パントテン酸	15
ビタミンB$_{12}$	10
ビオチン	1
2種の欠乏	38
3種の欠乏	14
4種の欠乏	6
5種の欠乏	10

表6-3 種々のビタミン欠乏と免疫能[4]

ビタミン	免疫能の変化
ビタミンB$_6$	・ジフテリア毒素に対する抗体産生の低下 ・SRBCに対する抗体産生細胞数の低下 ・リンパ球混合培養反応の低下
パントテン酸	・サルモネラ菌に対する抗体価の低下 ・SRBCに対する抗体産生細胞数の低下
ビタミンB$_1$	・ラットにおけるヒト赤血球に対する抗体価の低下
ビタミンB$_2$	・ラットおよびブタにおけるヒト赤血球に対する抗体価の低下
ビオチン	・ジフテリア毒素に対する二次抗体価の低下
ビタミンB$_{12}$	・TおよびB細胞数は正常 ・PHAに対するヒト末梢血幼若化能の低下
ビタミンA	・ジフテリア毒素に対する抗体反応の低下 ・遅延型過敏反応の低下 ・末梢血T細胞数の低下とPHAに対する反応低下
ビタミンC	・ツベルクリン反応に対する感受性発達を阻害 ・皮膚移植片の拒絶反応の低下 ・胸腺由来体液性因子の産生低下

SRBC：ヒツジ赤血球
PHA：フィトヘマグルチニン

いる。また，銅の過剰摂取においても免疫能の低下がみられ，易感染性を示すことが知られている。

　c．**亜鉛欠乏と免疫能**　　亜鉛欠乏は，低い亜鉛摂取，小腸での亜鉛の吸収低下，亜鉛結合タンパクの低下，肝臓貯蔵亜鉛の低下や亜鉛の尿中排泄の増加などによって引き起こされる。特に，肝硬変患者では血清亜鉛濃度の低下が顕著である[5]。亜鉛欠乏ではリンパ球幼若化能の低下（図6-2）[4]をはじめ，NK細胞活性の低下，単球・好中球の走化性の低下，遅延型過敏反応（delayed type hypersensitivity：DTH）の低下，ヘルパーT細胞の選択的減少によるT細胞数の減少，胸腺やリンパ組織の退縮が起きることが知られている。一方，健常人を対象とした亜鉛過剰投与（150mg/回を1日2回，6週間）の実験でもリンパ球幼若化反応，好中球の化学走化性および食菌作用が抑制される[6]という報告があり，免疫能を保持するためには適切な亜鉛摂取が肝要である。

2）二次的栄養障害

（1）糖尿病と免疫能

　糖尿病は単なるインスリンの相対的分泌不足による血糖調節能の破綻による糖代謝異常であるのではなく，結果として脂質ならびにタンパク代謝異常をも誘導する重篤な疾患である。しかし，進行が非常に緩慢であるため，かなり病態が進んだ後に病院へ行く人が多い。血糖のコントロールがうまくいっていない糖尿病患者では傷口が化膿しやすく，ヘルペスウイルス感染の重症化などの易感染性が知られており，リンパ球や好中球などの免疫細胞機能の低下と関連することが見出されている。これまで糖尿病患者において末梢血T細胞サブセットの異常は報告されていないが[7]，T細胞のマイトジェンに対する末梢血リンパ球増殖反応が，血糖コントロールがうまくいっている患者

では正常であるが，血糖コントロールがうまくいっていない患者では低下していることが知られている[8]。一方，NK細胞活性は糖尿病患者では正常あるいは増加し，抗体依存性細胞傷害反応（K細胞機能）も増加することが見出されている[9]。また，体液性免疫に関しても糖尿病患者ではIgAやIgGレベルの低下がみられている。

（2）術後の免疫能

外科領域では術後の栄養状態の低下や手術そのもののストレスによって免疫能が低下することが知られており，肺炎や手術部位からの感染，その結果としての縫合不全などの合併症を予防することが重要であり，中でも術前および術後の患者の栄養管理が大切である。図6－3[10]に示すようにPPD（精製ツベルクリン）の皮内反応を指標としてみた場合，術前にPPD反応の高い人ほど術後も高いレベルを維持しており，その後の回復もよいことがわかる。

また，患者への術前・術後の栄養補給法として経腸栄養法ならびに経静脈栄養法が開発され，それら成分の検討を含め近年多くの研究が実施されている。経静脈栄養の中で代表的な高カロリー輸液（TPN）施行時には腸管粘膜のみならず，腸管の中心的免疫組織であるパイエル板もまた萎縮することが知られている。その結果として，IgA産生細胞数が減少することが知られている。

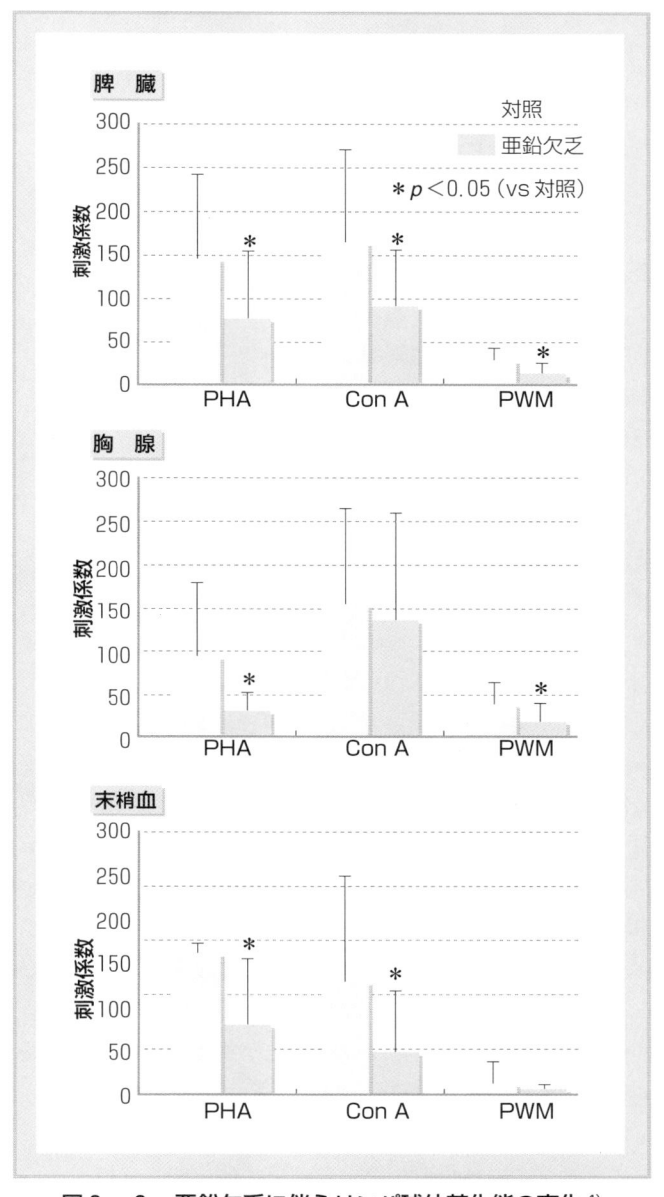

図6－2　亜鉛欠乏に伴うリンパ球幼若化能の変化[4]
PWM：ポークウィードマイトジェン

これらを防止する意味で経腸栄養法の導入や，さらに成分として分枝鎖アミノ酸（BCAA）（タンパク合成の亢進），アルギニン（細胞性免疫の亢進など），グルタミン（腸管粘膜細胞のエネルギー源）および核酸（細胞性免疫能亢進）の添加も検討されている。

3）栄養過剰と免疫能

（1）肥満と免疫能

　エネルギーを中心とする栄養過剰の状態が長く続いた結果の代表として肥満があげられるが，肥満者では術後に敗血症をきたす危険性が高く，一般に易感染性であることが疫学的ならびに実験的に証明されている。これらの証拠からも肥満者の免疫能は低下していると考えられ，特に血清IgMやIgGレベルは正常であってもT細胞幼若化能や好中球の殺菌能などの細胞性免疫能の低下が顕著である[11, 12]。さらに，遺伝的に肥満を発症するマウス（C57/Bl/6j ob/ob）ではNK細胞活性もまた低下

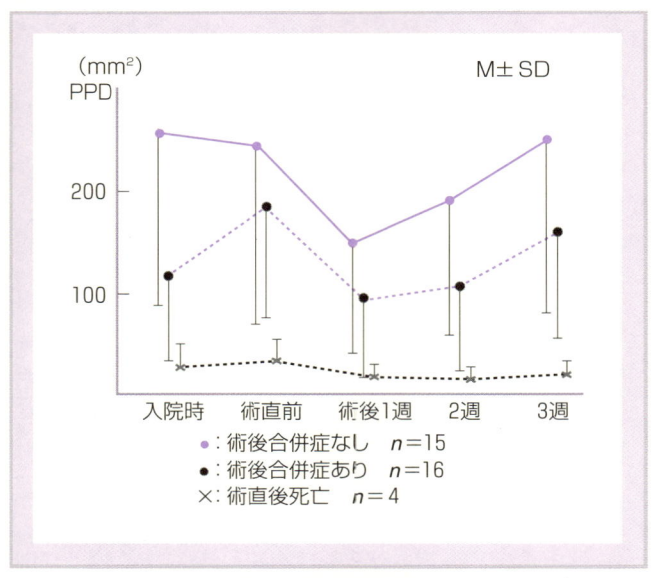

図6−3　食道癌患者のPPD皮内反応の変動[10]

出典：岩佐正人ほか「生体防御能に対する栄養管理の効果」渡辺明治編『栄養免疫学─病態・疾患と治療』p238，医薬薬出版（1996）より

することが見出されている[13]。肥満者におけるこれら免疫低下の機序としてまず肥満者では亜鉛，鉄などの微量元素の著明な欠乏を認めることから，肥満そのものによるのではなく，偏食など肥満に伴うミネラル欠乏に付随して二次的に免疫能低下が誘導されたと考えられている[11]。さらにもう1つの考え方として，T細胞が増殖する際の主たるエネルギー源であるグルコースの細胞内への取り込みが肥満になると低下し，その結果として免疫低下を招くことが考えられる。実際，肥満動物の脾臓T細胞ではグルコースを細胞内に取り込む糖輸送担体の発現が著しく低下していることが知られており，軽度の運動を行うことによりその発現低下が改善され，低下した細胞性免疫能も高まることが見出されている（図6−4）[14, 15]。また肥満の状態では，マクロファージや好中球などが活性化され炎症性サイトカインの産生が高まり慢性炎症が誘導されるが，この免疫異常も運動トレーニングによって予防できることが証明されている[16-18]。

（2）ビタミン過剰と免疫能

　ビタミンを過剰摂取した場合の免疫能に関しては，そのビタミンの過剰症発症と関連づけて論じる必要がある。一般に，脂溶性ビタミンに比べ水溶性ビタミンにはほとんど過剰がみられないため，過剰摂取に伴う免疫系への悪影響に関する報告も少ない。ただし，ビタミンC摂取に伴うT細胞機能亢進にみられる（第8章参照）ごとく，その効果を維持するためには最低1gのビタミンCを毎日摂取する必要があり，摂取をやめると速やかにその効果は消失する。一方，脂溶性ビタミンではビタミンEおよびKについてはほとんど過剰症の問題はなく，ビタミンEでは摂取基準の10倍程度の摂取によりT細胞機能などの細胞性免疫能の亢進が誘導される。しかし同じ脂溶性ビタミンでもAやDでは高い摂取を長期間続けることにより副作用（過剰症）を発症することが知られており，免疫賦活作用も消失することが報告されている。

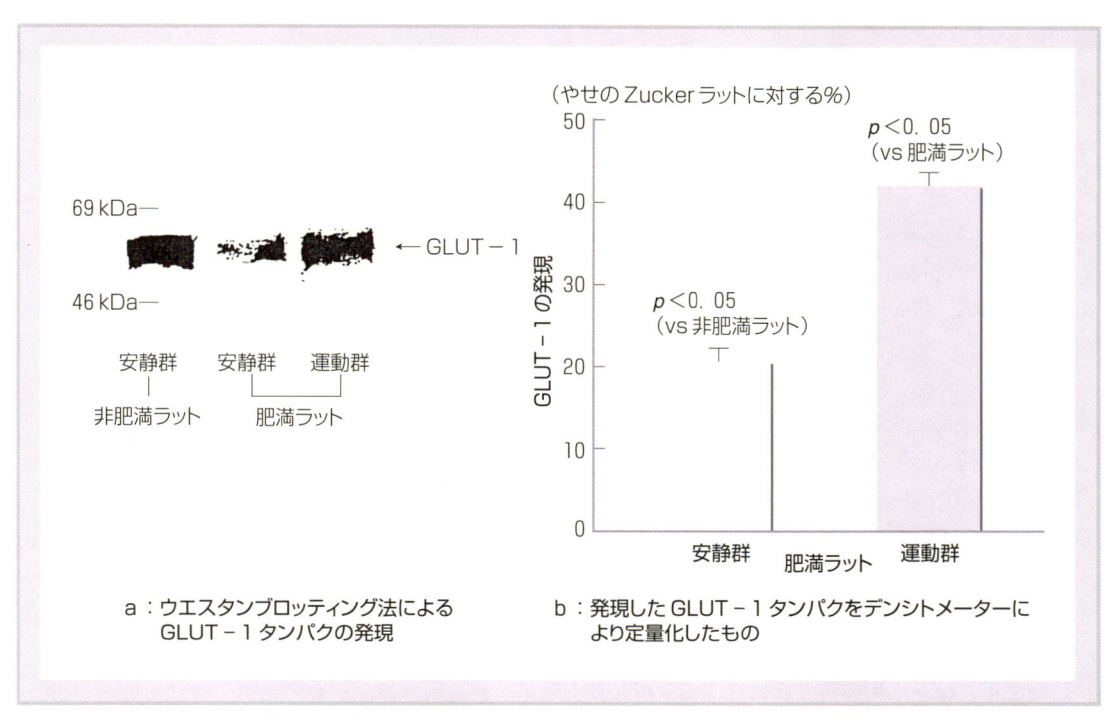

図6－4　肥満ラットの脾臓T細胞における糖輸送担体GLUT－1の発現に対する運動トレーニングの影響[15]

表6－4　種々の栄養状態における免疫能の変化

栄養状態	免疫能	白血球数	T細胞サブセット	抗体価	補体価	T細胞幼若化能	NK細胞活性	ADCC活性	サイトカイン
栄養不良，栄養素欠乏	PEM[*1]	↓	↓	↓		↓	↓	↓	↓
	LCT[*2]	→	↓			↓			↓
	ビタミンE	→		↓		↓	→		↓
	亜鉛	↓	↓	↓		↓	↓	↳→	
栄養過剰，栄養素補足	肥満	↓	↓	→	→	↓	↓	↓	↑
	ヌクレオチド		↑	↑		↑	↑		↑
	アルギニン	→	↑	↑		↳→	→		→
	グルタミン	↑	↑			↑			↑
	ビタミンA			↑		↑	↑	↑	↑
	ビタミンE	→	↑	↑	↑	↑	↑	↑	↑
	ビタミンC	→	→	→	→	↑	↑	↑	↑

↑ 亢進　　↳→ 亢進または変化なし　　→ 正常または変化なし　　↓ 低下

＊1　PEM：タンパク質・エネルギー栄養不良
＊2　LCT：長鎖脂肪酸トリグリセリド

　以上，これまで報告されている栄養と免疫能との関連を表6－4にまとめた。

■引用文献

1) Lesourd BM：Nutrition and immunity in the elderly；Modification of responses with nutritional treatments. Am J Clin Nutr 1997；66：478S‒484S

2) Neumann CG, et al：Immunologic responses in malnourished children. Am J Clin Nutr 1975；28：89‒104

3) Leevy CM，et al：Incidence and significance of hypovitaminemia in a randomly selected municipal hospital population. Am J Clin Nutr 1965；17：259

4) Gross RL，Newberne PM：Role of nutrition in immunologic function. Physiol Rev 1980；60：188‒302

5) 荒川泰行ほか：肝臓疾患と亜鉛．日本医師会雑誌 1995；113：7‒9

6) Kumari BS，Chandra RK：Overnutrition and immune responses. Nutr Res 1993；13：S3-S18

7) Buschard K, et al：Alterations of peripheral T lymphocyte subpopulations in patients with insulin-dependent（Type I）diabetes mellitus. J Clin Lab Immunol 1983；10：127‒131

8) MacCuish AC, et al：Phytohemaglutinin transformation and circulating lymphocyte subpopulations in insulin-dependent diabetes. Diabetes 1974；23：708‒712

9) Rossini AA, et al：Immunology of insulin-dependent diabetes mellitus. Ann Rev Immunol 1985；3：289‒320

10) 岩佐正人ほか：生体防御能に対する栄養管理の効果．渡辺明治編，栄養免疫学―病態・疾患と治療．p238，医歯薬出版，1996

11) Chandra RK, Kutty KM：Immunocompetence in obesity. Acta Paediatr Scand 1980；69：25-30

12) Moriguchi S, et al：Obesity is a risk factor for deteriorating cellular immune functions decreased with aging. Nutr Res 1995；15：151‒160

13) Chandra RK, Au B：Spleen hemolytic plaque forming cell response and generation of cytotoxic cells in genetically obese（C57/6j ob/ob）mice. Int Arch Allergy Appl Immunol 1980；62：94‒98

14) Moriguchi S, et al：Decreased mitogen response of splenic lymphocytes in obese Zucker rats is associated with the decreased expression of glucose transporter-1（GLUT-1）. Am J Clin Nutr 1998；67：1124‒1129

15) Moriguchi S, et al：Exercise training restores decreased cellular immune functions in obese Zucker rats. J Appl Physiol 1998；84：311‒317

16) Kawanishi N, et al：Exercise attenuates M1 macrophages and CD8[+] T cells in the adipose tissue of obese mice. Med Sci Sports Exerc 2013；45：1684‒1693

17) Kawanishi N, et al：Exercise training attenuates neutrophil infiltration and elastase expression in adipose tissue of high-fat-diet-induced obese mice. Physiol Rep 2015；3：e12534

18) Kawanishi N, et al：Mechanisms of chronic inflammation by exercise：focus on immune response of local tissue. J Phys Fit Sports Med 2013；2：487‒492

第7章 運動と生体防御

1. 運動と感染症

適度な運動によって感染症のリスクは減少するが，マラソンのような激しい運動や過酷なトレーニングは逆に易感染性を引き起こすとされ，運動と感染の関連性についてはJカーブモデルが提唱されている（図7-1）[1,2]。本章では，生体防御の仕組みとの関連から，運動と休養の重要性について理解を深めるために，運動・トレーニングの影響を現象とメカニズムの両面から述べる。

1）感染防御における物理的バリアの重要性

病原体に対する生体防御機構として，免疫系が機能する以前にまず皮膚・粘膜などの物理的バリアがきわめて重要である。実際にスポーツ選手では皮膚・粘膜の感染症が多い。これは，運動によって高温，低温，乾燥，湿潤，紫外線，圧迫，外傷，土壌や有害物質との接触など外部環境からのストレスを受ける機会が増大し，また運動中には骨格筋への血流が促進される反面，皮膚・粘膜・内臓への血液循環は抑制され，そのバリア機能が障害されて病原体が侵入しやすくなることと関連している。

2）スポーツ選手に多い感染症と発症要因

まず皮膚感染症としては，レスリング，ラグビーなどのコンタクトスポーツでのヘルペスウイルスによる皮疹やパピローマウイルスによる手足のイボがあり，高温多湿や多汗に起因する白癬症（いわゆる水虫）も真菌による感染症である。

粘膜バリアについては，ウイルスなどの多くの病原体が経気道感染するが，運動時には呼吸数が増加するうえ，口呼吸が主体となり，微生物が気道深部まで到達しやすくなる。一方，微生物を含む鼻汁や喀痰などの粘液は粘膜上皮の線毛運動や咳，嚥下により排除されるが，運動中には気道粘膜が乾燥・冷却され，粘液の粘度が増し，線毛運動も低下し，病原体を排除しにくくなるため，感染のリスク増大につながる。実際に激しいトレーニングを継続するスポーツ選手は，くしゃみ，鼻汁，咽頭痛を主症状とする上気道感染症（upper respiratory tract infection：URTI，いわゆるか

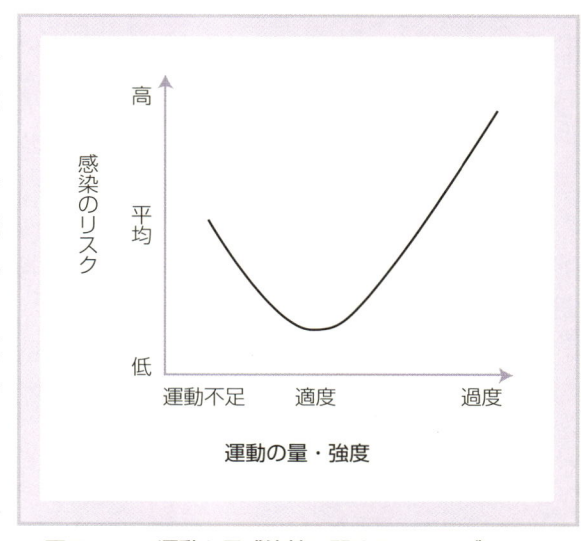

図7-1　運動と易感染性に関するJカーブモデル[1]

ぜ症候群）の頻度が一般人より3倍も高く，特にマラソンのような過酷な持久性運動では，競技終了後2週間で50〜70％の選手が上記の症状を呈し，そのリスクは通常の2〜6倍にもなると報告されている[1]。さらにスポーツ選手では，団体行動や集団生活を行う機会も多く，病原体が伝播しやすい環境にあることも感染症を起こしやすい要因であり，うがい・手洗いの励行，マスク・加湿器の使用，感染源を避け適切な休養をとるなど，感染予防対策が必要となる。

2. 運動と非特異的防御機構

1）炎症・アレルギー

物理的バリアの次に機能する生体防御機構として，好中球，好酸球，単球，マクロファージなどの食細胞が重要である。これらの白血球は，発赤・腫脹・発熱・疼痛を主徴とする炎症（inflammation）を起こす。炎症とは物理的・化学的・生物学的ストレスに対する非特異的な生体反応であり，通常は侵入微生物や損傷組織の除去と修復過程をさすが，過剰な炎症反応（アレルギー）は正常組織を傷害し，治癒の遷延や種々の機能障害をもたらすため，適切に制御される必要がある。

2）運動と食細胞，病態

好中球，単球は運動負荷により血中細胞数が増加するが，この変動は運動の強度と持続時間に依存し，特に1時間を超すような持久性運動で顕在化し，これらの細胞の活性酸素産生能も亢進する[3]。激運動後に生じる遅発性筋肉痛（delayed-onset muscle soreness：DOMS）はいまだ病因が解明されていないが，損傷・炎症説，活性酸素説などが有力視されている[3-6]。すなわち，激運動後の筋組織には好中球，単球の浸潤が認められ，血中レベルでも好中球の動員と活性化が生じ筋損傷マーカーのクレアチンキナーゼやミオグロビンの上昇とよく相関する[6]。通常，好中球は損傷組織の除去・修復に寄与するが，激運動時には好中球を活性化する物質が血中に分泌されるため，炎症が全身性に波及して非特異的に臓器傷害を引き起こし，横紋筋融解症（rhabdomyolysis）や熱中症（heat stroke）にみられるような多臓器不全につながる可能性もある[7]。さらに激運動は消化管の血流を低下させ粘膜傷害を招き，損傷部から腸内細菌が血中に侵入して敗血症（sepsis）を引き起こすことがある[6-8]。細菌の菌体成分であるエンドトキシンは好中球，単球を活性化するが，高エンドトキシン血症に対して運動時には肝マクロファージ（クッパー細胞）の異物処理能が亢進し，炎症が全身性に波及しないように防御している可能性が指摘されている[8]。また，スポーツ選手には運動誘発性喘息，運動誘発性アナフィラキシー，花粉症，アトピー性皮膚炎などのアレルギー疾患が多いと報告されている[9]。実際に，激運動時にはアレルギー促進物質であるアナフィラトキシンやヒスタミンの血中濃度が上昇するが[10]，運動時の好酸球や肥満細胞の動態との関連性についてはまだ十分に解明されていない。

3）運動と抗酸化機構

激しい運動をすると活性酸素の生成が高まるにもかかわらず[4]，通常運動によって上記のような

重篤な病態を招くことは少なく，活性酸素の過剰生成（酸化ストレス）の指標である過酸化脂質の血中濃度もマラソンのような過酷な運動でもそれほど上昇しない。これは尿酸，ビタミンＣ，スーパーオキシドディスムターゼ（SOD），カタラーゼ，グルタチオンなどの元来生体に備わる抗酸化機構が運動中に動員されるためと考えられる[3, 4]。また，トレーニングにより筋傷害は起こりにくくなり，運動による好中球の急性応答が減弱し機能的抑制も生じるが，これにも抗酸化機構の誘導や抗炎症性物質の分泌が関与する可能性が考えられる[3]。

3. 運動と体液性免疫

1）運動と抗体・補体

　免疫グロブリン（immunoglobulin：Ig）の血中濃度や特異抗体産生能は，通常，急性運動の影響は受けないようであるが，マラソンのような過酷な持久性運動の後には血中IgG値が2日間低下したと報告されている[11, 12]。補体系は食細胞の貪食・殺菌を促進するが，通常の運動は補体成分に影響を及ぼさない。しかしマラソンのような激運動では，補体分解産物のC3aやC5a（アナフィラトキシン anaphylatoxin）の血中濃度が上昇し，好中球の活性化に関与すると指摘されている[3]。またIgG値は持久性トレーニングのピーク時にはやや低下する選手もいるが，通常のトレーニングではそれほど影響を受けないようであり，一方で適度な運動習慣によって上昇するという報告もある[11, 12]。しかし減量を要する競技種目では，栄養の摂取制限と偏りを反映してIgや補体の血中濃度が低下し，それに伴い血清オプソニン活性も低下する[13]。

2）運動と粘膜免疫

　粘膜における免疫では，まず物理的粘膜バリアが粘膜下への病原体の侵入を阻止するが，さらに粘液中には分泌型IgAが含まれ，微生物をオプソニン化して食細胞による排除を促進する。上気道感染症との関連から，唾液中のIgA（salivary IgA：sIgA）値が粘膜免疫の指標として頻用されるが，軽い運動では影響はないものの，高強度で長時間の激運動では低下する[14]。また，持久性運動を主体に行うスポーツ選手ではsIgAの安静値が低く，上気道感染症の頻度との関連性が指摘されている。最近の研究で鍛錬期のsIgA低下時にＥＢウイルス（Epstein-Barr virus）の再活性化が生じたと報告されている。このウイルスがスポーツ選手に多い上気道感染症の主原因とは断定されていないものの，激しいトレーニングによって免疫能の抑制が生じる根拠として注目されている[15]。

4. 運動と細胞性免疫

1）運動とマクロファージ

　適度な運動はマクロファージの細胞数や活性を一時的に高めるが，激運動はマクロファージの機能を一過性に抑制し，長期間の高強度トレーニングはマクロファージによる炎症反応を抑制すると

報告されている[2, 6]。

2）運動とナチュラルキラー細胞

　短時間・高強度の急性運動時に最も鋭敏に反応する白血球はナチュラルキラー（natural killer：NK）細胞である。血中NK細胞数は最大運動の直後に平均6倍も上昇する一方，運動終了後には運動前値の半数まで減少し劇的な変動がみられるが，この反応は運動強度に依存しており，適度な運動強度では細胞数低下は生じない（図7－2）[2, 16]。これは，運動強度に依存して分泌されるカテコールアミンがNK細胞の貯蔵部位である脾臓やリンパ節およびNK細胞のアドレナリン受容体を刺激し，さらに血流も促進され，接着分子のL－セレクチンが脱落するか発現量の少ないNK細胞が選択的に動員されるためと考えられている[16]。一方，運動後の血中NK細胞数の減少の機序はいまだ不明である。NK細胞活性についても図7－2のように激運動後に低下するが，プロスタグランジンE$_2$（PGE$_2$）を介する可能性が報告されている[2]。

3）運動とT細胞

　NK細胞ほどではないが，CD4陽性（CD4$^+$）T細胞，CD8陽性（CD8$^+$）T細胞ともに運動によって血中細胞数が増加する。T細胞（Tリンパ球）増殖能（幼若化反応）は，最大酸素摂取量の75〜80％で45〜90分の持久性運動によって10〜21％低下し，2時間以上のランニングでは半減すると報告されている[3]。細胞性免疫の指標である皮膚遅延型過敏反応も激運動後に減弱したという報告がある[2]。実際にスポーツ選手に多い感染症は，上述のようにウイルス，真菌によるものが多く，このタイプの易感染性からもT細胞の機能抑制が示唆される。特に減量を要する競技種目においては，選手が栄養摂取制限下でトレーニングを行ううえに，試合前の精神的ストレスなど悪条件も重なるため，上気道感染症やヘルペスなどの感染症を起こしやすいことが知られており，T細胞機能の低下も報告されている。

　以上のように，激運動後数時間にわたりsIgA値，NK細胞の数・機能，T細胞機能などが一過性に抑制され免疫抑制の状態が生じるが，これによって病原体に門戸を開放して易感染性になることにたとえて，オープンウィンドウ説（open window theory）が提唱されている（図7－2）[2]。

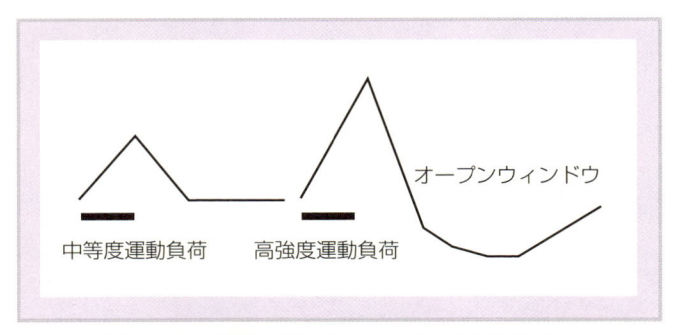

オープンウィンドウ

中等度運動負荷　　高強度運動負荷

**図7－2　激運動後に生じる一過性免疫抑制状態
（オープンウィンドウ説）[2]**

5．運動とサイトカイン

　炎症反応や免疫応答などを制御する細胞間情報伝達物質であるサイトカイン（cytokine）は，本来は末梢組織内で作用するが，重症感染症や外傷，熱傷，循環不全など生体に極端な刺激が加わると血中に放出され，高サイトカイン血症を起こす。本来血中にほとんど存在しないサイトカインの血中濃度が上昇すると，その強力な生物学的作用が全身性に波及するが，激運動で生じる個々のサイトカインの動態は免疫変動とよく対応し，易感染性や炎症反応の機序を説明しうる（図7－3）[17-19]。

1）炎症性サイトカイン

　まず炎症反応を促進する炎症性サイトカイン（pro-inflammatory cytokine）としてはインターロイキン（IL）－1βと腫瘍壊死因子α（TNF－α）がある。これらの血中濃度は激運動の数時間後に数倍上昇すると報告されているが，血中半減期が10〜20分と短く，尿中排泄も促進されることに加え，IL－1受容体拮抗物質（IL－1ra）や可溶性TNF受容体などの阻害物質，カテコールアミン，コルチゾールなどの炎症性サイトカイン産生抑制物質も血中で増加するため，血中ではIL－1βやTNF－αの生理活性は発現されにくくなっている。ただし，激運動後の筋組織ではこれらの産生が証明されており，局所的に炎症反応を誘導しているものと考えられる。

2）免疫調節性サイトカイン

　細胞性免疫を活性化してウイルス，真菌などの病原体や腫瘍細胞を排除するインターフェロン（IFN）－γ，IL－2は免疫調節性サイトカイン（immunomodulatory cytokine）と呼ばれるが，1型ヘルパーT細胞（Th1）が中心となって制御するため，これらはTh1サイトカインとも呼ばれる。激

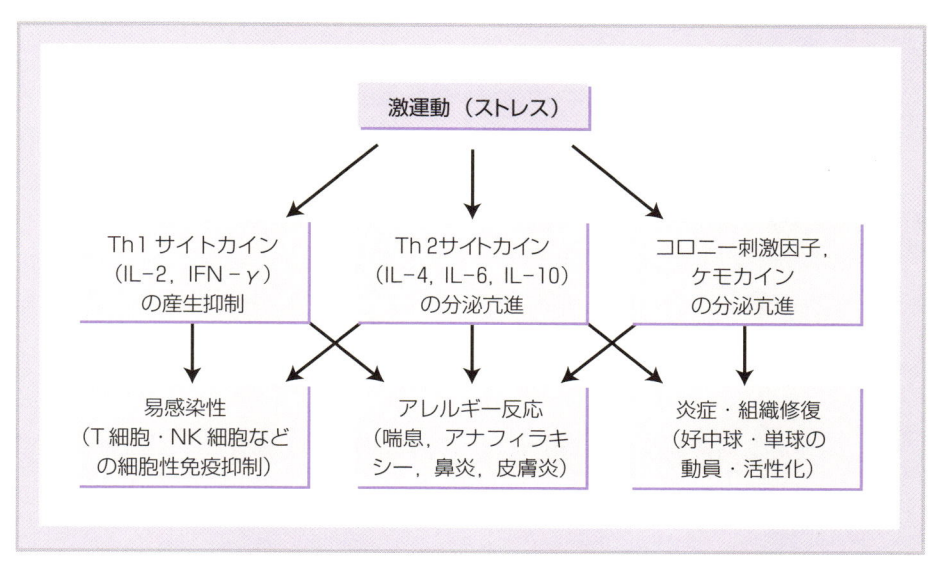

図7－3　激運動に伴うサイトカインの動態と免疫変動の関連性[17, 19]
出典：鈴木克彦「サイトカイン」宮村実晴編『身体トレーニング』pp210-215，真興交易医書出版部（2009）／
Suzuki K「Cytokine response to exercise and its modulation」Antioxidants 2018；7：17 より

運動によりこれらの血中濃度は不変ないし低下するという報告が多く，末梢血リンパ球によるTh1サイトカイン産生能は激運動により低下する。さらにIL－2の活性を阻害する可溶性IL－2受容体やTh1を誘導するIL－12の拮抗物質（IL－12 p40）の血中濃度も運動により上昇し，Th1サイトカインの産生抑制による易感染性が引き起こされる[18,19]。

3）抗炎症性サイトカイン

炎症性サイトカインやTh1サイトカインの産生を抑制し体液性免疫とアレルギー反応を促進するIL－4，IL－5，IL－6，IL－10，IL－13などは抗炎症性サイトカイン（anti-inflammatory cytokine）と呼ばれるが，2型ヘルパーT細胞（Th2）が中心となって制御されるものが多くTh2サイトカインとも呼ばれる。これらの物質の過剰産生は細胞性免疫を抑制するため，ウイルスなどに対する易感染性とアレルギー反応を引き起こす。激運動によってIL－4，IL－6，IL－10の血中濃度が上昇すると報告されており，Th2サイトカインが優位な状態となるが，これがスポーツ選手に多いとされるアレルギー体質と関連があるか否かについてはまだ証明されていない[18,19]。

4）コロニー刺激因子，ケモカイン

好中球，単球を産生・動員するコロニー刺激因子（colony-stimulating factor：G－CSF，GM－CSF，M－CSFなど）や，炎症局所に白血球を遊走させる走化性因子の活性をもつケモカイン（chemokine：IL－8，MCP－1など）は，特に持久性運動で血中濃度が上昇する。運動による好中球増多については，従来カテコールアミンやコルチゾールなどのストレスホルモンの関与が重要視されてきたが，これらのサイトカインも運動の初期から分泌され，好中球の動員・活性化ともよく相関するため，サイトカインも運動時の白血球増多に関与するものと考えられる[6,17]。

5）多機能性サイトカイン IL－6

IL－6は好中球の動員，急性期タンパクの誘導，抗体産生促進に加え，TNF－αの産生抑制作用もあり機能が多彩であり多機能性サイトカイン（multifunctional cytokine）とも呼ばれる。IL－6はマラソンでは血中濃度が100倍も上昇するが，その意義については不明な点が多かった。近年では，運動による筋損傷と無関係に，筋の収縮が刺激となって筋細胞が運動初期からIL－6を大量に分泌し，IL－6が運動中の糖・脂質のエネルギー代謝に作用すると指摘されている。実際にマラソンの競技成績とIL－6応答，さらにIL－6応答と遊離脂肪酸の動員の間にも相関が認められ，IL－6が持久性パフォーマンスにかかわる可能性が示されている[18,19]。

6.　休養・栄養面での対応策

1）オーバートレーニング症候群

激しいトレーニングに伴う全身倦怠感，抑うつ，疼痛，食欲不振，睡眠障害などの体調不良で競技力が低下する病態をオーバートレーニング症候群というが，病因についてはいまだ解明されてい

ない。激しいトレーニングを行うと筋・関節などの組織損傷によりサイトカインが産生されるが，このサイトカインは中枢神経系にも作用し，上記の全身症状を誘導する作用があることから，オーバートレーニングに関するサイトカイン仮説も提唱されている。この体調不良は，休養をとり早期回復を図るための生体の適応反応とも考えられている。

2）休養によるストレス予防

オーバートレーニング症候群に陥った選手には，回復のための休養が必要である。しかし休養の具体的方法に関する科学的根拠は，いまだ十分に蓄積されていない。1日2回練習を行う場合を想定した休憩時間に関する検討では，6時間に比べ3時間と短い休養の場合には，運動時のストレスホルモンと抗炎症性サイトカインの応答，さらに血中白血球の変動も大きく，易感染性や炎症が生じやすい状態となる。しかし内容的に同じトレーニングでも休養を十分にとったうえで行えば，急性のストレス応答は小さくすみ，またオープンウィンドウの状態を延長せずにすむ[20]。

一方，トレーニング期に着目した研究で，持久力の鍛錬期における最大運動負荷では好中球活性酸素産生能が亢進するが，シーズン終了後1か月経過した休養期には亢進しにくくなり，被験者特性からも持久性トレーニングを重点的に行う選手では活性酸素産生能が亢進するため，逆に十分に休養をとれば活性酸素生成を予防できる可能性がある[3, 12]。以上のことより持久性トレーニングによって体内のグリコーゲンや微量栄養素などが消耗されると，抗炎症・抗酸化機構が働きにくくなるものと推測され，休養・栄養面での対策が重要と考えられる。

3）栄養によるストレス予防

スポーツ選手の健康管理では，糖質，タンパク質のみならずビタミン，微量元素などの栄養素が過不足なく摂取されるような配慮が必要である[21]。たとえば，激運動の前後に炭水化物（ブドウ糖）を十分に摂取することによって運動中の血糖値が高く維持され，コルチゾールやIL-6，IL-10，IL-1raの分泌，好中球，単球の動員や活性酸素産生亢進，血中リンパ球数とIFN-γ産生リンパ球の減少，免疫細胞のエネルギー基質であるグルタミンの血中濃度低下などを予防できると報告されている[21, 22]。さらに，抗酸化物質などのサプリメントの使用により過剰な炎症反応を制御できる可能性が示されつつある[22, 23]。また，運動中の水分補給は脱水や熱中症の予防に重要なことは論を待たないが，唾液の分泌も増すため，激運動によるsIgAなどの分泌低下を予防するうえでも重要といえる[21]。特に暑熱環境下で激運動を行うと高サイトカイン血症が生じやすくなるため，水分補給やクーリングによる体温調節が重要である[19, 24, 25]。

■引用文献

1）Nieman DC：Exercise, upper respiratory tract infection, and immune system. Med Sci Sports Exerc 1994；26：128-139

2）Pedersen BK, et al：Recovery of the immune system after exercise. Acta Physiol Scand 1998；162：325-332

3）鈴木克彦：運動と免疫．日本補完代替医療学会誌 2004；1：31-40

4 ）大野秀樹，跡見順子，伐木亨編：活性酸素と運動．杏林書院，1998

5 ）野坂和則：遅発性筋肉痛―特集 スポーツにおける筋損傷・筋障害．臨床スポーツ医学 2000 ；17 ： 655 - 663

6 ）Suzuki K ：Exhaustive exercise-induced neutrophil-associated tissue damage and possibility of its prevention. J Nanomedicine Biotherapeutic Discovery 2017 ；7 ：156

7 ）Lim CL, Suzuki K ：Systemic inflammation mediates the effects of endotoxemia in the mechanism of heat stroke. Biol Med 2016 ；9 ：376

8 ）矢野博己：メカニズムをさぐる Ⅱマクロファージ：特集/運動は免疫能を高めるか？　臨床スポーツ医学 2002 ；19 ：1297 - 1302

9 ）Helenius IJ, et al ：Asthma and increased bronchial responsiveness in elite athletes ；Atopy and sport event as risk factors. J Allergy Clin Immunol 1998 ；101 ：646 - 652

10）Mucci PF, et al ：Interleukin 1 - beta, - 8, and histamine increases in highly trained, exercising athletes. Med Sci Sports Exerc 2000 ；32 ：1094 - 1100

11）Nieman DC, Nehlsen-Cannarella SL ：The effects of acute and chronic exercise on immunoglobulins. Sports Med 1991 ；11 ：183 - 201

12）Mochizuki M, et al ：Effects of maximal exercise on nonspecific immunity in athletes under trained and untrained conditions. Jpn J Phys Fitness Sports Med 1999 ；48 ：147 - 160

13）Ohta S, et al ：Depressed humoral immunity after weight reduction in competitive judoists. Luminescence 2002 ；17 ：150 - 157

14）赤間高雄ら：高齢者の免疫機能に及ぼす運動の影響．体力科学 2003 ；52 （Suppl）：65 - 72

15）Yamauchi R, et al ：Virus activation and immune function during intense training in rugby football players. Int J Sports Med 2011 ；32 ：393 - 398

16）鈴井正敏：NK細胞機能．宮村実晴編，ニュー運動生理学．pp390 - 398，真興交易医書出版部，2015

17）鈴木克彦：サイトカイン．宮村実晴編，身体トレーニング．pp210 - 215，真興交易医書出版部，2009

18）Suzuki K, et al ：Exhaustive exercise and type - 1/type - 2 cytokine balance with special focus on interleukin - 12 p40/p70. Exerc Immunol Rev 2003 ；9 ：48 - 57

19）Suzuki K ：Cytokine response to exercise and its modulation. Antioxidants 2018 ；7 ：17

20）Ronsen O, et al ：Recovery time affects immunoendocrine responses to a second bout of endurance exercise. Am J Physiol 2002 ；283 ：C1612 - C1620

21）Gleeson M, et al ：Exercise, nutrition and immune function. J Sports Sci 2004 ；22 ：115 - 125

22）Nieman DC ：Immunonutrition support for athletes. Nutr Rev 2008 ；66 ：310 - 320

23）Peake J, et al ：The influence of antioxidant supplementation on markers of inflammation and the relationship to oxidative stress after exercise. J Nutr Biochem 2007 ；18 ：357 - 371

24）Rhind SG, et al ：Cytokine induction during exertional hyperthermia is abolished by core temperature clamping ：neuroendocrine regulatory mechanisms. Int J Hyperthermia 2004 ；20 ： 503 - 516

25）Suzuki K, et al ：The effects of sports drink osmolarity on fluid intake and immunoendocrine responses to cycling in hot conditions. J Nutr Sci Vitaminol 2013 ；59 ：206 - 212

第8章 健康保持・増進のための栄養と運動

1. 免疫を高める栄養—各栄養素と免疫能—

「栄養と免疫」に関する研究は現在まで多数みられるが，最近はビタミンなどのサプリメントや健康食品を含め，宿主免疫能を毎日の食生活を通じて高めることによって感染症や癌などの病気にならないからだづくり，いわゆる一次予防を実践する人々が増加している。しかし，中には誤った栄養素摂取から免疫能の低下を引き起こし，インフルエンザや風邪などに罹患しやすくなったり，最悪の場合は癌を発症する人もみられる。そこで，ここではどのような栄養素摂取が免疫能を高めるかについて，これまでの研究成果を中心に述べる。

1）摂取エネルギー

最近の日本では飽食の時代といわれ，好きなものを好きなだけ，食べたいときに食べることができるようになり，若い女性にみられる「痩せ」や「隠れ肥満」に対して，男性では各年代で肥満者の増加が顕著である。この背景として，消費エネルギーを上回るエネルギーの過剰摂取がある。肥満者では免疫能が低下し，風邪などに感染しやすくなることが知られている。たとえば，肥満による高コレステロール血症はリンパ球の幼若化反応を抑制し[1]，2型糖尿病患者にみられる高インスリン血症ではマクロファージ貪食能やリンパ球幼若化能が低下することが見出されている[2]。ラットなどの実験動物に自由に餌を与えた場合，一般に過食となり，その結果として精巣上体（副睾丸）脂肪組織などに脂肪沈着をみる。そこで，自由に食餌を摂取したラットの食餌量を基準に20～100％（いわゆる飢餓）に制限した食餌を与えたときの肺胞マクロファージ（AM）のオプソニン化ヒツジ赤血球（sheep red blood cell）に対する特異的貪食能について検討した[3]。図8－1はその結果を要約したものであるが，100％食餌をカットした飢餓状態では数日でマクロファージ貪食能が最大まで亢進するが，その後は逆に急激に低下する。恒常的にマクロファージの貪食機能を上げるためには20～60％程度の制限食が適当である。江戸時代の『養生訓』に貝原益軒が著した「腹八分目」の効用が免疫に関しても当てはまる。

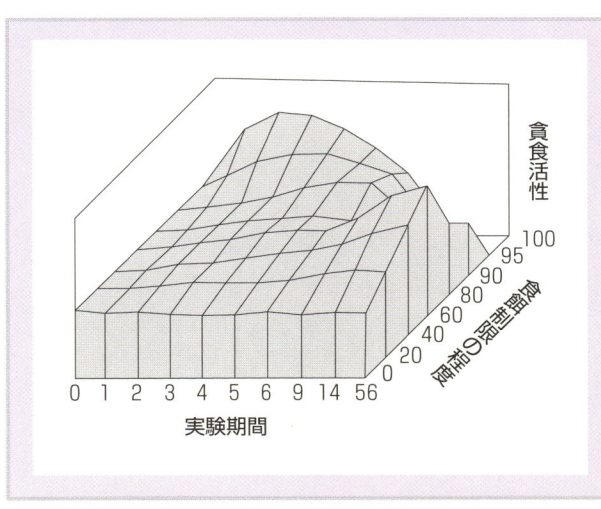

図8－1　種々の制限食投与に伴うラット肺胞マクロファージ貪食能の変化[3]

２）タンパク質（アミノ酸）

（１）タンパク質

　タンパク質は植物由来のものと動物由来のものがあるが，その構成成分である必須アミノ酸の含有量からみると明らかに牛，豚，鶏肉および魚などの動物性タンパクのほうが質的に優れている。近年の日本人の食生活の特徴として動物性タンパク摂取の増加があげられ，このことが免疫能の異常に高まった状態の１つであるアレルギー疾患の増加と関連するといわれている。つまり，この背景には住居，食物を含め衛生環境が著しく改善され，寄生虫などの保有者がほんどみられなくなったことに加えて，①動物性タンパク摂取の増加により，種々のアレルゲンとなる物質の摂取頻度が増え，それによる感作の機会が増えた，②炭水化物中心の食事に比べ免疫能が高まったため，少量のアレルゲンでもアレルギー発症が誘導されるようになったことなどの食物因子の関与があげられる。その他，タンパク質の構成成分である個々のアミノ酸に関しても免疫能への影響が検討されている。

（２）アルギニン

　塩基性アミノ酸であるアルギニンは必須アミノ酸ではないが，細胞質および核酸タンパク質の主要成分であり，肝臓では尿素サイクルの中間体として尿素生成にかかわっている。そのほかに成長ホルモン，インスリン，グルカゴンなどの種々のホルモン分泌刺激作用を有している。免疫系に対しては，アルギニンがリンパ球やマクロファージ機能を高めることが見出されている[4, 5]。また，アルギニンは体内で内皮細胞，神経細胞ならびにマクロファージなどによって代謝され，血管弛緩作用だけでなく免疫調節作用や腫瘍細胞傷害作用を有する一酸化窒素(NO)の基質となっている(図8－2)。

（３）グルタミン

　血液中の遊離アミノ酸の約20％を占め，最も豊富なアミノ酸であるグルタミンは骨格筋において合成，貯蔵され，各組織に対する窒素の供給や腎でのアンモニア生成，ヌクレオチド生合成に関

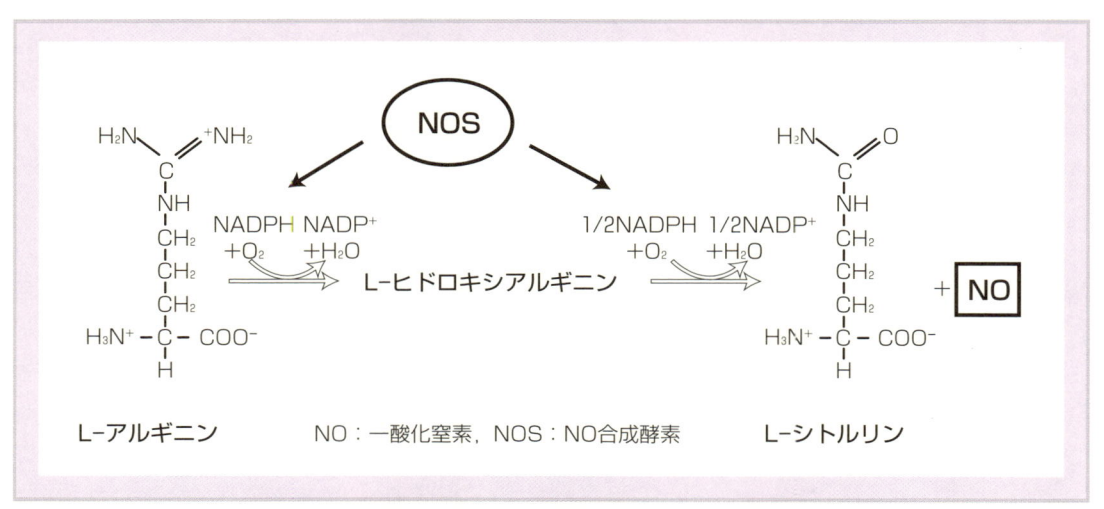

図8－2　生体内での一酸化窒素（NO）産生とアルギニン

与するだけでなく，腸管粘膜やリンパ球の細胞分裂時のエネルギー源になっている。実際，食道癌手術後のチューブ栄養時にグルタミンを添加することにより腸管粘膜の萎縮が防止できるだけでなく末梢血中のヘルパーT細胞（Tリンパ球）やナチュラルキラー（natural killer：NK）細胞数の増加が誘導されることが知られている（表8−1）[6]。増殖盛んな細胞のエネルギー源としてグルタミンが考えられているが，腫瘍増殖に対してはグルタミン補足が悪影響を及ぼすことはないようである[7]。

表8−1　食道癌の術後回復期の患者の末梢血リンパ球サブセットに対するグルタミン添加経腸栄養の影響[6]

	グルタミン添加	経腸栄養開始時	2週後
白血球数	(−)	10,240±2,150	8,220±2,780
	(＋)	9,950±1,300	8,800±2,820
総リンパ球数	(−)	1,590±420	2,130±570
	(＋)	1,560±650	2,990±650*
CD 3	(−)	1,190±320	1,520±460
	(＋)	1,150±630	2,020±590*
CD 19	(−)	231±53	218±47
	(＋)	208±51	264±44
CD 4	(−)	730±300	790±200
	(＋)	660±350	1,140±230*†
CD 8	(−)	430±110	710±200*
	(＋)	460±240	930±320
NK 細胞	(−)	100±60	240±60*
	(＋)	130±40	350±130

＊：経腸栄養実施前との比較（$p < 0.05$），†：グルタミン非添加との比較（$p < 0.05$）
出典：田中紀章ほか「ナチュラルキラー細胞活性」渡辺明治編『栄養免疫学』p120，医歯薬出版（1996）より

（4）BCAA（分岐鎖アミノ酸または分枝鎖アミノ酸）

ロイシン，イソロイシン，バリンなどの分岐(枝)鎖アミノ酸（branched chain amino acid：BCAA）は主に筋肉で代謝され，アラニンとなり，肝臓へ運ばれてグルコース合成（糖新生）に利用される（グルコース・アラニンサイクル）。このBCAAがリンパ球機能やオプソニン活性を亢進することが知られている。また，非代償性肝硬変症患者の末梢血リンパ球数を増加する作用を有することも報告されている[8]。

（5）ヌクレオチド

DNA，RNAおよびATPの構造成分であるヌクレオチドはタンパク質，脂質および糖質の合成に関与するだけでなく，リンパ球機能にも影響を与えることが知られている。特に免疫調節作用を発揮するサイトカイン産生にかかわるG_1期のリンパ球は*de novo*でのプリン合成ができず，外からのヌクレオチドの供給を必要とする。実際，食事にヌクレオチドを補足することにより，NK細胞活性やT細胞機能が亢進することが見出されている[9]。また，一方ではヌクレオチドを含まない食事により細胞傷害性T細胞（キラーT細胞）の機能を抑制し，移植臓器に対する拒絶反応が緩和されることも報告されている。

3）脂　質

コレステロールや飽和脂肪酸を多く含む動物性脂肪を中心とする高脂肪食摂取は，虚血性心疾患などの循環器疾患を高率に発症する要因であることが知られている。しかし，免疫能への影響について検討した報告は多くはない。Meydaniらは男女各11人を被験者として摂取脂肪量をエネルギー比で35.4%（高脂肪食）から25.2〜26.4%（低脂肪食）まで減少した場合の免疫能の変化について

検討している[10]。その結果，低脂肪食摂取によりリンパ球幼若化能の亢進とサイトカイン産生の有意な上昇を認めている。この機序はアラキドン酸の代謝産物であるプロスタグランジンE_2（PGE_2）産生の亢進から説明されている。PGE_2はNK細胞活性やリンパ球幼若化能を抑制する。このことはPGE_2の合成阻害薬であるインドメタシン投与によりNK細胞活性が高まることからも証明される。また，アラキドン酸がリポキシゲナーゼの作用により産生されたロイコトリエン（LTB_4）は，NK細胞活性を高めることが知られている。一方，n-3系のエイコサペンタエン酸（EPA）やドコサヘキサエン酸（DHA）などの脂肪酸摂取により，サイトカイン産生の抑制，PGE_2などのエイコサノイド産生の抑制，およびリンパ球増殖能の抑制などの抗炎症作用や抗血栓作用のみられることが報告されており，最近ではアトピー性皮膚炎患者や喘息患者への投与が実施され，症状緩和効果がみられている。食事性脂肪摂取を制限するとインターロイキン-1（IL-1）や腫瘍壊死因子（tumor necrosis factor：TNF）産生を亢進し，逆に魚油摂取によりIL-1，TNF，IL-2，IL-6などのサイトカイン産生が抑制されることが認められている。食事由来脂肪摂取だけでなく，体内で産生されるサイトカインの中には脂肪代謝に影響をもつものもある。たとえば，TNFはリポタンパクリパーゼ活性を阻害し，ホルモン感受性リパーゼ活性を活性化することにより脂肪分解の促進と脂肪合成の抑制を行う。また，IL-1も肝での脂肪酸合成を促進し，脂質異常症（高脂血症）を誘発することが知られている。

4）ビタミン

（1）脂溶性ビタミン

　脂溶性ビタミンの中で，免疫能との関連で多くの研究報告がみられるビタミンはAおよびEであり，Dに関しては若干の報告はあるもののいまだ十分ではない。さらに，Kに関しては免疫能に対する作用は低いと考えられている。

　a. ビタミンAおよびカロテノイド　　一般にビタミンA欠乏状態ではT細胞の成熟の場である胸腺の萎縮がみられ，細胞性ならびに体液性免疫ともに抑制され，細菌に対する易感染性や発癌物質投与により高い癌発生が認められている。また，一方では高ビタミンA摂取により細胞性免疫や抗体産生が亢進することが見出されており，感染抵抗性の増大やマクロファージの殺腫瘍活性の亢進による移植腫瘍に対する増殖抑制作用が報告されている。たとえば，発癌物質を用いてマウスの皮膚癌発生に対する高ビタミンA摂取の効果をみた実験では，発生腫瘍数や腫瘍重量が高ビタミンA摂取により著明に低下することが認められている（表8-2）[11]。この機序としてマクロファージ数の増加やその殺腫瘍活性の亢進との関連が示唆されている。特に，B16メラノーマ細胞に対するマクロファージの殺腫瘍活性が食餌中のビタミンA含量の増加に依存して高くなる傾向を認めている[12]。また，マクロファージ活性化因子（macrophage-activating factor：MAF）を用いてマクロファージを活性化したところ，基礎食群のマクロファージでは約35%の殺腫瘍活性の上昇を認めたのに対し，高ビタミンA食群では食餌中のビタミンA含量が増えるに伴い，逆にマクロファージのMAFに対する反応性は低下する傾向を示した。さらに，ビタミンAとの*in vitro*培養によってもラット肺胞マクロファージ（AM）の殺腫瘍活性が亢進することや，遺伝的に胸腺が欠損したヌードマウスにおいても高ビタミンA食投与によりマクロファージ数の増加やオプソニン化ヒツジ赤血球（sheep red blood cell：SRBC）に対する貪食能の有意な亢進を認めたことから，ビタミンAによるマクロファージ機能の亢進が活性化T細胞から産生されたサイトカインの1つであるMAFによるものと，T細胞を介さず，ビタミンAそのものが直接作用する場合があることが考えられる[13]。図8－3[14]にマクロファージとNK細胞活性化の機序を要約した。換言すると，ビタ

表8－2　マウス皮膚癌発生に対するレチニールパルミチン酸（RP）および13－cisレチノイン酸（13cRA）の影響[11]

実験群	食餌中RPまたは13cRA含量（IU/kg diet）	マウス当たりの腫瘍数	マウス当たりの腫瘍重量（g）
基礎食	3,500	15.6±2.7	1.373±0.20
RP	6,000	14.3±2.6	0.20±0.04
	200,000	8.2±2.0	0.131±0.03
	700,000	3.4±1.2	0.007±0.001
13cRA	200,000	13.0±1.9	0.312±0.07
	700,000	14.8±3.0	0.049±0.01

ミンAによるT細胞活性化を介して産生されるMAF，IL－2およびインターフェロン－γ（IFN－γ）などのサイトカインによって二次的にマクロファージやNK細胞が活性化される系と，ビタミンAにより直接的に活性化される系とが存在する可能性が考えられる。しかし，ビタミンAの過剰摂取は，皮膚の落屑，脱毛，筋肉痛や妊婦では胎児の奇形などの副作用を現すことが知られており，その摂取には注意を要する。一方，ビタミンAの前駆物質として知られるβ－カロテンやその他のカロテノイドもまたビタミンAと同様に免疫賦活作用を有しており，しかもビタミンAとは異なり大量摂取によっても副作用はほとんど出現しないことが知られている。カロテノイド摂取により，好中球やマクロファージなどの食細胞機能の亢進，NK細胞活性の上昇，細胞傷害性T細胞機能の亢進などがみられ，これらによって移植腫瘍細胞の増殖抑制や発癌抑制が誘導されることが報告されている。

b．ビタミンE　　ビタミンEは自然界にはトコフェロールと側鎖に二重結合を有するトコトリエノールとがあり，各々にクロマン環に結合したメチル基数の違いによりα－，β－，γ－およびδ－の4つのタイプ，計8種の同族体が存在している（図8－4）。ビタミンEといえば一般にα－トコフェロールのことをさし，抗酸化活性や体内含量が同族体の中では最も高いことが知られている。ビタミンE欠乏では免疫系だけでなく生殖機能を含め種々の組織・器官の機能と形態が損なわれる。免疫系では抗体産生能，リンパ球増殖能，好中球の走化性や殺菌能など広範囲にわたる免疫低

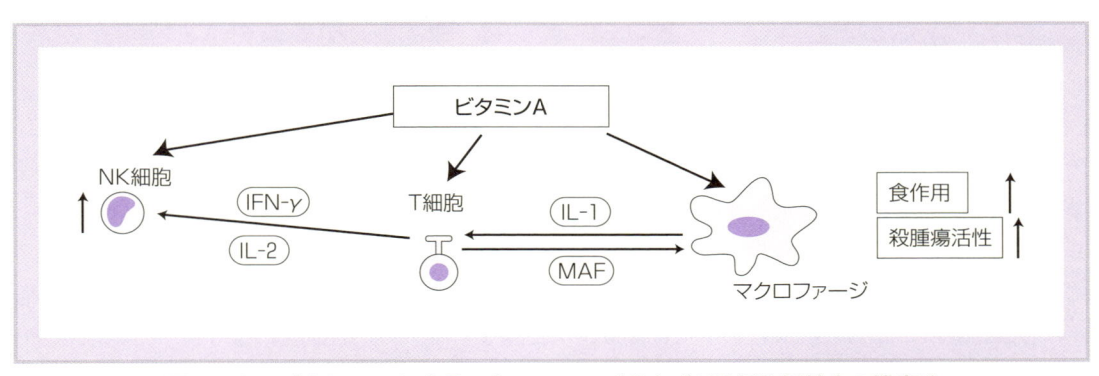

図8－3　ビタミンAによるマクロファージおよびNK細胞活性化の機序[14]

出典：森口覚ほか「単球―マクロファージとナチュラルキラー細胞」渡辺明治編『栄養免疫学』p59，医歯薬出版（1996）より一部改変

トコフェロール	トコトリエノール

RRR-α-トコフェロール　　　α-トコトリエノール

RRR-β-トコフェロール　　　β-トコトリエノール

RRR-γ-トコフェロール　　　γ-トコトリエノール

RRR-δ-トコフェロール　　　δ-トコトリエノール

図8-4　自然界に存在するビタミンE同族体

下を誘導することが知られている。ただし，動物実験では肺胞マクロファージ貪食能はビタミンE欠乏時に亢進するという報告もある。一方，高ビタミンE食投与は体液性および細胞性免疫能を亢進し，生体防御能を高めることが知られている。特に，細胞性免疫能の低下した高齢者では血中超低密度リポタンパク（VLDL）-コレステロール当たりのビタミンEレベルと末梢血リンパ球幼若化能との間に有意な正相関のあることが見出されており（図8-5）[15]，さらにビタミンE補足により高齢者の低下した免疫能が改善されることが報告されている。この機序として前述のアラキドン酸から合成され，免疫抑制作用を有する

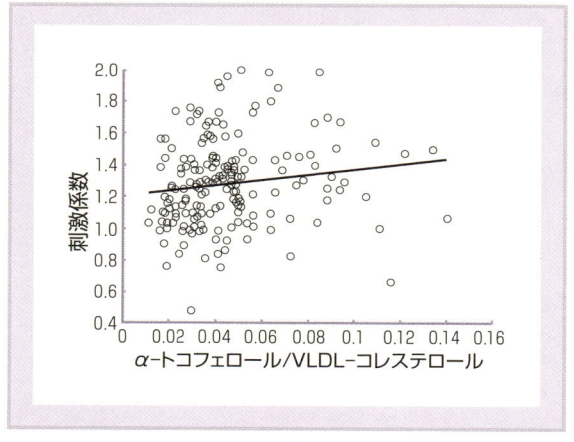

図8-5　末梢血リンパ球幼若化能と血中ビタミンE濃度との関係[15]

出典：渡辺陽子ほか「ビタミンE研究の進歩X」ビタミンE研究会編，p50-59（2002）より

PGE_2産生をビタミンEが抑制することとの関連が示唆されている。その他，ビタミンEには骨髄で産生された未熟T細胞が分化・成熟する場である胸腺の機能を高める作用のあることも見出され，報告されている[16]。これらの作用の多くはビタミンEの抗酸化作用に帰するものであるが，同じく抗酸化作用を有する2-メルカプトエタノール（2-ME）投与ではビタミンE投与と同様の免疫能改善がみられないことから，抗酸化作用だけでは説明できないビタミンE固有の作用の存在が考えられている。

c．ビタミンD　　ビタミンDはきのこ類や魚類に含まれるほかに，皮膚で紫外線によりプロビ

タミンDから合成される。このビタミンDが欠乏すると子どもではくる病，成人では骨軟化症を発症することが知られている。ビタミンDと免疫能との関連についての研究はこれまで比較的少なく，その中でくる病の子どもの好中球機能をみたものがある。ビタミンD欠乏状態であるくる病においても好中球の殺菌能は保持されていたが，貪食活性は低下することが認められている。また，動物実験ではビタミンD欠乏により抗体産生能が低下することが見出されており，宿主免疫能を保持するうえでは十分なビタミンD摂取が必要である。ビタミンD補足効果については，ビタミンAとの併用によりイースト菌に対する貪食能が相乗的に亢進されることが報告されている。

（2）水溶性ビタミン

a. ビタミンB群　　ビタミンB$_1$，B$_2$，B$_6$，B$_{12}$，葉酸およびパントテン酸などのビタミンB群と免疫能との関連についての研究は比較的少なく，これまでの研究成果のほとんどが動物実験によるものである。しかもそのほとんどがこれら各ビタミンの欠乏時における免疫能について検討したものであるが，ヒトではこれらビタミン欠乏が単独で起こることはほとんどない。いずれのビタミン欠乏においてもTおよびB細胞の低下が認められているが，その中でも特にアミノ酸や核酸代謝に関与するビタミンB$_6$欠乏時にはTおよびB細胞数の減少をはじめとする顕著な免疫能低下が生じることが知られている。いずれの場合も欠乏しているビタミンを補足することによりそれら機能が回復することから，ビタミンB群に関しては免疫能を保持するうえで少なくとも欠乏にならない程度の摂取が望まれる。また，ビタミンB群の補足による免疫変化に関してはビタミンB$_1$およびB$_6$補足により食細胞の走化性が亢進したり，ナイアシン補足によりヒト末梢血リンパ球やマウス脾臓リンパ球の増殖能が亢進することが知られている。

b. ビタミンC　　ビタミンCは多くの動物ではグルコースから酵素的に合成されるが，ヒトをはじめとする霊長類やモルモットでは合成酵素が欠損しているために，体外より食事として経口的にビタミンCを摂取する必要がある。ビタミンCの欠乏症状としては壊血病が知られている。ビタミンCが免疫の分野において脚光を浴びたのはノーベル賞を2度受賞したポーリング博士の「ビタミンC大量投与が風邪や癌発生を予防する」という発言に端を発する。しかし，ビタミンCによる免疫賦活作用は図8−6に示すごとく，成人の推奨量（100 mg/日）の10倍を越えるビタミンCを毎日連続して摂取している場合には末梢血リンパ球増殖能の亢進が誘導されるが，一旦，ビタミンC摂取をやめると1週間後には亢進していた免疫能が摂取前のレベルにまで戻り，さらに1日2gを越えるビタミン

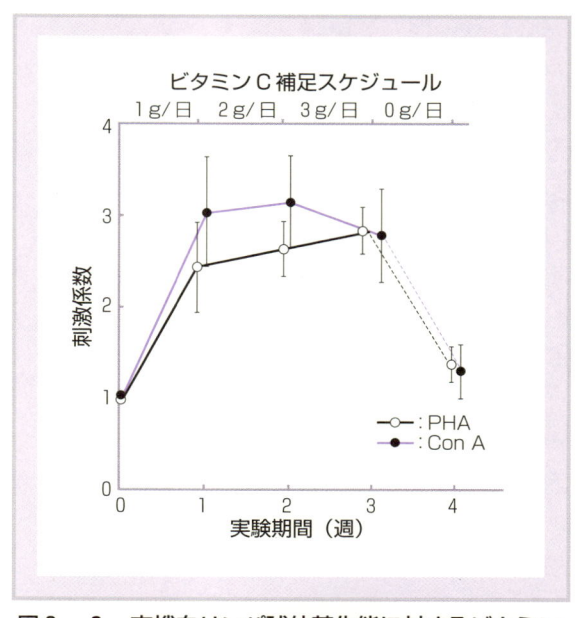

図8−6　末梢血リンパ球幼若化能に対するビタミンC大量投与の影響[17]

C摂取をしてもさらに高い免疫能の亢進は誘導されない[17]。これらの結果は，ビタミンC補足によって風邪などの予防を図るうえでのビタミンC摂取に関し，その量や摂取方法に対して示唆を与えるものである。また，ビタミンCは抗酸化ビタミンの中で唯一の水溶性ビタミンであり，その作用の1つとして，同じく有力な抗酸化ビタミンであるビタミンEが活性酸素などにより酸化された場合，その還元作用によりもとの抗酸化能を有するビタミンEに回復する作用を有していることが見出され，注目されている。このことは，ビタミンC補足による免疫賦活作用がビタミンC固有の作用ではなく，ビタミンEとの共同作用によって免疫能が亢進する可能性を支持するものである。

5）ミネラル

（1）カルシウム，マグネシウム

カルシウムは細胞内への情報伝達物質として重要な働きをしており，一般に免疫細胞が活性化されると細胞内へのカルシウムイオンの流入が起きることが知られている。それゆえ，血中カルシウム濃度の維持は重要であるが，実際には重篤なカルシウム欠乏時においても骨などからのカルシウム動員により血中カルシウムレベルは維持されており，カルシウムの単独欠乏による免疫細胞への影響は明らかではない。

また，マグネシウムに関してはラットやマウスを用いて実験的にマグネシウム欠乏の影響について検討されている。その結果，他のミネラル欠乏とは異なり，胸腺の肥大を認めるものの，抗体産生能やT細胞機能の低下，Ⅰ型アレルギーに関与するマスト（肥満）細胞の形態異常，易感染性や移植腫瘍細胞の増殖亢進作用などを誘導することが知られており，免疫能を保持するうえでマグネシウムの十分な摂取が望まれる。

（2）鉄，銅，セレン

鉄欠乏時には貧血が起きることは周知の事実であるが，免疫能もまた鉄欠乏時に著しく低下することが知られている。T細胞の数や増殖能の低下，細胞傷害性T細胞機能の低下，遅延型過敏反応（delayed-type hypersensitivity：DTH）や食細胞の殺菌能の低下などが見出されている。また，逆に鉄過剰摂取によっても易感染性がみられることから，鉄に関しては免疫能を保持するうえで適正な摂取が必要である。

銅欠乏時にも免疫能の低下することが知られており，T細胞増殖能，IL-2産生や食細胞機能の低下が見出されている。しかし，銅過剰摂取によっても易感染性が報告されていることから，免疫能を保持するためには適正は摂取が大切である。

セレンは体内では抗酸化酵素であるグルタチオンペルオキシダーゼの構成成分として，過酸化水素による酸化傷害を防止する働きをしている。セレン欠乏時には中国の克山病（こくさん）に代表されるように食道癌の発生を高めたり，細菌やウイルスに対する易感染性を示すようになり，抗体産生能，T細胞，NK細胞および好中球機能の低下と関連することが知られている。一方，セレン補足はNK細胞活性やT細胞機能の亢進を誘導することが認められており，さらにビタミンEとの併用により相乗的な免疫能亢進がみられることが報告されている。

（3）亜　鉛

成長期に亜鉛が欠乏すると成長の遅延だけでなく，免疫系の中心的組織である胸腺やリンパ組織

が萎縮し，その結果としてＴ細胞の分化・成熟が抑制され，免疫不全を発症することが知られている。この機序として亜鉛欠乏による未熟Ｔ細胞の分化・成熟にかかわる胸腺ホルモン（サイムリン）分泌の低下，未熟Ｔ細胞の分化・成熟過程におけるアポトーシス死の亢進ならびにＴ細胞増殖時におけるDNA転写因子の活性化抑制などが考えられている。また，亜鉛の過剰摂取によっても免疫能が抑制されることが知られており，健常人に300mgの亜鉛を6週間，毎日服用させた場合にＴ細胞増殖能，好中球の化学走化性や食菌能の低下することが見出されている。

6）健康食品

　現代の日本では生活が豊かになり多くの人々の関心事が自分の健康問題，特にいかにして健康保持・増進を図るかに焦点が当てられており，そのことを反映して種々の健康食品の売上げは毎年着実な伸びを示している。その中でも免疫能の賦活作用をうたい文句にしたいくつかの健康食品がある。たとえば，アガリクス（*Agaricus blazei*）はこれまで抗癌作用が動物実験などで証明されており，その作用物質としてβ－1,4－グルカンやβ－1,6－グルカンが見出されている。しかし，免疫系への影響に関しては十分な証拠はいまだ得られていない。野生の桑に寄生するキノコの抽出物であるメシマコブ（*Phellinus linteus*）もまた移植した癌の増殖・転移を抑制することが知られているが，その作用機序としてNK細胞活性の亢進を認めたという報告があるものの現在のところ十分な確証は得られていない。また，霊芝（*Ganoderma lucidum*）はその抽出物がマクロファージによる細胞傷害性Ｔ細胞の活性化やサイトカイン産生の亢進作用を有することが見出されているが，NK細胞活性への影響を検討した報告はほとんどない。これらのことから，霊芝による抗癌作用は免疫賦活作用よりもむしろ癌細胞による血管新生を抑制することにあると考えられている。海藻の食物繊維であるフコイダン（fucoidan）は補体の活性化やマクロファージや好中球などの食細胞機能を亢進する作用を有することが知られている。漢方薬の1つである甘草（*Glycyrrhizae radix*）からの抽出物であるグリチルリチンがNK細胞活性を亢進することが報告されている。その他，キャベツの原種であるケールの絞り汁（通称名：青汁）摂取によってもヒトならびにラットのNK細胞活性を亢進する作用のあることが見出されている。今後は，これら健康食品中のどの物質がいかなるメカニズムで免疫賦活作用を惹起したかについてさらなる検討が望まれる。

　種々の栄養素摂取と免疫能との関連について述べたが，ビタミンやミネラルのような微量栄養素でも欠乏時や過剰摂取時には免疫能の低下を招く可能性があり，免疫能の増強を図るためにはまず適切な栄養摂取が重要である。そのうえで免疫賦活作用を有するビタミン，ミネラルをサプリメントとして摂取することが望ましいが，一部のビタミンやミネラルはその過剰摂取により特有の副作用を発症する可能性があるので，毎日の摂取は「日本人の食事摂取基準」に示されている耐容上限量までの摂取にとどめるべきである。

２．免疫能を高める運動

１）運動と免疫の関係

　運動トレーニングの効果としては，①走る，跳ぶ，蹴る，投げるなどの運動能力のアップ，②運動することによって消費エネルギーを高め，その結果として体脂肪を減らすこと，ならびに③運動トレーニングによって免疫能を高め，病気になりにくい健康なからだを育成することがあげられる。

運動が宿主免疫能に対して強い影響を有することはこれまでの数多くの研究結果から明らかである。一般に，適度な運動は宿主免疫能を亢進するが，それを越えてさらに運動強度が強くなったり，運動時間が長くなると宿主免疫能は逆に強く抑制される（図8－7）。この傾向はちょうど運動と上気道感染症との関連をまとめたNiemanの図（第7章，図7－1参照）と逆の関係になる[18]。どのような運動をどれくらいの頻度でどのくらいの時間行えば免疫能は上昇するのかに対する解答はないといってよい。なぜならば運動はある意味でストレスの１つとして考えられることから，種々のストレッサー（ストレス誘発因子）に対する反応が個人の感受性やこれまでの経験などによってかなり異なるがごとく，種々の運動に対する個人の反応（適応力）にもまた個人差がある。すなわち，競技能力における個人差と同様に運動トレーニングによる宿主免疫賦活効果も個々人で異なることになる。健康保持・増進のために毎日の生活の中に運動トレーニングを取り入れる場合，各自の運動能力だけでなく年齢，性別，ライフスタイルを考慮したまさに百人百様のやり方が考えられる。ここでは，これまでの運動と免疫に関する研究成果を中心に述べる。

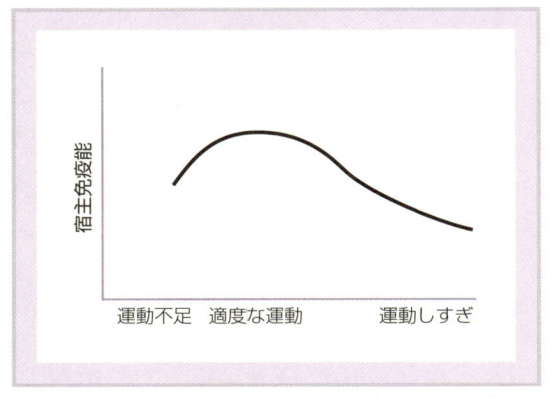

図8－7　運動トレーニングの強度および頻度と宿主免疫能

２）運動強度および頻度と免疫

（１）運動が免疫系に影響する機序

　運動トレーニングが免疫系に影響を与えることは周知の事実であるが，運動することが直接，

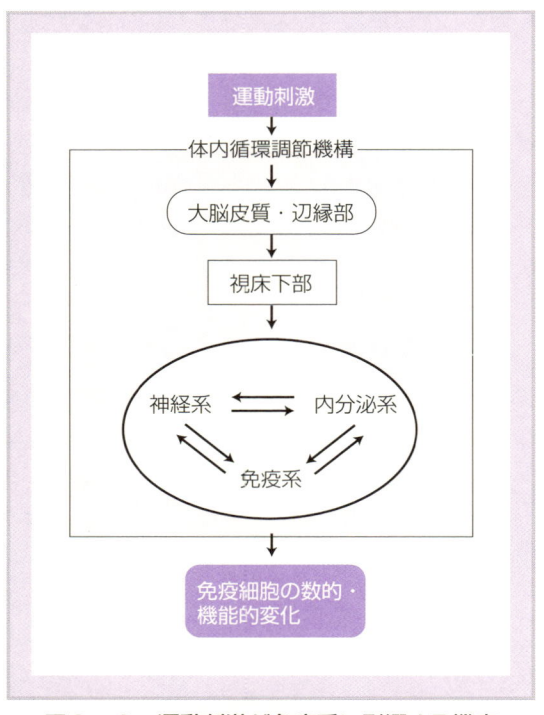

図8－8　運動刺激が免疫系に影響する機序

免疫細胞の数的ならびに機能的変化を誘導しているわけではない。図8－8に示すごとく，ストレスとしての運動刺激がまず大脳皮質・辺縁部に伝わり，次いで視床下部から体内循環を調節している神経系，内分泌ならびに免疫系へと伝達されてはじめてその関係を結ぶことになる，さらに，免疫系は他の神経系および内分泌系とも相互にホルモンおよび神経伝達物質などを介して調節されている。また，逆に，免疫細胞は腫瘍壊死因子（tumor necrosis factor：TNF）やインターロイキン（IL）などのサイトカインを分泌して神経系や内分泌系に対する作用を発揮する。以上のことから，運動による免疫系への影響を考える際には同時に神経系ならびに内分泌系への影響についても考慮する必要がある。

（2）運動に伴う免疫細胞の数的ならびに機能的変化

　一過性運動に伴う免疫細胞の数的ならびに機能的変化は運動の強度とその持続時間によって大きく異なることが知られている[19]。さらに，運動負荷に伴う免疫細胞の数的ならびに機能的変化は免疫系を構成するすべての免疫細胞において一様な変化を示すのではなく，各免疫細胞ごとに異なる変化を示すことが見出されており，表8－3にこれまでの研究成果の概略を示した。細胞性免疫系において中心的役割を担っているT細胞の数は運動中に増加するものの，運動終了後には逆に安静時よりも低下し，運動負荷強度にもよるが運動終了約1～2時間後に安静時レベルまで回復するような変化を示す。さらに，運動時間が長期にわたる場合にはT細胞機能の1つである幼若化能が強く抑制されることが見出されている。この抑制の原因として運動負荷に伴うコルチゾールなどの免疫系に対して抑制作用を示すストレスホルモンの分泌亢進と関連することが示唆されている。一方，体液性免疫系の中で抗体産生を担うB細胞の数はほとんど運動負荷に伴う変化はなく，運動中ならびに直後にやや増加するものの，運動後速やかに安静時レベルに戻ることが知られている。また，抗体産生能も中等度の運動ではほとんど影響を受けないが，長時間の運動や高強度の運動負荷により抑制されることが知られている。生体内に感染した細菌やウイルスを排除したり，発癌物質などの作用により正常細胞から変異細胞へと転換した細胞を排除したりするNK細胞は運動負荷により最も大きな影響を受けることが知られている。運動中および直後におけるNK細胞の増加は著明で

表8－3　一過性運動負荷に伴う免疫細胞の数的ならびに機能的変化

免疫細胞		一過性運動負荷		機能的変化
		運動中	運動後	
リンパ球	T細胞	↑	↓	長期運動負荷により幼若化能の低下
	B細胞	↑	→	高強度運動負荷により抗体産生能低下
	NK細胞	↑	↓	運動により数的，機能的に最も影響を受ける
単球		↑	→	高強度運動負荷により貪食能亢進
顆粒球		↑	↑	適度な運動負荷で貪食ならびに殺菌能不変，しかし高強度運動負荷により上昇

↑ 上昇　↑ 軽度上昇　→ 不変　↓ 低下

あり，運動終了後からの数的減少の程度が大きく，また安静時レベルまでの回復が遅い。この傾向は運動負荷が強ければ強いほど，また運動時間が長ければ長いほど顕著であることが知られている。マラソンなどの激運動後にはNK細胞活性の低下がマラソン前の安静時レベルまで回復するまで数日を要するとの報告もある。また，血液中でリンパ球と同じく単核球の1つである単球の数もまた運動中あるいは運動直後で増加するが，その程度はT細胞やNK細胞に比べるとずっと小さい。

　一方，貪食能や殺腫瘍活性などの単球機能は高強度運動負荷後においても低下することはなく，むしろ亢進することが知られている。その他，顆粒球の1つである好中球は運動の影響を強く受け，運動中ならびに運動後において顕著な数的増加を示し，貪食能や殺菌能などの機能は中等度の運動では変化しないが，高強度の運動では亢進することが知られている[20]。運動頻度に関しては，和久らが10～12歳の児童700人を対象としてスポーツ少年団での活動と感染症罹患頻度との関係を調査した研究報告がある[21]。その中で，課外でのスポーツ活動を全くしていない児童に比べ，週5日以上スポーツ活動をしている児童では風邪などの感染症に罹患する頻度が高く，一方，週1～4回スポーツ活動を行っている児童では逆に感染症の罹患頻度が低いことを見出している。このことは，運動する頻度に関してもやりすぎると易感染性が誘導され，おそらくそれは免疫能の低下と関連すると考えられる。

　以上のように，宿主免疫能は運動の強度ならびに運動の持続時間に大きく影響されることから，われわれ一般人が健康保持・増進のために毎日の生活の中で実施する運動と，アスリートが競技能力向上のために実施する高強度な運動とは自ずからその目的が異なるといえる。つまり，健康保持・増進のための運動とは，自分の身体能力の限界にチャレンジしたりあるいは心肺能力向上を図るためのものでは決してなく，週に3，4回，ニコニコペースで30分程度歩く，少し汗ばむ程度の運動で十分である。むしろ，毎日運動することが精神的に負担である場合は，運動が真のストレスとなっている可能性が高く，運動することがかえって宿主免疫能を抑制する可能性も考えられる。

3）運動トレーニング効果

　これまでの運動トレーニングと感染症および免疫能に関する研究成果の多くが適度な運動を習慣的に実施することによって，感染症の発症を抑制したり，免疫担当細胞の種々の機能が亢進することを見出している（表8-4）。しかし，本節の冒頭でも述べたようにどのような運動が本人にとって適度な運動であるかを確定することが難しいうえに，健康保持・増進のために毎日の生活の中で適度な運動を習慣的に実施することは現代社会においては簡単なことではない。前述のごとく，たとえ中等度の運動であっても一過性の運動負荷後には一般に免疫細胞の数的ならびに機能的低下が誘導され，風邪などの感染症に罹患しやすい状態になることが考えられる。さらにその程度は，普段運動を行っていない非鍛練者ほど大きいことが知ら

表8-4　感染症，癌ならびに免疫能に対する運動トレーニング効果

・中等度のトレーニングにより安静時のNK細胞活性亢進
・上気道感染症発症の低減化
・中等度のトレーニングによって好中球機能（貪食能，活性酸素産生能）の亢進
・運動後のNK細胞活性の低下を抑制あるいは軽減
・癌の発生ならびに移植腫瘍の増殖抑制
・加齢に伴う細胞性免疫能低下を改善
・肥満に伴う細胞性免疫能低下を改善
・その他

れている。加齢に伴いT細胞を中心とする細胞性免疫能の低下した高齢者が，健康保持・増進のために運動を始める場合には，特に注意が必要である[22]。

4）運動トレーニングの効果的取り入れ方

健康保持・増進を目的として運動トレーニングを実施しようとした場合，運動トレーニングがうまく導入され，数か月にわたって継続できた場合にはトレーニング効果（免疫細胞の数的ならびに機能的保持あるいは増強）によって運動ストレスに対抗できる体制が整ってくるが，風邪をひいたり，その他仕事が忙しいなどの理由で運動トレーニングがうまく継続できない場合には，運動することがネガティブに働くことがある。つまり，運動することにより疲労感が蓄積したり，運動することそのものがストレスになったりする。非鍛練者が運動トレーニングを開始する際に，できるだけ運動後の免疫低下を軽減することが，その後の運動トレーニングをスムーズに継続していくためにも重要である。その方法としては，まず運動負荷中の炭水化物摂取がある[23]。図8−9[24]に示すように2時間半のランニング後の末梢血T細胞幼若化能が人工甘味料を含むプラセボ群では運動終了直後に有意な低下を示すのに対し，ランニング中6％炭水化物溶液を摂取した群では運動終了直後においても有意な低下はみられず，さらに運動終了6時間後まで末梢血T細胞幼若化能は安静時と比較してほとんど変化なく，同程度のレベルを保持していた[24]。これらのことから，運動負荷後にみられるT細胞機能の低下が炭水化物摂取により防止できる可能性がある。この機序としては，図8−10[24]に示すごとく，高炭水化物食摂取が運動負荷に伴う血漿コルチゾールの上昇を抑制することとの関連が示唆されている。また，そのほかに免疫能低下を誘導する物質として生体内でアラキドン酸を基質として合成されるプロスタグランジンE₂（PGE₂）をはじめとする炎症関連物質の産生が運動負荷に伴い上昇することが見出されている[23,25]。このPGE₂産生の上昇を抑制できれば，運動終了後のNK細胞活性の低下を軽減あるいは防止できることが考えられる。

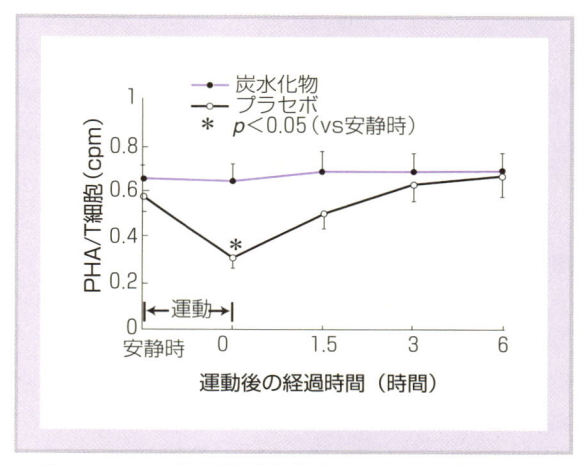

図8−9　一過性運動負荷後のT細胞幼若化能に対する炭水化物摂取の影響[24]

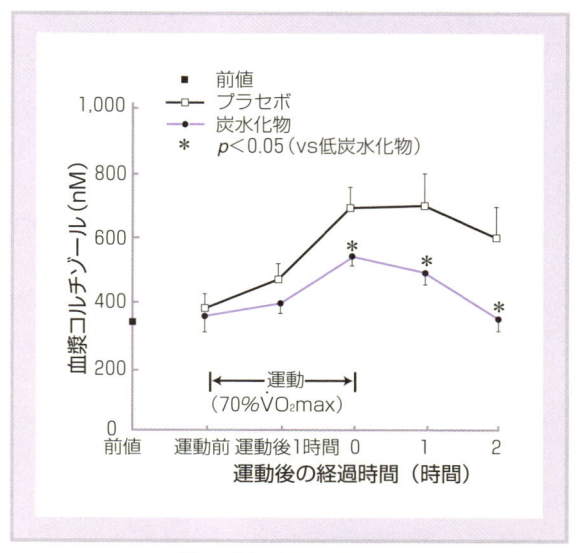

図8−10　一過性運動負荷後の血漿コルチゾール濃度に対する高炭水化物摂取の影響[24]

そこで，徳永らは強い抗酸化活性を有し，PGE_2合成を抑制するビタミンE（400mg/日）を4週間摂取後の一過性運動負荷後のNK細胞活性ならびに血漿PGE_2濃度の変化をビタミンE摂取前のものと比較検討している[26]。その結果，ビタミンE摂取により運動負荷に伴う血漿PGE_2濃度の上昇が抑制されるとともに，NK細胞活性の低下が軽減されることを見出している。また，ビタミンE以外にも各種抗酸化物質は運動に伴う酸化ストレスや炎症を抑制し，筋損傷や内臓傷害，免疫能低下を予防できる可能性があり，現在のところ非常に限られた研究の成果ではあるが，一過性運動負荷に伴う炎症や免疫能低下を栄養学的に制御できる可能性が報告されている[20,27]。

　以上のように，健康保持・増進のために運動トレーニングは有効であるといえるが，どのような運動をどの程度の強度と頻度で，どのくらいの時間すれば最も効果的に免疫能を高め，感染症や癌予防ができるかは個々人によって千差万別である[22]。運動習慣をもたない者よりはもつ者のほうが明らかに健康度が高く，また，その他の生活習慣病の予防を図るうえでも有利である。ただし，運動トレーニングの有無だけでなく，前述の栄養的サポートも含めた効果的で積極的な運動トレーニングを実施することが肝要である。

■引用文献

1) Dilman VM：Metabolic immunodepression which increases the risk of cancer. Lancet 1977；II（8050）：1207-1209

2) Bar RS, Koren H, Roth J：Physiological insulin concentrations affect macrophage function. Diabetes 1976；25：348

3) Moriguchi S, Toba M, Kishino Y：Effects of dietary restriction on cellular immunity in rats. J Nutr Sci Vitaminol 1989；35：49-59

4) Moriguchi S, Mukai, K, Hiraoka I, Kishino Y：Functional changes of human lymphocytes and monocytes after *in vitro* incubation with arginine. Nutr Res 1987；7：719-729

5) Nii Y, Moriguchi S, Kishino Y：Enhanced phagocytosis of rat alveolar macrophages by intravenous infusion of an arginine-enriched solution. J Nutr Sci Vitaminol 1992；38：565-578

6) 田中紀章ほか：ナチュラルキラー細胞活性．渡辺明治編，栄養免疫学．p120，医歯薬出版，1996

7) Kishino Y, Kweon MN, Moriguchi S：Effect of alanylglutamine on tumor growth, cellular immunity and intestinal immune responses. In Latifi R（ed）：Amino Acids in Critical Care and Cancer. RG Landes, Georgetown, Texas 1994

8) 遠藤義洋，西平哲郎，森昌造：栄養と免疫．KARKINOS 1990；3：905-912

9) Carver JD, Cox WZ, Barness, LA：Dietary nucleotide effects upon murine natural killer cell activity and macrophage activation. JPEN 1990；14：18-22

10) Meydani SN, et al：Immunologic effects of national cholesterol panel step-2 diets with and without fish-derived n-3 fatty acid enrichment. J Clin Invest 1993；92：105-113

11) Gensler H, et al：Effects of dietary retinyl palmitate or 13-cis-retinoic acid on the promotion of tumors in mouse skin. Cancer Res 1987；47：967-970

12) Moriguchi S, Werner L, Watson RR：High dietary vitamin A（retinyl palmitate）and cellular

immune functions in mice. Immunology 1985；56：169‐177

13）Watson RR, Moriguchi S：Effect of retinyl palmitate and 13-cis retinoic acid on immune functions in immunodeficient, nude mice. Life Sci 1989；44：387‐395

14）森口覚ほか：単球―マクロファージとナチュラルキラー細胞. 前掲書6）p59

15）渡辺陽子ほか：ビタミンE研究会編：ビタミンE研究の進歩X, p50‐59, 2002

16）Moriguchi S, et al：Vitamin E is an important factor in T cell differentiation in thymus of F344 rats. J Nutr Sci Vitaminol 1993；39：451‐463

17）Anderson R, et al：The effects of increasing weekly doses of ascorbate on certain cellular and humoral immune functions in normal volunteers. Am J Clin Nutr 1980；33：71‐76

18）Nieman DC：Exercise, upper respiratory tract infection, and immune system. Med Sci Sports Exerc 1994；26：128‐139

19）Pedersen BK：Exercise Immunology. Spring, Heidelberg, 1997

20）Suzuki K：Exhaustive exercise-induced neutrophil-associated tissue damage and possibility of its prevention. J Nanomedicine Biotherapeutic Discovery 2017；7：156

21）和久貴洋ほか：茨城県水海道市・小学児童における感染症罹患状況に関する調査, 平成9年度日本体育協会スポーツ医・科学研究報告, ジュニア期におけるスポーツ活動と防衛体力に関する研究―第2報. 1998

22）鈴木克彦：低強度短時間運動の細胞性免疫能への影響. 体育の科学2018；68：191‐194

23）Tanisawa K, et al：Effects of ingestion of different amounts of carbohydrate after endurance exercise on circulating cytokines and markers of neutrophil activation. Antioxidants 2018；7：51‐63

24）Gleeson M：Modification of immune responses to exercise by carbohydrate, glutamine and antioxidant supplements. Immunol Cell Biol 2000；78：554‐561

25）Demers LM, et al：Effect of prolonged exercise on plasma prostaglandin levels. Prostaglandins Med 1981；6：413‐418

26）徳永敦子ほか：一過性運動負荷後の細胞性免疫能に対する高ビタミンE摂取の影響. 前掲書15）pp160‐165

27）Peake JM, et al：The influence of antioxidant supplementation on markers of inflammation and the relationship to oxidative stress after exercise. J Nutr Biochem 2007；18：357‐371

第Ⅲ編 感染症の成因, 病態, 診断と治療

　われわれは, 気づかないうちに感染症の脅威に日々さらされている。感染症という言葉から, ひと昔前の衛生状態の悪い時代を連想する人々も多いが, 現実的には感染症は以前にも増してわれわれの日々の生活に関連した問題となっている。これまでわが国では, 病原性大腸菌 O157 が多くの児童に集団感染を起こし, ウシ海綿状脳症（BSE）の発生で米国産牛肉が, また鳥インフルエンザの流行でタイ・中国産鶏肉が一時輸入禁止されたことがあった。最近では 70 年ぶりに国内でデング熱の流行が起こり, また, 結核はいまだに高齢者の死亡原因として上位に位置している。第Ⅲ編では代表的な細菌, ウイルス, 真菌および寄生虫感染症を引き起こす病原体について解説するとともに, 加えて近年問題となっている性行為に関連した感染症, 薬剤耐性菌の出現により問題となっている院内感染症, さらにすでに撲滅されたと思われていたが再び出現してきた感染症や新たに出現してきた感染症を特に取り上げ解説する。

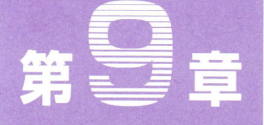

第9章 細菌感染症

1. 腸管への感染をみる疾患

1）腸内細菌科[1]

（1）一般性状

腸内細菌科（エンテロバクテリアセエ *Enterobacteriaceae*）の定義はグラム陰性桿菌，周毛性のべん毛，通性嫌気性で，普通寒天培地によく発育し，ブドウ糖を発酵し，酸とガスを産生する。そして，硝酸塩を還元し亜硝酸にし，DNAのG＋C含量（G：グアニン，C：シトシン）は39〜59mol％で，大腸菌属（エシェリヒア *Escherichia*）が標準的な菌になる。

腸内細菌科のBergeyによる主な分類とその生化学的性状を表9−1に示した。

（2）病原性

腸内細菌科は表9−1に示したように多種類あるため，赤痢菌やチフス菌のように強い病原性を有するものからほとんど病原性のないものまである。そして，ヒトの腸管に常在しているものが多いので，ヒトの抵抗性が減弱すると病原性のないものでも日和見感染のように感染の原因菌になるものもある。これらの中で病原性を一般的に示すものは次のとおりである。

a. チフス性疾患 チフス菌（サルモネラ・タイフィ *Salmonella typhi*）による腸チフスが代表的な

表9−1　主な腸内細菌科とその生化学的性状

Genus（属）	Species（種）	運動性	ブドウ糖（ガス）	ショ糖	VP[*1]	クエン酸利用	リジン脱炭酸	インドール	H_2S[*2]	乳糖	ソルビット	キシロース
Escherichia	*coli*	＋	＋＋	＋	−	＋	＋＋	＋＋	−	＋	＋	＋＋
Shigella	*dysenteriae flexneri* 等	−	−	−	−	−	−	＋	−	−	＋	−
Salmonella	*choleraesuis* 等	＋＋	＋	−	−	＋	＋	−	＋	−	＋＋	＋
Citrobacter	*freundii*	＋＋	＋＋	＋	−	＋＋	−	＋	＋	＋	＋＋	＋＋
Klebsiella	*pneumoniae* 等	−	＋	＋	＋	＋	＋	−	−	＋＋	＋＋	＋＋
Enterobacter	*cloacae*	＋＋	＋＋	＋＋	＋＋	＋＋	＋	−	−	＋	＋	＋＋
Serratia	*marcescens* 等	＋＋	＋	＋＋	＋＋	＋＋	＋	−	−	＋	＋	＋
Proteus	*vulgaris* 等	＋＋	＋	＋	＋	＋	−	＋	＋	−	−	＋＋
Morganella	*morganii*	＋＋	＋	−	−	−	＋＋	＋＋	−	−	−	−
Yersinia	*enterocolitica* 等	−[*3]	＋	−	−	−	−	＋	−	＋	＋	＋

　＋＋：90％以上陽性　　＋：11〜89％の陽性率　　−：90％以上陰性
＊1：Voges-Proskauer 反応，＊2：TSI 寒天またはクラグラー培地　　＊3：37℃

資料：吉田眞一，柳雄介，吉開泰信編『戸田新細菌学 改訂33版』pp531−562，南山堂，2007より

もので，経口感染した菌は，小腸の粘膜より侵入し，リンパ組織内で増殖した後血液に入り全身に広がる。したがって，菌は大便，血液，尿から分離される。

b．下痢症，胃腸炎　これには，菌が大腸の粘膜細胞内に侵入して破壊するため潰瘍になり出血するが全身感染にはならない赤痢型や，多量の菌が腸管に入って急性の炎症を起こす急性胃腸炎型（サルモネラ食中毒など）と腸管内で増殖した菌がエンテロトキシンという毒素を産生し，それにより下痢を起こす毒素型（毒素原性大腸菌）とがある。

そのほかには，敗血症（*Salmonella*），肺炎（*Klebsiella pneumoniae, Yersinia pestis*）を起こすものもある。

（3）診断と治療

腸内細菌科の検査法は一般に培養がしやすいため，容易である。分離培地として，普通寒天培地，血液寒天培地などが，選択培地として，EMB培地，SS培地などが，確認培地として，クリグラー，TSI，SIM培地などが使用され，さらに表9－1にあげたような生化学的検査を行う。特に食品中の*Salmonella*の検出では，迅速診断法として蛍光抗体法が応用されている。

治療は各種の化学療法剤や抗菌薬などが使用される。

2）大腸菌属

（1）一般性状

大腸菌属（エシェリヒア *Escherichia*）の属名は1885年に最初に分離したTheodor Escherichia（1857 - 1911）の名をとったもので，大腸菌エシェリヒア・コリー（*Escherichia coli*）が代表種である。

腸内細菌としての一般性状を有し，普通寒天培地に37℃でよく発育し，灰白色，円形，不透明，光沢のある湿潤な集落を形成する。ブドウ糖，乳糖を分解して酸とガスを産生する。分類は表9－1に示した生化学的性状により行うが，簡単にはIMViC system[1]（p.111参照）といって，インドール産生（*E.coli*は＋），メチルレッド（MR）反応（＋），VP反応（－），C源としてのクエン酸塩（citrate）の利用（－）の4つを比較して分類することもできる。

大腸菌は通性嫌気性で通常周毛性のべん毛を有するが，*Shigella*に似てべん毛を有せず，ブドウ糖から酸はつくるがガスは産生しないものをAlkalescens-Dispar groupと呼んでいる。Alkalescensは乳糖非分解，Disparは遅れて分解するという意味である。共に膀胱炎や胃腸炎の原因となる。また，IMViC systemに出てくる*Klebsiella, Enterobacter, Citrobacter*はcoliform groupと呼ばれている。

培養菌は室温で数週間，土や水の中で数か月生存するが加熱に対しては，55℃1時間，60℃15分で死滅し，消毒薬に対しても比較的弱い。

（2）病原性

大腸菌は本来ヒトまたは動物の常在菌であるため，病原性はないといわれてきたが，1945年頃から乳幼児の下痢症から特殊な大腸菌が検出される例が報告され，血清型判別法の確立とともに一定の菌が存在することが判明し，これが成人にもあることが明らかになった。これらをまとめて行政上では病原大腸菌と呼んでいるが，この名称は最初に発見された狭義の病原大腸菌（enteropathogenic *E. coli*：EPEC）に由来し，その後新しい菌が見つかってきて，現在ではこれらの

すべての型を一括して下痢原性大腸菌という場合が多い。現在わかっているのは次のとおりである。

　a.　腸管毒素原性大腸菌（enterotoxigenic *E. coli*：ETEC）

　b.　腸管細胞侵入性大腸菌（enteroinvasive *E. coli*：EIEC）

　c.　腸管出血性大腸菌（enterohemorrhagic *E. coli*：EHEC）

　d.　腸管病原性大腸菌（enteropathogenic *E. coli*：EPEC）

　e.　腸管凝集付着性大腸菌（enteroaggregative *E. coli*：EAggEC）

　f.　均一付着性大腸菌（diffusely adherent *E. coli*：DAEC）

以下，これらの概略を述べる。

　a.　腸管毒素原性大腸菌（ETEC）　　1968年頃から大腸菌しか分離されないのにコレラと似た下痢症がインドや米国で発生し，その原因は大腸菌がコレラ様毒素であるエンテロトキシンを産生していることによることがわかった。その毒素はブタに下痢症を起こすものと同じであることがわかり，これには，60℃10分で失活する易熱性の毒素LTと100℃30分でも破壊されない耐熱性の毒素STとがあることが判明した。これに感染しコレラと同様に小腸上部で増殖し，菌が$10^7 \sim 10^8/$mlになるとコレラ様の下痢を起こし，30時間ぐらい持続する。水や食物から感染して集団発生する旅行者の下痢はこれによる場合が多い。

　b.　腸管細胞侵入性大腸菌（EIEC）　　潜伏期は2日くらいで，腹痛，発熱，血便，しぶり腹など臨床的には赤痢菌の症状によく似ている。感染部位は大腸粘膜で潰瘍の形成も認められる。他の大腸菌と異なる点は，運動性のないものが多いことと乳糖非分解のものが多いことである。

　c.　腸管出血性大腸菌（EHEC）　　1982年に米国やカナダで広い範囲に及ぶ食中毒が発生した。症状は出血性大腸炎と溶血性尿毒症症候群（hemolytic uremic syndrome：HUS）を伴うもので，原因菌として*E. coli* O157：H7が検出された。この病原因子は志賀赤痢菌が産生する志賀毒素（Shiga toxin）と同じベロ毒素（vero toxin）[*2]（p.111参照）によるものである。この毒素は分子量38,000の易熱性タンパク毒素で，このベロ毒素を産生することから，EHECはVTEC（vero toxin producing *E. coli*）と呼ばれることもある。

　d.　腸管病原性大腸菌（EPEC）　　特定の毒素は産生せず，しかし下痢の原因となり，培養細胞へ付着し，細胞の変性をもたらすものを腸管病原性大腸菌（EPEC）と呼んでいる。この細胞への付着はattaching and effacing（A/E）と呼ばれ，腸管上皮細胞の絨毛を破壊する。

　e.　腸管凝集付着性大腸菌（EAggEC）　　細胞への凝集塊となって付着する性質を示すもので，自発凝集をする，血液凝集性がある，特殊な線毛をつくるなどの性質がある。また，ETECの毒素とは別種の耐熱性の腸管毒（EAST）を産生する。

　f.　均一付着性大腸菌（DAEC）　　細胞全体に均一に付着する性質の菌で，乳児の下痢症の原因となっている。不明確な点が多く，EPECの中に加える人もいる。

（3）診断と治療

　大腸菌はO，K，Hの3種の抗原の組み合わせにより分類する。現在O抗原数170，K抗原数100，H抗原数56の型が知られているが，H抗原は病原性を示さないことが多いので記載しないことが多い。

　病原性を有する大腸菌はこれらの血清型で区別され，診断にも利用される。これらの大腸菌とO

表9－2　各種腸管病原性大腸菌と血清型との関係

大腸菌	O　血　清　型
ETEC	O6, O8, O11, O15, O20, O25, O27, O49, O63, O73, O78, O85, O114, O115, O126, O128, O148, O149, O153, O159, O166, O167, O168, O169, O173
EIEC	O6, O7, O28 ac, O29, O112 ac, O115, O121, O124, O135, O136, O143, O144, O152, O159, O164, O167
EHEC	O1, O2, O6, O8, O18, O20, O25, O26, O28, O36, O45, O48, O55, O63, O64, O65, O71, O74, O111 ab, O113, O117, O121, O157
EPEC	O26, O55, O86, O111, O114, O119, O125 ae, O126, O127, O128, O142, O158
EAggEC	O3, O15, O44, O55, O77, O86, O111, O126, O127

血清型との関係を表9－2に示した[1]。その他の診断は腸内細菌科のそれに準ずる。

　治療には，スルホンアミド剤，ナリジクス酸などの化学療法剤とテトラサイクリン，アミノベンジルペニシリン系，セファロスポリン系，ストレプトマイシン，カナマイシンなどの抗菌薬とが使用される。

3）赤痢菌属

（1）一般性状

　赤痢菌属（シゲラ *Shigella*）の名称は最初の発見者，志賀潔（1898）から *Shigella*（*S. dysenteriae*，志賀赤痢菌，A亜群）と命名され，その後これ以外の菌も発見され（*S. flexneri*，B亜群，*S. boydii*，C亜群，*S. sonnei*，D亜群），現在ではこれらを合わせて4種（亜群）からなっている。大腸菌とは生化学的性状（表9－1）や形態学的な面で違いはあるもののきわめて近縁で，分類学的には大腸菌の一種と考えられている。べん毛，莢膜はなく，普通寒天培地でよく発育し，集落は大腸菌に比べて小さく，透明，円形，湿潤，中央部はややふくらんでいて，*Salmonella* の集落とも似ているが，やや透明度と青味が少ない。加熱，消毒薬には弱く，55℃30分，60℃10分，1％石炭酸水15～30分，5～10％アルコールで数分間で死滅する。

（2）病原性

　Shigella に属する菌はすべて細菌性赤痢（bacillary dysentery）の原因となり，宿主はヒトおよびサルである。経口感染して大腸に達するとその上皮細胞に付着し，増殖して細胞を破壊し，潰瘍を形成するが，菌はこの粘膜上皮細胞にとどまりチフス菌のように腸管壁を破って血中にまで侵入することはない。しかし，*Salmonella* やコレラ菌よりも 10^3 ～ 10^5 というずっと少ない菌量で感染が成立することが知られている。

　志賀赤痢菌の産生する毒素はマウスに対する致死活性，ベロ細胞（Vero cell），ヘラ細胞（HeLa cell）への細胞毒性，ウサギ腸管での液体貯留などがあることがわかっている。この毒素をShiga toxin といい，前述した大腸菌の出す毒素は志賀毒素様毒素（Shiga-like toxin）と呼ばれる。これらはほぼ同じものと考えられているが，抗原性の異なるものがあることが知られ，それらをShiga-like toxin 1，2（vero toxin 1，2）と呼んでいる。Shiga toxin はA，Bのサブユニットからなり，

分子量はＡが約30,000，Ｂが約5,000で，vero toxinとともに真核細胞の60Sリボソームに作用し，そのリボソームRNAを切断し，タンパク合成を止める作用がある。

（３）診断と治療

細菌学的診断は便から菌を分離して行うが，その他のことは腸内細菌科で述べた方法に準ずる。

治療は，日本で分離されるこの菌の大部分は３剤以上の抗菌薬に耐性を示す多剤耐性菌であるため，注意を要する。この耐性はＲプラスミド[*3]により説明されるが，単剤耐性菌のＲプラスミドの保有率は低く，３剤および４剤耐性菌のＲプラスミド保有率は80％以上に及んでいる。したがって，薬剤耐性菌が存在するため，治療にあたってはこれらを考慮して行う。通常ナリジクス酸，カナマイシン，アンピシリン，コリスチンを用いるが，単独では効果を上げにくいので２剤併用するとよい。最近はホスホマイシン，オフロキサシンなどのニューキノロン系の薬剤が用いられている。

４）サルモネラ属

（１）一般性状

サルモネラ（*Salmonella*）属のうち，最も早く病原菌として認められたものは腸チフス菌（1880）で，その後ゲルトネル腸炎菌（1885），ネズミチフス菌（1890）などが分離された。分類はKauffmannとWhiteにより確立されたが，最近，生化学的性状（表９－１）やDNA相同性から血清型の間には独立した種として扱えるほどの差はみられないため，*choleraesuis* 1種に統一することになった。そして，従来亜属（subgenus）として扱われていた菌群を新分類ではそのまま亜種（subspecies：subsp.）として表記するようになった。また，Le Minor（1986）とReeves（1981）の追加を経て，サルモネラ属に *S. choleraesuis* および *S. bongori* の２菌種が置かれ，前者はさらに６つの亜種に分けられた。しかし，種名 "*choleraesuis*" が血清型名の "Choleraesuis" と混同されやすいという弊害が発生したため，Le Minor と Popoff（1987）は種形容語を "*enterica*" に変更すること

＊1 **IMViC system**：インドール（indol）産生能試験，メチルレッド（methyl red：MR）反応試験，VP（フォーゲス・プロスカウエル Voges-Proskauer）反応試験，クエン酸塩（citrate）利用能試験のこと。各々の頭文字をとったもので，ｉはゴロ合わせのために入った。大腸菌はこの順に（＋＋－－）または（－＋－－），*Klebsiella* は（－－＋＋または＋－＋＋），*Enterobacter* は（－－＋＋），*Citrobacter* は（－＋－＋）または（＋－－＋）と反応する。インドールはトリプトファンから由来し，MRは酸の生成を確認（赤色）し，VP反応はアセチルメチルカルビノールの産生を，Ｃはクエン酸ナトリウム培地（シモンズ培地）で増殖の有無を確認する。

＊2 **vero toxin（VT）**：Vero細胞というサルに由来する株化細胞に作用する毒素のこと。

＊3 **プラスミド**：細菌は自分の遺伝物質としてのDNAを染色体にもっているが，多くの細菌は染色体以外にもずっと小さいDNAを細胞質の中にもっていることが知られている。この遺伝因子は複製によって安定に子孫に受け継がれていく。このような細胞質性の遺伝因子をプラスミドと呼んでいる。これは菌の生存のために必要でないが，菌の性状を与えるものとして重要な働きをしている。Ｒプラスミドもこの一種であり，最近では遺伝子操作のベクターとしても利用されている。

表9−3　サルモネラ属の分類

種	亜　種	略称（生物群）
S. enterica	*S. enterica* subsp. *enterica*	I
	S. enterica subsp. *salamae*	II
	S. enterica subsp. *arizonae*	III a
	S. enterica subsp. *diarizonae*	III b
	S. enterica subsp. *houtenae*	IV
	S. enterica subsp. *indica*	VI
S. bongori		V

を提案した。

この命名は問題が残されたが，2005年に国際裁定委員会の見解が発表され，表9−3に示す分類が採用された。

このうち，ヒト，家畜，家禽(かきん)から得られる菌の大部分はIとIII aに属し，他の菌群は食品，爬虫類，河川水，下水などに由来し，ヒトに病原性はない。

この分類から表記すると，血清型まで含めたサルモネラは*Salmonella enterica* subsp. *enterica* serovar Typhimurium（ネズミチフス菌）のようになるが，日常の記載には不便であることから*S.* Typhimurium（血清型名は頭文字を大文字にする）のような表記も認められている。

60℃10〜20分，5％石炭酸水5分で死滅するが，亜セレン酸塩，胆汁酸塩，ある種の色素（brilliant green，neutral redなど）に対する抵抗性が強いため，これらのものを入れて増菌培地や選択分離培地として使用される。他の性状は腸内細菌科に準ずる。

（2）病原性

*Salmonella*は細胞侵入性をもった菌であり，それは大型のプラスミドが関係しているようであるが詳細はわかっていない。サルモネラ・タイフィ（*S. Typhi*；腸チフス菌）やサルモネラ・タイフィムリウム（*S. Typhimurium*；ネズミチフス菌）は細胞内寄生性の菌としてマクロファージに取り込まれてもその中で増殖し，やがてこの食胞を壊し，次いで細胞をも破壊する性質をもっている。この増殖に関係した遺伝子phoP，phoQが知られている。*S. Typhi*は古くからN−acetylglucosamine uronic acidよりなる多糖体性の莢膜中にあるVi抗原が病原性と関連のあることが知られている。

食中毒を起こすものとして，サルモネラ・エンテリティディス（*S. enteritidis*；ゲルトネル腸炎菌），*S. typhimurium*, *S. newport*, *S. litchfield*, *S. agona*, *S. infantis*, *S. virchow*などが知られている。

腸チフスは主として*S. Typhi*が原因となり起こるが，これよりはやや病原性が弱い*S. paratyphi* Aも含めていう場合が多い。サルモネラの中で最も病原性が強いため（菌血症を起こす），診断，治療はこの菌についていう場合が多い。他は腸内細菌科に準ずる。

（3）診断と治療

腸チフスは発病後，1週間は血中からの菌の検出率が高い（80％以上）が，第2週以後は尿と屎(し)（大便）から培養を行う。分離された菌はVi抗原を有しているのでためし凝集反応を行う。第3週以後は血中の抗菌抗体が上昇するので，菌を抗原としてWidal反応という凝集反応を行う。

治療はクロラムフェニコール，アンピシリン，スルファメトキサゾール−トリメトプリム合剤（ST合剤），ニューキノロン系のトスフロキサシンなどが使用されるが，副腎皮質ホルモン製剤（ス

テロイド薬）を併用することが多い。

5）エルシニア属

（1）一般性状

エルシニア属（*Yersinia*）でヒトに病原性を示すものは，エルシニア・ペスティス（*Yersinia pestis*；ペスト菌），エルシニア・エンテロコリティカ（*Y. enterocolitica*；腸炎エルシニア），エルシニア・シュードツベルクローシス（*Y. pseudotuberculosis*；偽結核菌）で，病原性はペスト菌が最も強く，腸炎エルシニアが最も弱く，食中毒の原因菌となっている。これらは動物寄生性で動物が感染源となる。これらの特徴としては増殖温度が 4 ～43℃と広い範囲にわたり，最適温度は27～30℃のものが多い。ペスト菌以外は25℃の培養で運動性があり，増殖にカルシウムを必要とし，病原性をみる 1 つの指標になっている。ペスト菌はべん毛がなく，莢膜も有しないが37℃で培養すると菌体の周囲に膜様のエンベロープ（envelope）が認められ食菌作用に抵抗する。この菌の抵抗性は弱く，直射日光で 1 ～ 4 時間，55℃または0.5％石炭酸水10～15分間で死滅する。しかし寒冷に対しては抵抗性が強い。その他の性状は腸内細菌科に準ずる。

（2）病原性

Yersinia の病原性は染色体とプラスミドの両方の遺伝子に支配されている。プラスミドでは70kbほどの大きさをもったpYVが知られているが，これがなくなると病原性は消失する。ペスト菌と偽結核菌のプラスミドは同じで，腸炎エルシニアは50％ほどの相同性がある。このプラスミドの性質はカルシウム依存性の増殖，VW抗原（チフス菌のVi抗原に相当）の出現，外膜タンパク（YadA，YlpA）の出現，一群の分泌タンパク（YOPs）の出現などが知られている。YOPs（*Yersinia outer membrane proteins*）はこのプラスミド上遺伝子によりつくられ，外部に分泌される一群のタンパク質で11種類ある。その働きは細胞毒性を発揮したり（YopE），抗食作用（YopH）を示したりする。

腸炎エルシニアはヒトには主として回腸末端炎，腸間膜リンパ節炎，虫垂炎などを起こすが，下痢を伴う胃腸炎，敗血症や続発性としての関節炎，結節性紅斑などもみられる。

（3）診断と治療

ペストは腫瘍部の組織液，血液，喀痰^{かくたん}などから菌の分離，偽結核菌はホルマリン死菌（OH抗原）が診断用抗原として用いられ，腸炎エルシニアは発育は腸内細菌科で述べたことよりも遅いが一般的にはこれに準じて行う。

治療はテトラサイクリン，セファロスポリン系，アミノ配糖体系抗菌薬が有効である。

6）その他

前述したもの以外で腸管へ感染する微生物は，ビブリオ属（コレラ菌，非O1コレラ菌，腸炎ビブリオ），エロモナス属，プレシオモナス属，バシラス属（セレウス菌），リステリア属，クロストリジウム属（ボツリヌス菌，ウェルシュ菌），カンピロバクター属，ヘリコバクター属（ピロリ菌），ブドウ球菌属，A群溶血性連鎖球菌（化膿連鎖球菌），A型およびE型肝炎ウイルス，ノロウイルスのほか，赤痢アメーバ，クリプトスポリジウム，ジアルジアなどの原虫，各種寄生虫などがある。

2.　呼吸器への感染をみる疾患

　呼吸器系は鼻腔，咽頭，喉頭の上気道（upper respiratory tract），気管，気管支の下気道（lower respiratory tract）および肺（lung）をさし，これらの器官に起こった非特異的炎症を呼吸器感染症（respiratory tract infection：RTI）という（図9－1）。上気道感染症には鼻炎，咽頭炎，喉頭炎，扁桃炎など，下気道感染症には急性気管支炎，慢性気管支炎，気管支拡張症，肺気腫，びまん性汎細気管支炎などがある。肺では肺炎，間質性肺炎，混合型肺炎などがある。感染経路の主なものは大気中の病原菌の吸入や病原菌の存在する自己の鼻咽喉分泌物などの吸引などによって起こる。代表的な呼吸器感染症の原因細菌について記述する。

1）レジオネラ属

（1）一般性状

　レジオネラ属（*Legionella*）には現在，43菌種が含まれているが，ヒトに感染症を起こすことが明らかになっているのは20菌種である。そのうち，臨床的に最も分離頻度が高く，重要な菌種はレジオネラ・ニューモフィラ（*L. pneumophila*）であり，15の血清型に分類されている。グラム陰性の短桿菌でべん毛を有する。細胞内増殖性で好中球やマクロファージなどの食細胞内で増殖する。土壌中や河川や湖，沼などの自然界に広く生息しており，微細な水滴や粉塵とともにエアロゾル状態となって，直接ヒトに飛沫感染[*1]（p.121参照）を起こしたり，空調器を通じて室内の空気を汚染したりする。また，自然界だけではなく，一般の建物の空調冷却塔水，給水，給湯，室内で使用される加湿器などの水環境中でも生息可能であり，感染源になりえるので十分な注意が必要である。最近では温泉や循環式風呂などにおいて肺炎発症患者の報告がある。また，院内感染[*2]（p.121参照）として肺炎の原因菌の1つである。普通の消毒薬で容易に殺菌されるが塩素系の消毒薬に対して耐性を獲得しやすいと考えられている[1]。

（2）病原性

　*Legionella*による感染症には肺炎型（*Legionella* pneumonia）と非肺炎型で発熱を主症状とするポンティアック熱（Pontiac fever）がある。肺炎型は全身倦怠感，筋肉痛，頭痛，咳などの不定症状を呈し，次いで発熱，悪寒，肺炎症状が出現し，急激に症状が進行し，呼吸不全などを起こす重症肺炎である。特に高齢者や基礎疾患のある場合は日和見感染[*3]（p.121参照）と考えられている。これに対

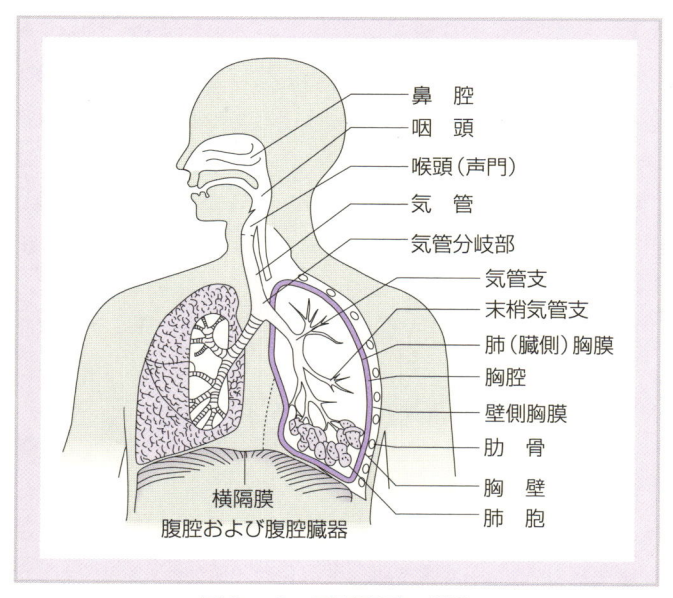

鼻　腔
咽　頭
喉頭（声門）
気　管
気管分岐部
気管支
末梢気管支
肺（臓側）胸膜
胸腔
壁側胸膜
肋　骨
胸　壁
肺　胞
横隔膜
腹腔および腹腔臓器

図9－1　呼吸器系の構造

してポンティアック熱は発熱，悪寒，頭痛，筋肉痛などの症状を示すが，一過性で回復が早い。ヒトからヒトへ感染したという報告はない。

（3）診断と治療

患者より採取した肺組織，胸水，経気管吸引物，喀痰，血液などの検査材料を BCYE-α 寒天平板培地で分離培養し *Legionella* を検出するほか，患者血清中の本菌に対する抗体価を測定する。最近では PCR 法を用いた遺伝子診断や感染初期には尿中にレジオネラ抗原が排泄されるので，抗原を検出することによる抗原診断が行われている。

Legionella は細胞内増殖菌[*4]（p.121参照）であることから，治療薬としては細胞内移行性や肺組織移行性のよい抗生物質が有効でマクロライド系，テトラサイクリン系，ニューキノロン系抗菌薬やリファンピシンなどが用いられている。β-ラクタム系抗菌薬は細胞内移行性が悪いことと *Legionella* が β-ラクタマーゼ（β-lactamase）[*5]（p.121参照）を産生するため無効である。

2）百日咳菌

（1）一般性状

百日咳菌（ボルデテラ・パータシス *Bordetella pertussis*）は偏性好気性のグラム陰性短桿菌で，単在したり，2個対になったり，多数集まるなど多様性がある。べん毛，芽胞はなく，カタル期の患者より分離された新鮮分離菌は莢膜，線毛（Ⅰ相菌）[*6]（p.121参照）をもつ。病原因子として重要なものは，百日咳毒素（pertussis toxin：PT）と線維状赤血球凝集素（filamentous hemagglutinin：FHA）である。本菌の抵抗性は比較的弱く，55℃30分の加熱処理で死滅する。

（2）病原性

百日咳菌は FHA を介してヒトの気道粘膜の上皮細胞に吸着し増殖する。増殖した本菌が PT を産生し，発症させる。乳幼児（生後1〜2年）が最も感染しやすい。臨床像としては，カタル期，発作期，回復期の3期に分けられる。潜伏期は5〜21日であるが10日以内に発病することが多く，まず，微熱，鼻水，くしゃみ，軽い咳を伴う感冒様の症状を呈する（カタル期）。この時期は他人への感染を起こしやすい時期でもある。その後，次第に吹笛様吸気と呼ばれる特徴的な症状を伴う咳が起こる。咳の間は呼吸ができないために酸素欠乏状態になり，重症の場合は低酸素血症のために痙攣を起こす。白血球増多，リンパ球増多も伴う（発作期）。その後次第に普通の咳になり，軽快し，治癒する（回復期）。感染は患者からの飛沫感染や患者との接触感染で伝播される。予防としては，百日咳・ジフテリア・破傷風混合ワクチン（DPT）や DPT に不活化ポリオワクチン（IPV）を追加した DPT-IPV（4種混合ワクチン）を生後3か月以上90か月未満の乳幼児に4回の予防接種を実施する。

（3）診断と治療

検査材料としてカタル期の患者の鼻咽頭拭い（ぬぐ）液を，ボルデー・ジャング平板培地で分離培養し，本菌を検出する。また，患者の咳を平板培地に吹きつけさせる咳嗽（がいそう）平板法（cough plate 法）がある。本菌の分離はカタル期が最も容易であり，発病4週間以後の分離は困難である。本菌は粘膜感染を起こすが上皮細胞内には侵入しないので，患者の血中からは分離されない。

治療薬としてはマクロライド系抗菌薬が用いられている。抗菌薬はカタル期に投与された場合には症状の軽減の可能性があるが，発作期においては本菌の菌数の減少や他の細菌性二次感染の予防

に効果がある。咳発作時には気管支拡張薬と去痰薬および鎮咳薬を投与する。また，酸素欠乏状態のみられる患者には酸素吸入が必要となる[2]。

3）インフルエンザ菌

（1）一般性状

インフルエンザ菌（ヘモフィルス・インフルエンザ *Haemophilus influenzae*）はヒトや哺乳動物の口腔や上気道に常在している。ヘモフィルスとは血液を好むという意味で，その名前のとおり血液中に含まれる発育因子である耐熱性V因子（ヘミン）と易熱性X因子（ニコチナミドアデニンジヌクレオチド：NAD，ニコチナミドアデニンジヌクレオチドリン酸：NADP）を必要とする。通性菌で，5〜10％CO_2培養で発育が促進される。グラム陰性の小短桿菌であるが，球状，線維状になり多形態性を示す。べん毛はなく芽胞も形成しない。病原因子として抗貪食作用を示す莢膜があり，その抗原性によってa〜fまで6血清型に分類されており，その型の中でb型が病原性を示すインフルエンザ菌の95％を占めている。また，粘膜免疫として重要な免疫グロブリンA（immunoglobulin A：IgA）を分解するプロテアーゼを産生している。本菌の抵抗性は低く，消毒薬や乾燥に対して弱く，55℃30分で死滅する。

（2）病原性

インフルエンザ菌は呼吸器感染症以外に髄膜炎，菌血症[*7]（p.121参照），関節炎，副鼻腔炎，中耳炎などを引き起こす。呼吸器感染症としては，6歳以下の幼児肺炎の主な原因菌で，発熱，悪寒，鼻水，頭痛などの症状を呈し，頻呼吸を伴う。肺炎患者の約20％は髄膜炎を併発するといわれている。成人，特に高齢者の場合は慢性気管支炎などの急性増悪の原因菌，また3〜18か月齢の乳児に多発する髄膜炎の原因菌としても重要である。患者の鼻腔内分泌物の飛沫によって感染する。

（3）診断と治療

患者からの喀痰，咽頭粘液，髄液，血液などの検査材料を直接グラム染色により短桿菌を確認するとともに，検査材料をチョコレート寒天平板培地で培養して本菌を検出する。さらに，X因子，V因子要求性試験を行う。治療薬として以前はアンピシリンをはじめとするペニシリン系抗菌薬が多用されていたが，本菌分離株の20％以上がβ-ラクタマーゼを産生するため耐性化し，その治療効果が期待できなくなってきた。β-ラクタマーゼを産生しないが，アンピシリンに耐性化した菌株（β-lactamase negative ampicillin resistant：BLNAR）が出現している。現在はセファロスポリン系，ニューキノロン系抗菌薬が使用されている。

4）ジフテリア菌

（1）一般性状

ジフテリア菌（コリネバクテリウム・ジフテリエ *Corynebacterium diphtheriae*）は，グラム陽性桿菌で棍棒状，棚状などの多形態性で特徴的な菌の配列を示す。菌体内に異染小体といわれる顆粒がある。べん毛，芽胞および莢膜はない。病原因子として強力なジフテリア毒素（diphtheria toxin；外毒素exotoxin）を産生するが，この毒素は熱に不安定で，酸化で容易に破壊される易熱性タンパク質である。本菌の抵抗性は比較的弱く，58℃10分の加熱で死滅し，通常の消毒薬によっても容易に殺

菌される。しかし，偽膜（pseudomembrane）内の菌は68℃１時間の加熱でも生存する。また，唾液や水中などでは数日〜10数日間は感染力を有するといわれている。

（2）病原性

ジフテリアは２類感染症に分類されており，主として小児にみられる疾患である。本菌に対する感受性は個体の保有する毒素に対する抗体価に関係があり，好発年齢は２〜10歳で，特に母子免疫の消失する２〜３歳くらいで多発する傾向がみられる。感染は飛沫感染により，扁桃，咽喉，気管などの上気道粘膜を侵し，その局所で増殖し，産生した毒素が局所粘膜組織の壊死を起こし，壊死部位に灰白色の偽膜が形成される。菌は血中には移行することはないが，毒素は血中に入り，全身的な中毒症状として多臓器障害を起こす。この毒素は末梢神経と親和性を有しており，合併症として心筋を障害することによる心臓麻痺による死亡，また，四肢筋，眼筋，呼吸筋などが麻痺するジフテリア後麻痺がある。予防にはDPT ３種混合ワクチンなどが乳幼児に接種されている。

（3）診断と治療

患者の偽膜片や鼻咽喉病変部分泌液などの検査材料を直接グラム染色，ナイセル染色によって異染小体の存在を確認する。同時に亜テルル酸加血液寒天培地で分離培養し，菌の同定を行う。治療は抗毒素血清療法と抗菌薬による化学療法との併用療法が望ましい。血清療法は発病早期には効果が認められるが，ジフテリア後麻痺には無効である。また，発症後３日以上経つと血清療法は無効である。さらに，現在の治療用抗毒素血清はウマにトキソイドや毒素を投与して得られた高度免疫血清であるため血清病[*8]（p.121参照）が心配される。化学療法はペニシリン系，セファロスポリン系，マクロライド系抗菌薬が有効であるが，これらは菌のみに作用するだけで毒素には効果はない。

５）結核菌

（1）一般性状

結核菌（マイコバクテリウム・ツベルクローシス *Mycobacterium tuberculosis*）はグラム陽性桿菌で，べん毛，芽胞，莢膜はなく，菌体は棍棒状，分枝状などの多形態性を示す。抗酸性を示し，アニリン色素に染まり難いが，一旦染色されると酸，アルカリ，アルコールによって脱色されない特性を有している。したがって，抗酸菌と呼ばれている。乾燥，熱，消毒薬に対して強い抵抗性を示す。乾燥では喀痰内では長期間生存する。熱に対しては60℃30分，100℃で５分以上の加熱処理にも耐え，５℃でも１か月以上生存するといわれている。消毒薬では５％クレゾールや純アルコールにはそれぞれ５分間耐える。喀痰内に存在する場合はさらに強く耐える。逆性石けん液は全く消毒効果がない。一方，日光にはかなり弱く，直射日光では，20〜30分で死滅する。また，殺菌灯（紫外線）にさらすと数分間以内に死滅する。

（2）病原性

病原性としてはヒトに結核症を起こし，肺結核の頻度が最も高い。結核患者の咳などによって飛散する飛沫核に含まれる結核菌が飛沫感染，空気感染[*9]（p.121参照）によって経気道的に感染するが，まれに経皮的あるいは経口的に感染することもある。経気道的に感染した結核菌は肺胞に到達すると，主として食細胞であるマクロファージに貪食されるが，本菌は細胞内増殖性菌であるため食細胞に貪食されても細胞のもつ殺菌作用に抵抗して増殖し，周囲の細胞に感染し，病巣が拡大し

ていく。肺結核以外には結核性胸膜炎，結核性髄膜炎，腸結核，腎結核，関節結核などを起こす。近年，病院や老人医療施設などにおいて，医療従事者による院内感染が発生している。また，多剤耐性結核菌による感染が増加している。

（3）診断と治療

　検査材料として患者の喀痰，咽頭粘液，胃液，膿分泌物，尿，髄液などを塗抹染色し，本菌の存在を確認する。また，検査材料を水酸化ナトリウム液で前処理を行い，検査材料中に存在する雑菌を除き，3％小川培地に接種して分離培養し，さらに，各種性状を調べて鑑別同定を行う。最近では遺伝子診断法も利用されるようになってきている。治療は抗結核薬による化学療法が中心であるが，内科的療法が不可能な場合には外科療法も併用される。最近はリファンピシン，イソニアジド，ストレプトマイシンにピラジナミドを加えた4剤を6〜9か月間投薬する併用療法が行われている。治療の中断による結核菌の耐性化を防ぐために，患者が抗結核薬をきちんと服用していることを確認しながら投薬を行う，DOT（directly observed therapy）が必要であると考えられている。

6）マイコプラズマ属

（1）一般性状

　マイコプラズマ（*Mycoplasma*）は人工的な培地（無細胞培地）で培養できる最小の微生物で，そのコロニーの形態は他の細菌ではみられない特徴のある目玉焼き状，乳首状などを呈する。一般細菌が有する細胞壁をもたず，細胞質は3層の柔軟な細胞膜に包まれている。このため，本菌の形態は球状，環状，らせん状など多形態性となる。また，細胞壁がないためペニシリン系やセファロスポリン系抗菌薬などのβ-ラクタム系抗菌薬に耐性である。グラム陰性菌であるが，ギムザ染色には染まる。抵抗性は比較的弱く，50℃30分で不活化される。また，中和抗体によりウイルスと同じように不活化され，発育が阻止される。−20℃の条件下では長期間生存が可能である。

（2）病原性

　ヒトから分離される*Mycoplasma*の中では，マイコプラズマ・ニューモニエ（*M. pneumoniae*）が重要で，マイコプラズマ肺炎を起こす。病原因子としては本菌が気管支上皮細胞への付着に関与するタンパク（P1タンパク）や菌自体が産生する活性酸素（H_2O_2, O_2^-）などが考えられている[3]。マイコプラズマ肺炎は小児，学童，若年成人に多く発症し，乳幼児や高齢者の発症はまれである。不顕性感染[*10]（p.121参照）の場合もあるが，10〜14日間程度の潜伏期後，肺炎，気管支炎，咽頭炎を起こし，発熱や夜間睡眠障害を起こすほどの激しい咳が長期間続くのが特徴である。4年ごとに周期的な流行がみられ，その発生は大流行の形式をとらず，小地域，小集団など散発的に発生する。マイコプラズマ肺炎は濃厚な飛沫感染によってヒトからヒトに伝播する。また，髄膜炎，脳炎，ギラン・バレー（Guillain-Barré）症候群などの中枢神経障害や溶血性貧血，発疹，肝機能障害などの合併症があり，これらは*M. pneumoniae*の脂質成分により宿主体内に抗体が産生され，それが神経組織の脂質と反応を起こす自己免疫疾患と考えられている。

（3）診断と治療

　検査材料として患者の咽頭拭い液や喀痰をPPLO寒天培地に接種して，分離培養後，各種性状を調べて鑑別同定を行う。最近では遺伝子診断法も利用されるようになってきている。また，感染後

　2〜3週間で抗体の上昇が認められるので，この血清抗体価の上昇を測定する血清学的診断法も行われている。治療ではテトラサイクリン系，マクロライド系抗菌薬の投与が有効である。また，咳や発熱などの臨床症状を軽減するために去痰薬，解熱薬などを投与する。特に，小児で脱水症状がある場合は適切な輸液療法を行う。マイコプラズマ肺炎は，その確定診断までにかなりの日数を要するため，一般の急性呼吸器感染症として，その第一選択薬であるペニシリン系やセファロスポリン系抗菌薬が投与されることが多い。しかし，*M. pneumoniae*は細胞壁をもたないため，ペニシリン系，セファロスポリン系などの細胞壁合成阻害薬は無効であり，臨床症状を悪化させる要因となっている。

7）モラクセラ・カタラーリス

（1）一般性状

　モラクセラ・カタラーリス（*Moraxella catarrhalis*）はグラム陰性の双球菌で，べん毛や芽胞はもたないが患者の喀痰から分離された菌株では莢膜と線毛を有していることが多い。好気性条件下でよく発育し栄養要求性はないが，血液成分を加えるとさらに発育がよくなる。カタラーゼやオキシダーゼを産生する。現在，患者より分離されている本菌の80〜90％はβ-ラクタマーゼを産生する。

（2）病原性

　*M. catarrhalis*はヒトの口腔，鼻咽喉の常在菌であるが，急性・慢性気管支炎，副鼻腔炎や中耳炎さらに肺炎，髄膜炎などの呼吸器感染症を引き起こし，現在，呼吸器感染症の主要原因菌として，全原因菌の10〜15％を占めている。特に，易感染者（コンプロマイズドホスト）[*11]（p.121参照）における日和見感染症として発症することが多い。本感染症は飛沫感染でヒトからヒトへ感染する。患者の喀痰中や膿性鼻汁中で好中球に食菌されているグラム陰性双球菌は*M. catarrhalis*と考えられる。

（3）診断と治療

　検査材料として患者の喀痰，咽頭粘液，膿性分泌物，髄液などを塗抹，グラム染色後，*M. catarrhalis*，好中球やマクロファージなどの炎症細胞および貪食像を確認し，その後分離培養を行い，各種性状を調べて鑑別同定を行う。治療薬としては本菌がβ-ラクタマーゼを産生することからβ-ラクタマーゼに安定な抗菌薬の選択が重要で，ペニシリン系ではβ-ラクタマーゼ阻害薬との配合剤，セファロスポリン系，マクロライド系，ニューキノロン系抗菌薬が有効である。また，慢性の気管支炎などでは喀痰ドレナージによる去痰を行うことも重要である。

8）肺炎球菌

（1）一般性状

　肺炎連鎖球菌（ストレプトコッカス・ニューモニエ *Streptococcus pneumoniae*）はヒトの口腔内・上気道に常在していることが多く，健康成人の6〜45％が保有していると考えられている。グラム陽性の双球菌で，べん毛，芽胞は保有しない。通性嫌気性で血液寒天培地に発育し，5〜10％のCO_2の存在で発育が促進される。また，血液寒天培地上でα溶血[*12]（p.121参照）を示す。病原因子の1つとして抗貪食作用を示す莢膜を有しており，その抗原性によって83種類の莢膜型に分類されている。莢膜型の1，2，3，4，7，8，12，19型は病原性が強いとされている。また，他の病原

因子としてニューモリシン（pneumolysin）という溶血毒を産生し，ヒト赤血球などを溶血させる。本菌は，細菌間でみられる遺伝子の移動形式として形質転換[*13]を行う。

（2）病原性

市中感染（community-acquired infections）による肺炎の原因菌として重要である。その他の感染症として慢性気管支炎，副鼻腔炎，中耳炎，髄膜炎，敗血症[*14]を引き起こす。患者からの飛沫感染により感染を起こす。S. pneumoniae によって全く健康な人が突然肺炎を引き起こすことは少なく，何らかの原因で抵抗性が低下した状態にある人が感染しやすく，また，年齢的には2歳以下の乳幼児や高齢者が重症化しやすいといわれている。65歳以上の高齢者は肺炎球菌ワクチンの接種が推奨されている。本菌の病原因子としては莢膜が最も重要で，莢膜成分である多糖体に対する特異抗体が感染防御活性をもつことから，23の異なる莢膜型からなる多価莢膜多糖ワクチンが予防に用いられている。

（3）診断と治療

患者からの喀痰，咽頭拭い液などの検査材料を直接塗抹，グラム染色をして陽性球菌を確認するとともに血液寒天培地を用いて分離培養して S. pneumoniae を検出する。さらに，血液寒天培地上で α 溶血を示す菌について各種性状を調べて鑑別同定を行う。治療薬としては，ペニシリン系抗菌薬に感受性が高く第一選択薬[*15]として投与されていたが，近年ペニシリン系抗菌薬をはじめとする β-ラクタム系抗菌薬に多剤耐性のペニシリン耐性肺炎球菌（penicillin resistant S. pneumoniae：PRSP）が増加している。これらの耐性菌による感染症の場合はカルバペネム系抗菌薬が投与されている。

9）化膿性連鎖球菌

（1）一般性状

化膿性連鎖球菌（ストレプトコッカス・ピオゲネス Streptococcus pyogenes；A群連鎖球菌）はヒトの口腔内・上気道に常在している。グラム陽性の双球菌で，べん毛，芽胞は保有しない。通性菌で血液寒天培地に発育し，5〜10％の CO_2 の存在で発育が促進される。また，血液寒天培地上で β 溶血を示す。病原因子としてストレプトリジンO（streptolysin O：SLO）とストレプトリジンS（streptolysin S：SLS）の2種類のヘモリジン（hemolysin）という溶血毒を産生し，ヒト赤血球や白血球などの細胞に対して細胞傷害性をもつ。また，多くの外毒素および菌体外酵素を産生する。外毒素としては発赤毒素（ディック毒素：Dick's toxin）がある。また，菌体外酵素としては線維素融解作用を有するストレプトキナーゼ（streptokinase），結合組織を破壊するヒアルロニダーゼ（hyaluronidase）やDNAを分解するDNA分解酵素（DNAase）などがある。本菌は莢膜を有しており，その抗原性によって80種類以上の莢膜型に分類されている。

（2）病原性

本菌はヒトの口腔内・上気道に常在しており，飛沫などを介してヒトからヒトへ経気道的に感染する。最も多いのは咽頭炎であり，冬から春にかけて多発する。2〜4日の潜伏期を経て発症し，発熱，咽頭痛，扁桃腫大が起こり，副鼻腔炎を併発することもある。また，猩紅熱，急性糸球体腎炎およびリウマチ熱や全身性の劇症型感染症を発症することもある。

（3）診断と治療

　患者からの喀痰，咽頭粘液などの検査材料を直接塗抹，グラム染色をして陽性球菌を確認するとともに血液寒天培地を用いて分離培養して本菌を検出する。さらに，血液寒天培地上で β 溶血を示す菌について各種性状を調べて鑑別同定を行う。治療薬としては，ペニシリン系抗菌薬に感受性が高く第一選択薬として投与されている。マクロライド系，テトラサイクリン系抗菌薬にも感受性がある。

＊1　**飛沫感染**：咳やくしゃみの飛沫粒子が直接経気道的に侵入し，感染症が発症することで，直接感染である。

＊2　**院内感染**：病院内で微生物に感染し惹起された感染症の総称で医療機関内において生じたすべての感染のことで，感染様式からは新規入院患者，外来患者，見舞客などによって持ち込まれた外来性院内感染と病院内にもともと存在した在来性院内感染がある。

＊3　**日和見感染**：感染抵抗力が低下した宿主において平素無害菌や弱毒菌によって引き起こされる感染症をいう。

＊4　**細胞内増殖菌**：好中球やマクロファージなどの食細胞に貪食されたあと殺菌されず細胞内で増殖する細菌。

＊5　**β-ラクタマーゼ**：β-ラクタム系抗菌薬に耐性を示す細菌が β-ラクタム系抗菌薬の β-ラクタム環を加水分解する酵素。

＊6　**I 相菌**：カタル期の患者から分離される最も病原性の強い菌で，培地にて培養すると病原性が弱くなり（II 相菌，III 相菌），最後には病原性を失った菌（IV 相菌）に変化する。

＊7　**菌血症**：細菌が血液中より検出されること。

＊8　**血清病**：異種血清成分や異種血清を生体に投与した後に副作用として起こる多彩な症状を示す疾患で免疫複合体病の１つであり，症状としてはリンパ節腫脹，蕁麻疹様皮疹，関節炎，血管炎，腎炎などがある。

＊9　**空気感染**：咳やくしゃみの飛沫粒子が乾燥し，空気中に浮遊したものが経気道的に侵入し，感染症が発症することで，間接感染である。

＊10　**不顕性感染**：病原菌に感染しているが臨床症状がほとんど認められないもの。

＊11　**易感染者**（compromised host　コンプロマイズドホスト）：感染防御力が先天的あるいは後天的な原因によって障害されて感染に抵抗性が低下した者。

＊12　**α 溶血**：細菌は種類によっては血液成分である赤血球を溶かす毒素を産生する。その毒素を溶血毒といい，この毒素を産生する細菌を赤血球を含んだ血液寒天培地で培養すると細菌の集落の周囲は赤血球が破壊されて溶血環が形成される。この溶血環が半透明で，ヘモグロビンの分解のためかすかに緑色を帯びるものを α 溶血という。また，透明になるものを β 溶血，溶血を起こさない（非溶血）ものを γ 溶血という。

＊13　**形質転換**：ある種の細菌が細胞外に放出された同種あるいは近縁菌種の染色体 DNA やプラスミド DNA を自己の細胞内に取り込んで新しい遺伝形質を発現すること。

＊14　**敗血症**：体内の臓器にある感染巣から，血流中に病原菌が侵入し増殖することによって起こる重篤な細菌感染による全身性疾患である。

＊15　**第一選択薬**：感染症の抗菌薬による治療において，最初に投薬される抗菌薬のことで，原因菌に対して抗菌力があり，副作用がないことの明らかな抗菌薬である。

3.　泌尿器への感染をみる疾患

　泌尿器系は尿道，膀胱，尿管，腎臓などの尿路をさし，これらの尿路に起こった非特異的炎症を尿路感染症（urinary tract infection：UTI）という（図9-2）。多くの場合，細菌が外尿道口から侵入して上行し膀胱や腎臓に感染を起こす。尿路感染症は尿路に感染症を起こしやすい基礎疾患の有無によって分類されており，基礎疾患を有さない場合は単純性尿路感染症，基礎疾患を有する場合は複雑性尿路感染症と呼ばれる。単純性と複雑性ではその原因菌の種類，症状，治療法も異なる。原因菌は単純性ではグラム陰性菌が多く，複雑性では多岐にわたり，多くのグラム陽性菌，グラム陰性菌が原因菌となる。臨床症状は単純性では頻尿，排尿痛，尿混濁が3大主徴で，急性に経過する。複雑性では経過は慢性で，はっきりした症状はないか，あっても弱いものであり，細菌尿や膿尿などがある。しかし，発熱，腰痛，排尿痛，頻尿などの症状を呈することがあり，このような状態を急性増悪という。診断は患者からの尿を遠心分離後，上澄み液を捨て，尿沈渣を染色し顕微鏡で観察して，菌量と菌種を調べる。さらに，分離培養し原因菌を鑑別同定する。尿路感染症は小児期，性活動期，高齢期に多い疾患の1つである。代表的な尿路感染症の原因菌について記述する。

1）尿路病原性大腸菌

（1）一般性状

　尿路病原性大腸菌（uropathogenic *Escherichia coli*）はグラム陰性桿菌で通性嫌気性。べん毛を有し，運動性がある。これらの大腸菌は尿路上皮の細胞に付着・定着し増殖するために，菌体表層に線毛をもち，尿路上皮細胞上のこれらの線毛に対するレセプターと特異的に結合する。これらの線毛はPap線毛，S線毛と呼ばれ，消化管系感染症原因大腸菌のもつ線毛とは明らかに異なる。

（2）病原性

　大腸菌は元来，ヒトや動物の腸管内に存在する常在菌であるが，異所性感染症を引き起こす細菌であり，その代表的なものが尿路感染症で，単純性尿路感染症の主要な原因菌である。

（3）診断と治療

　患者の尿検体を使用して，分離培養後，本菌を検出する。治療薬としては本菌がβ-ラクタマーゼを産生する菌株が多い

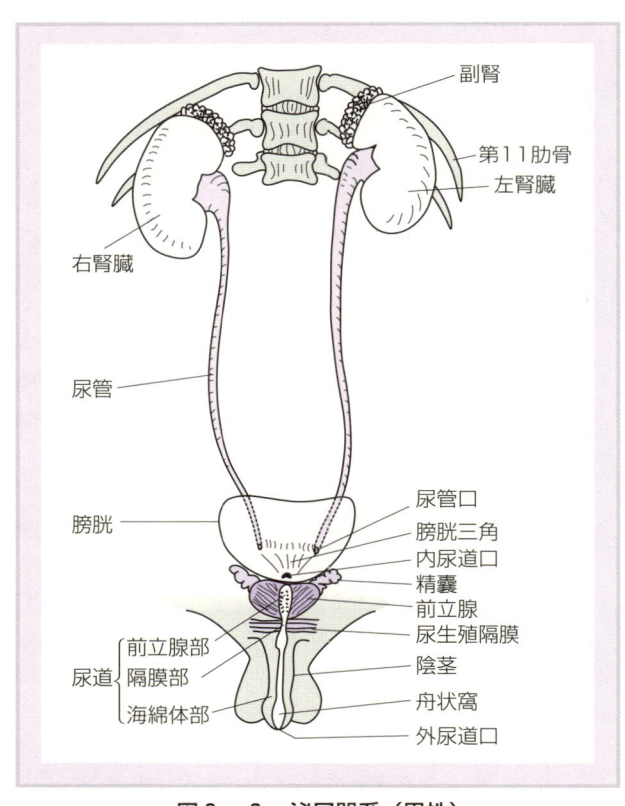

図9-2　泌尿器系（男性）

ためペニシリン系抗生物質には耐性である。セファロスポリン系，アミノ配糖体系，ニューキノロン系抗菌薬が投薬されている。

2）肺炎桿菌

（1）一般性状

　肺炎桿菌（*Klebsiella pneumoniae*）はグラム陰性桿菌で厚い莢膜を有し，べん毛はなく非運動性であるが線毛をもつ。通性嫌気性菌で普通寒天培地によく発育し，粘稠性のあるムコイド状の大きな集落を形成する。また，本菌の莢膜は耐熱性で，耐熱性K抗原として型別に利用されており，82種類のK抗原よりなっているが，尿路感染症を引き起こすのは8，9，10と24型によることが多い。

（2）病原性

　*K. pneumoniae*は，本来腸管内の常在菌であり，また，口腔内，上気道においても常在的であるため，多くの感染症の原因菌となっている。多くの臨床材料から分離されているが，尿路感染症の原因菌としての頻度が高い。また，さまざまな基礎疾患をもった患者における日和見感染症や長期抗菌薬投与における菌交代症*1，院内感染の原因菌として重要である。

（3）診断と治療

　患者の尿検体を使用して分離培養後，本菌を検出する。本菌の多くはβ-ラクタマーゼを産生し，多くのβ-ラクタム系抗菌薬に耐性である。また最近，セファロスポリン系抗菌薬を破壊する広域型β-ラクタマーゼ（extended spectrum β-lactamase：ESBLs）を産生する菌株が増加し，臨床上大きな問題となっている。ニューキノロン系，カルバペネム系抗菌薬が投与されている。

3）プロテウス属

（1）一般性状

　プロテウス属（*Proteus*）は，水，土壌などの自然界やヒトや動物の腸管内に存在している。グラム陰性桿菌の通性嫌気性菌で，莢膜はない。多数の周毛性べん毛を有しており運動性があり，普通寒天培地上でよく発育し，遊走（swarming）する性質をもっている。寒天培地上で孤立集落を形成せず，薄く寒天培地上一面に広がる。この遊走は寒天培地の濃度を高くすると（4〜6％）抑制される。

（2）病原性

　さまざまな基礎疾患をもった患者における日和見感染症の原因菌として重要で，尿路感染症，特に慢性尿路感染症や尿道に導尿用カテーテルを留置している患者での尿路感染症の原因菌となる。その要因としては，本菌はウレアーゼ(urease)を産生し，べん毛により活発に運動すること，さらに線毛による尿路粘膜への定着作用があるためと考えられている。ヒトから分離されるプロテウス

　＊1 **菌交代症**：ある感染症の病原菌を狙って長期間抗菌薬の投与を行っていると，その病原菌は死滅していくが，代わりにその抗菌薬に対して耐性の別の細菌が増殖して，新たな感染症を引き起こすこと。

属ではプロテウス・ブルガリス（*P. vulgaris*），プロテウス・ミラビリス（*P. mirabilis*）が重要である。

（3）診断と治療

　患者の尿検体を使用して，分離培養後，本菌を検出する。*P. mirabilis*は多くのβ－ラクタム系抗菌薬に感受性が高い。一方，*P. vulgaris*はβ－ラクタマーゼを産生し，多くのβ－ラクタム系抗菌薬に耐性である。治療薬としてはβ－ラクタマーゼに安定なセファロスポリン系，カルバペネム系，ニューキノロン系抗菌薬が投与されている。

4）緑膿菌

（1）一般性状

　緑膿菌（シュードモナス・エルギノーサ *Pseudomonas aeruginosa*）は河川，土壌などの自然環境，植物，病院内環境，動物などに存在する。栄養要求性は低く，栄養成分を含まないような水の中でも発育ができる細菌である。偏性好気性のグラム陰性桿菌で，菌体の端に1本のべん毛（極短毛性）をもち，運動性を有する。芽胞はない。普通寒天培地でよく発育し，色素を産生する菌株では黄緑色や蛍光色を呈する。産生する色素としては緑色のピオシアニン（pyocianin），蛍光性黄緑色のフルオレセイン（fluorescein），赤色のピオルビン（pyorubin），褐色のピオメラニン（pyomelanin）などがある。また，多糖であるアルギニン酸（alginic acid）を主成分とする莢膜を有する菌株も存在する。

（2）病原性

　*P. aeruginosa*は多くの菌体外酵素や毒素を産生しており，病原性との関連があると考えられているが，健康人に対する病原性は一般的に弱く，日和見感染症の原因菌として重要である。酵素としてはプロテアーゼ（protease），エラスターゼ（elastase），レシチナーゼ（lecithinase），リパーゼ（lipase）など，毒素としては溶血素ヘモリジン（hemolysin），エクソトキシンA（exotoxin A）などがある。また，アルギニン酸からなる莢膜を有する菌株は菌体が強固に集合したバイオフィルム（biofilm）という膜状の状態を形成することによって食細胞による貪食殺菌作用や抗菌薬に対する抵抗性を増大するため，本菌による感染症の難治化の原因となっている。尿路感染症においては複雑性尿路感染症の原因菌として重要で，重症化すると菌血症へと進展する場合もある。

（3）診断と治療

　患者の尿検体を使用して，分離培養後，*P. aeruginosa*を検出する。本菌は各種の多くの抗菌薬に耐性である。アミノ配糖体系，ニューキノロン系，カルバペネム系抗菌薬には感受性があり，治療薬として投与されているが，難治性の感染症の場合はこれらの抗菌薬の併用療法が行われる。

　しかし，これらの抗菌薬に耐性になった多剤耐性緑膿菌（multi drug-resistant *Psudomonas aeruginosa*：MDRP）が出現し問題になっている。

5）エンテロバクター属

（1）一般性状

　エンテロバクター属（*Enterobacter*）は河川，下水，土壌，食品などに存在する。また，ヒトや動物の腸管内の常在菌でもある。グラム陰性桿菌の通性嫌気性で，周毛性べん毛をもち，運動性があり，線毛も有している。また，菌株によっては莢膜を形成する。本来存在する場所においては病原

性を示さないが，存在すべきではない場所に入ると病原性を発揮する異所性感染を起こす。

（2）病原性

ヒトから分離されるエンテロバクター属ではエンテロバクター・クロアケ（*E. cloacae*），エンテロバクター・アエロゲネス（*E. aerogenes*）が重要である。臨床的には日和見感染菌で，広く血液，喀痰，化膿創などから検出されるが，最も問題になるのは日和見感染症としての尿路感染症である。エンテロバクター属は尿路の上皮細胞に線毛を介して接着・定着し，尿路感染症を引き起こす。

（3）診断と治療

患者の尿検体を使用して，分離培養後，*Enterobacter*を検出する。本菌はβ-ラクタマーゼを産生し，多くのβ-ラクタム系抗菌薬に耐性である。治療薬としてはβ-ラクタマーゼに安定なセファロスポリン系，カルバペネム系，ニューキノロン系抗菌薬が投与されている。最近，セファロスポリン系抗菌薬を破壊する広域型β-ラクタマーゼを産生する菌株が増加し，問題となっている。

6）腸球菌属

（1）一般性状

腸球菌属（*Enterococcus*）はヒトや動物の腸管内の常在細菌である。グラム陽性球菌で，べん毛，芽胞をもたない。通性嫌気性で血液寒天培地に発育する。また，血液寒天培地上では一般にγ-溶血性（非溶血性）であるが，a，β溶血を示す菌株もある。病原因子として溶血毒であるヘモリジンが知られている。

（2）病原性

ヒトから分離される腸球菌属（*Enterococcus*）の中ではエンテロコッカス・フェカーリス（*E. faecalis*），エンテロコッカス・フェシウム（*E. faecium*）が重要である。高齢者や尿道に導尿用カテールを留置している患者での慢性の複雑性尿路感染症の原因菌であり，基礎疾患のない単純性尿路感染症の患者からはほとんど分離されることはない。日和見感染症の原因菌でもある。

（3）診断と治療

患者の尿検体を使用して，分離培養後，本菌を検出する。治療薬としては，*E. faecalis*はペニシリン系抗菌薬には感受性が高いが，セファロスポリン系，マクロライド系，ニューキノロン系抗菌薬には耐性である。*E. faecalis*は一般的に多剤耐性であり，治療に難渋することが多い。グリコペプチド系のバンコマイシンに耐性化した腸球菌（バンコマイシン耐性腸球菌 vancomycin resistant enterococci：VRE）が院内感染の原因菌の１つとなっている[4]。

7）ブドウ球菌属

（1）一般性状

ブドウ球菌属（*Staphylococcus*）はヒトや動物の咽頭，鼻腔，皮膚，外尿道などに常在細菌として，また，自然界にも広く存在している。グラム陽性球菌で，芽胞はなくべん毛を保有しないので，運動性はない。通常，莢膜は形成しない。通性嫌気性で普通寒天培地によく発育し，血液寒天培地上では一般に溶血性を示す。多くは耐塩性で食塩濃度が10％程度でも発育可能である。ヒトや動物の血漿を凝固させる酵素であるコアグラーゼ(coagulase)の産生の有無によって２つに分類されている。コア

グラーゼを産生するものが黄色ブドウ球菌(スタフィロコッカス・アウレウス *S. aureus*)であり，産生しないものはコアグラーゼ陰性ブドウ球菌(coagulase-negative staphylococci：CNS)と呼ばれている。

（2）病原性

　ヒトから分離されるブドウ球菌属の中では黄色ブドウ球菌，CNSにおいては，スタフィロコッカス・エピデルミディス（*S. epidermidis*），スタフィロコッカス・ヘモリティカス（*S. haemolyticus*），スタフィロコッカス・サプロフィティカス（*S. saprophyticus*）の分離頻度が高く，重要である。病原因子として黄色ブドウ球菌は多くの毒素を産生する。毒素としてはエンテロトキシン　(enterotoxin)，毒素ショック症候群毒素（toxic shock syndrome toxin：TSST − 1），エクスフォリアチン（exfoliatin）などを産生するが，CNSはほとんど産生しない。高齢者や尿道に導尿用カテーテルを留置している患者や基礎疾患を有する易感染者における慢性の複雑性尿路感染症の原因菌であり，日和見感染症の原因菌としても重要である。基礎疾患のない単純性尿路感染症の患者からはほとんど分離されることはない。しかし，*S. saprophyticus*が，夏場における若い女性に急性膀胱炎のような単純性尿路感染症を起こすことが知られており[5]，これは発汗による陰部の塩濃度が上昇することと関係があると考えられる。

（3）診断と治療

　患者の尿検体を使用して，分離培養後，本菌を検出する。ブドウ球菌属においてはメチシリン耐性黄色ブドウ球菌（methicillin resistant *S. aureus*：MRSA），メチシリン耐性CNSなどの耐性菌が存在しており，これらの菌株による感染症の場合は治療薬としては，感受性のあるグリコペプチド系や，アミノ配糖体系，ニューキノロン系抗菌薬を投与する。近年，グリコペプチド系抗菌薬に耐性を獲得したメチシリン耐性黄色ブドウ球菌（バンコマイシン耐性MRSA：VRSA）が出現している。他のブドウ球菌属による場合でも β − ラクタマーゼを産生する菌株が多いので， β − ラクタマーゼに安定なセファロスポリン系， β − ラクタマーゼ阻害薬との配合剤やニューキノロン系抗菌薬の投与が行われる。

■引用文献

1 ）吉田眞一，柳雄介，吉開泰信編：戸田新細菌学 改訂33版．南山堂，2007
2 ）畑中正一ほか：微生物学．文光堂，1999
3 ）山西弘一，平松啓一：標準微生物学．医学書院，1999
4 ）Oana K, et al：Molecular and Epidemiological study of the first outbreak of van B type vancomycin-resistant *Enterococcus faecalis* in Japan. Jpn J Infect Dis 2001 ; 54 : 17 - 22
5 ）藤田和彦：常在菌の同定とその感染—*Staphylococcus saprophyticus*. 臨床検査　1994 ; 38 (5) : 547 - 551

第10章 ウイルス感染症

1. ウイルスとその増殖

　ウイルス（virus）は直径が細菌の1/100～1/10の大きさの微生物で，ヒトのみならず各種の動物や植物，細菌などに感染して，これらの細胞内で増殖する。あるウイルスが感染する生物をそのウイルスの宿主（host）と呼ぶ。基本的にはウイルスの種類によって宿主は決まっており，基本的にはヒトのウイルスはヒトのみを宿主とする。しかし，近年，新興感染症として問題になっているウイルス感染症〔エイズ（AIDS），SARS，MERS，エボラ出血熱など〕では，本来，野生動物を宿主としているものがヒトに感染できるように変化してきたものが多い。

1）ウイルス粒子の構造

　ウイルス粒子（ビリオン virion）の構造は単純で，遺伝情報を担うゲノム核酸としてDNAまたはRNAのいずれかをもち，この核酸はタンパク質と結合してヌクレオカプシド（nucleocapsid）と呼ばれる複合体を形成する。ヌクレオカプシドはそのままでウイルス粒子となる場合もあるが，脂質2重膜（細胞膜と同じ構造）からなるエンベロープ（envelope）で覆われてウイルス粒子を形成する場合もある。脂質膜で覆われたウイルスはエンベロープウイルス（enveloped virus）と呼ばれる。エンベロープをもたない動物ウイルスの場合ヌクレオカプシドは正20面体の形態をとるが，エンベロープウイルスではらせん状のものと正20面体のものとがある。ウイルス粒子の表面には，細胞への結合などに必要なスパイクタンパク質（細胞表面への吸着能を担うタンパク質など）が多数存在する（図10－1）。ウイルス粒子の構造はウイルスの安定性に大きく関与し，一般にエンベロープウイル

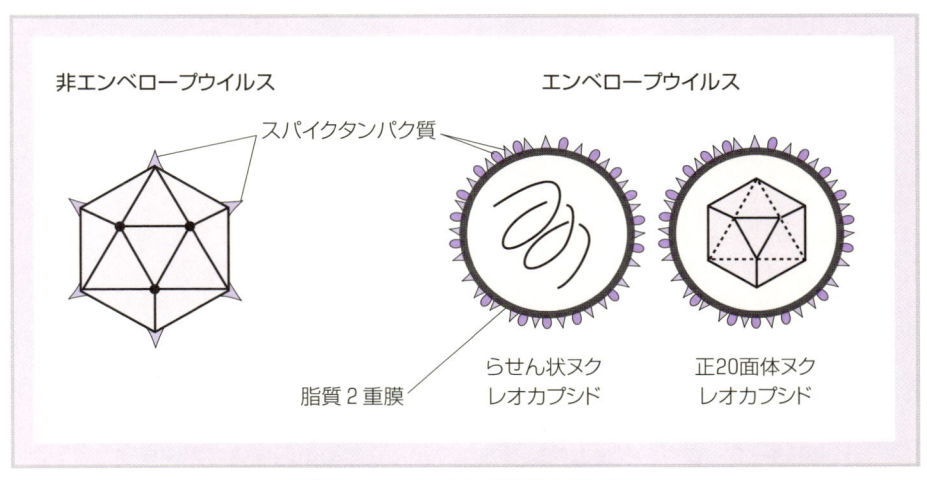

図10－1　ウイルス粒子の模式図

スは界面活性剤（洗剤）や有機溶媒（アルコールなど）で不活化される。これに対し，エンベロープをもたないウイルス（非エンベロープウイルス）は抵抗性が強い。その中でもノロウイルスなど消化器に感染し糞便中に排出されるウイルスは抵抗性が強く，消毒には強力な消毒薬を必要とする。ウイルスの安定性は流行様式や防疫手段に大きく影響する。

2）動物ウイルスの分類

普通の生物のゲノム核酸は2本鎖DNAであるが，ウイルスでは2本鎖DNAだけでなく1本鎖DNAや1本鎖RNA，2本鎖RNAをもゲノム核酸として用いるものがある（表10－1）。

ゲノム核酸の種類が異なっても，すべてのウイルスで図10－2のような過程を経てメッセンジャ

表10－1　代表的な動物ウイルスの分類

ゲノム核酸の種類	エンベロープの有無	ウイルス科名
2本鎖DNA	あり	ポックスウイルス（poxvirus）科，ヘルペスウイルス（herpesvirus）科，ヘパドナウイルス（hepadnavirus）科
	なし	アデノウイルス（adenovirus）科，パポーバウイルス（papovavirus）科
1本鎖DNA	なし	パルボウイルス（parvovirus）科
2本鎖RNA	なし	レオウイルス（reovirus）科
プラス鎖RNA	あり	トガウイルス（togavirus）科，フラビウイルス（flavivirus）科，コロナウイルス（coronavirus）科，レトロウイルス（retrovirus）科
	なし	ピコルナウイルス（picornavirus）科，カリシウイルス（calicivirus）科
マイナス鎖RNA	あり	オルソミキソウイルス（orthomyxovirus）科，パラミキソウイルス（paramyxovirus）科，ラブドウイルス（rhabdovirus）科
アンビセンスRNA	あり	アレナウイルス（arenavirus）科

1本鎖RNAをゲノムとしてもつウイルスには，プラス（＋）鎖RNAをゲノムとするものとマイナス（－）鎖RNAをゲノムとするもの，および，アンビセンスRNAをゲノムとするものとがある。（＋）鎖RNAとはゲノムRNA分子がメッセンジャーRNAとして働きうるもので，（－）鎖RNAはゲノムRNA分子がメッセンジャーRNAに相補的な塩基配列をもつもの。アンビセンスRNAとは1本のRNA分子に（＋）鎖として働く部分と（－）鎖として働く部分とをもつ1本鎖RNAのこと。

　　　　　　　　（－）鎖RNAまたは2本鎖RNA

　　　　　　　　　　　　↓（ビリオン酵素）

1本鎖DNA　→　2本鎖DNA　→　mRNA＝（＋）鎖RNA　→　タンパク質
（宿主酵素）　　　（宿主酵素）　　　　　　　　　（宿主翻訳系）

　翻訳過程はすべてのウイルスで共通の過程であり，インターフェロンはこの過程を阻害するためウイルスの種類にかかわりなく抗ウイルス作用を示す。

図10－2　種々のゲノム核酸をもつウイルスでの遺伝情報の発現様式

ーRNA（mRNA）がつくられ，宿主細胞の翻訳系(リボソーム)を用いてウイルスタンパク質が合成される。DNAウイルスの場合には宿主の転写酵素(DNA依存性RNAポリメラーゼ)でmRNAがつくられるが，2本鎖RNAゲノムや（－）鎖RNAゲノムをもつウイルスの場合には，ウイルスゲノムRNAを鋳型としてmRNAをつくるのに必要な特殊な転写酵素(RNA依存性RNAポリメラーゼ)をウイルス粒子中にもち，感染時にウイルスゲノム核酸とともに宿主の細胞内にもち込む。ウイルスがウイルス粒子内にもっている酵素はウイルス粒子酵素またはビリオン酵素と呼ばれる。

3）細胞レベルでのウイルス増殖

　ウイルスの増殖には生きた細胞への感染が絶対に必要である。スパイクタンパク質を介して細胞表面のレセプターに結合したウイルスは，模式図（図10－3）に示すように感染細胞内で増殖し子孫ウイルスを産生する。通常，1個の感染細胞から数十〜数百の子孫ウイルスが放出され，周囲の未感染細胞へと感染を拡大すると同時に体外にも排出される。

　自然界で最も普通の感染は，図10－3のように感染した細胞でウイルスが増殖し，子孫ウイルスを産生するもので，これを増殖性感染(productive infection)と呼ぶ。このような感染においては，感染細胞は死滅することが多いが，ある場合においては感染細胞が死滅することなく子孫ウイルスを産生しながらも生き続けることがあり，これを持続感染(persistent infection)と呼ぶ。持続感染の特殊なものに潜伏感染があり，潜伏感染状態では感染細胞でのウイルス遺伝子の発現が極度に抑制されウイルス増殖は全くみられない。しかし，感染細胞内にウイルスゲノムは維持されており，折にふれてウイルス増殖が再活性化される。

　さらに，特殊な感染様式として不稔感染(abortive infection)がある。不稔感染ではウイルスゲノムは細胞内に侵入しウイルス遺伝子の一部は発現するにもかかわらず，子孫ウイルスは産生されない。ある種のDNAウイルスでは不稔感染に伴ってウイルス遺伝子が細胞染色体DNAに組み込まれ，感染細胞の腫瘍化(transformation)を引き起こし発癌機構の一部を担っている（例；ヒトパピローマウイルスによる子宮頸癌）。

＊＊ゲノム (genome) と遺伝情報発現 (gene expression) ＊＊

　すべての生物は各々の特徴を示すもとになる遺伝情報を染色体上に遺伝子の形で保ち，各生物のもつ遺伝子群の1組をその生物のゲノムと呼ぶ。遺伝子はタンパク質のアミノ酸配列についての情報を遺伝暗号（コード）として持ち，その本体は2本鎖DNAである。このDNAを鋳型としてメッセンジャーRNA(mRNA：これは1本鎖RNA分子)がつくられ(転写過程 transcription)，次いで，このmRNAを鋳型としてタンパク質がつくられる(翻訳過程 translation)。このタンパク質が各細胞に必要な構造を形成したり酵素として必要な生化学反応を触媒し，各生物に固有の特徴を形づくる。遺伝子から転写・翻訳過程を経てタンパク質がつくられることを“遺伝子が発現する”といい，この過程を遺伝情報発現という。

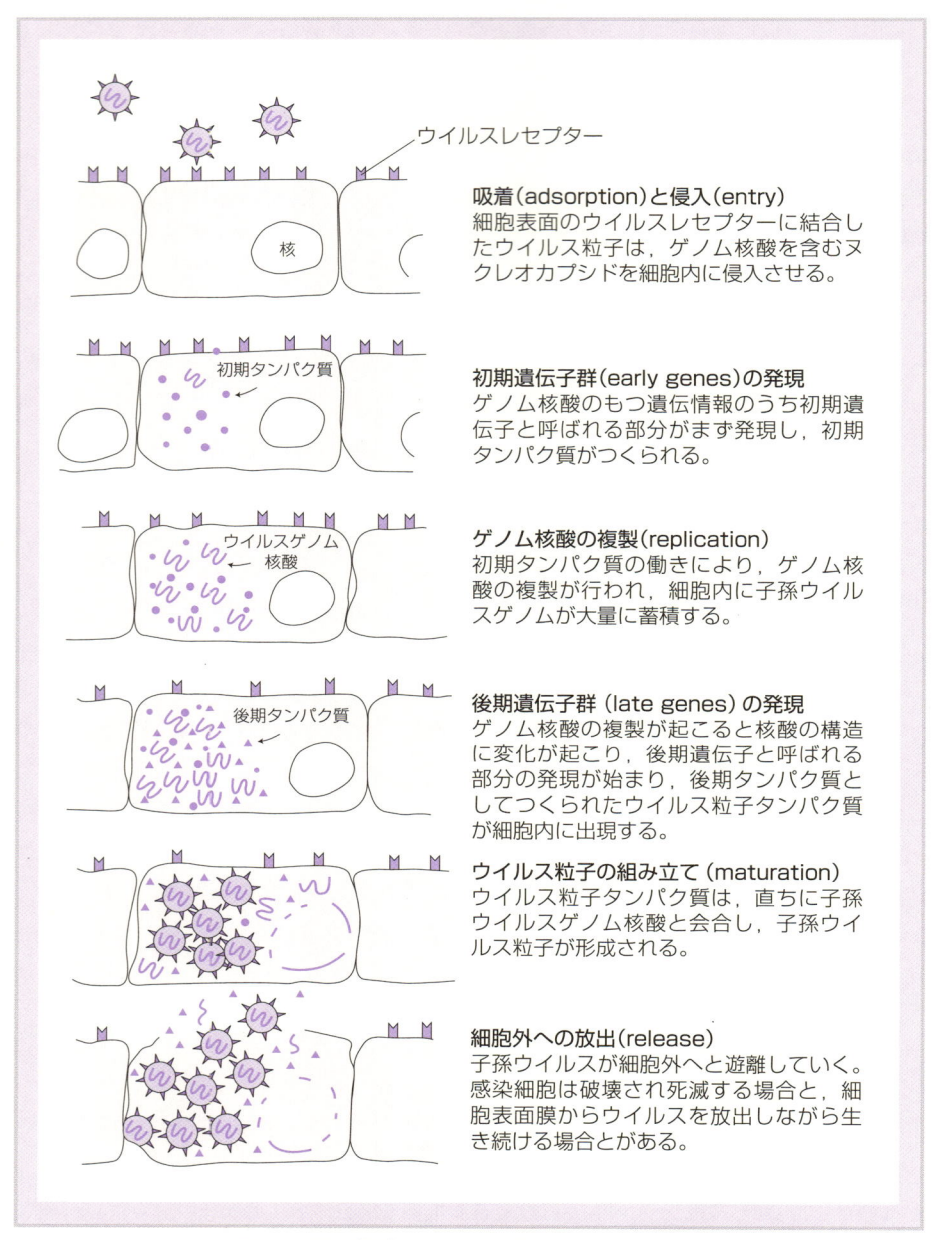

図10−3　細胞レベルでのウイルス増殖過程

ウイルスレセプター

吸着(adsorption)と侵入(entry)
細胞表面のウイルスレセプターに結合したウイルス粒子は，ゲノム核酸を含むヌクレオカプシドを細胞内に侵入させる。

核

初期遺伝子群(early genes)の発現
ゲノム核酸のもつ遺伝情報のうち初期遺伝子と呼ばれる部分がまず発現し，初期タンパク質がつくられる。

初期タンパク質

ゲノム核酸の複製(replication)
初期タンパク質の働きにより，ゲノム核酸の複製が行われ，細胞内に子孫ウイルスゲノムが大量に蓄積する。

ウイルスゲノム核酸

後期遺伝子群 (late genes) の発現
ゲノム核酸の複製が起こると核酸の構造に変化が起こり，後期遺伝子と呼ばれる部分の発現が始まり，後期タンパク質としてつくられたウイルス粒子タンパク質が細胞内に出現する。

後期タンパク質

ウイルス粒子の組み立て (maturation)
ウイルス粒子タンパク質は，直ちに子孫ウイルスゲノム核酸と会合し，子孫ウイルス粒子が形成される。

細胞外への放出(release)
子孫ウイルスが細胞外へと遊離していく。感染細胞は破壊され死滅する場合と，細胞表面膜からウイルスを放出しながら生き続ける場合とがある。

2. ヒトへのウイルス感染

1）顕性感染と不顕性感染

ウイルスが感染しても必ずしも臨床症状が現れるとは限らず，これを不顕性感染という。不顕性

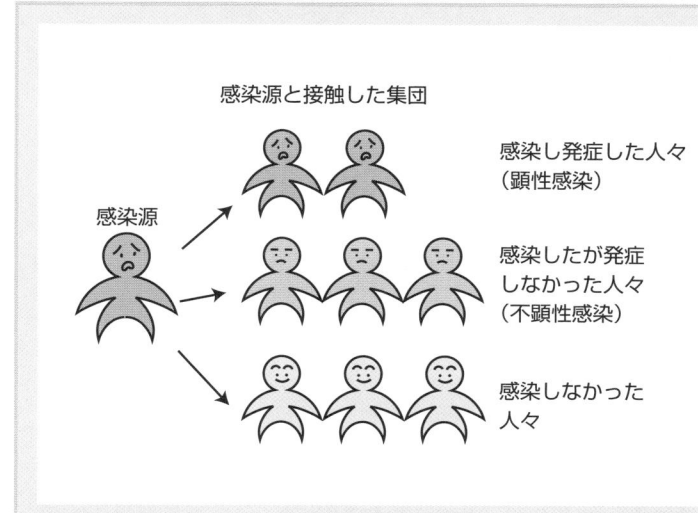

ウイルスと接触しても体内でウイルスの増殖がなかった人々は感染者ではない。感染者の体内では必ずウイルス増殖がみられ免疫反応（感染したウイルスに対する特異的抗体の産生など）が誘導される。しかし，発症する人は感染者の集団の一部である。

一般に体内に侵入したウイルスの数が多いほど，また，病原性が強いほど，発症したり重篤化しやすく，さらに，感染を受けた人の体調（ワクチン歴や健康状態，ストレスの有無など総合的なもの）がよく整えられていると軽症・不顕性となる。

図10−4　ウイルス感染の伝播と発症の有無

感染では症状がないので，血中抗体価の上昇(すなわち，ウイルス特異的な免疫反応の誘導)により感染したことを知る。現実のウイルス感染では不顕性に終わることが非常に多い。

　多くのヒトに感染するウイルスも，感染してもヒトに病気を起こさないか，軽い症状に終わる。ヒトに感染するウイルスのごく一部のみが感染したヒトに病気を起こすが，このような病原性ウイルスの感染ですらも不顕性に終わることも多く，すべての感染者が発症するわけではない。しかし，不顕性の感染者も新たな感染源となりうるので公衆衛生上の注意は必要である（図10−4）。

　臨床症状の出現は，ウイルスの標的となる臓器でどのくらいの数の細胞が殺されるかによると考えられている。細胞死は，①ウイルス増殖による直接的な細胞破壊によるものと，②感染細胞への宿主の免疫反応によるものとがある。組織破壊の程度が小さければ症状は出ない(不顕性感染)が，

＊＊ウイルスの進化と病原性＊＊

　ウイルスは，感染した宿主にあまり多くの障害を起こさずに増殖し感染を拡大するという方向に進化してきている。感染により死んだり宿主の行動が障害されれば，ウイルスにとっても感染拡大の機会が減ることになる。このような進化の結果，大部分のヒトウイルスは比較的無害で，ヒトに害を与えることなく(不顕性または軽症に)共存し，病気を起こすときも感染者の一部で発症するにすぎないものとなっている。

　しかし，狂犬病ウイルス(自然宿主はコウモリ)のようにヒトを自然の宿主としないウイルスは，偶然ヒトに感染すると必ず死に至るといったヒトへの強い病原性を失うことがない。ラッサウイルスなど危険な新興感染症（emerging diseases）の原因ウイルスには，動物を本来の宿主とするウイルスが多い。2003年に突如出現したSARS（重症急性呼吸器症候群）ウイルスも動物のコロナウイルスが突然変異により偶然ヒトに感染できるように宿主域を広げたものと考えられている。

ある限度を越えた範囲にまで組織破壊が及ぶと臨床症状が出現する。臨床症状の出現に必要な組織破壊の程度は臓器により異なり，もはや細胞増殖のみられない神経系のような組織では比較的限局した範囲の細胞死

表10－2　表在感染と全身感染

	表在感染	全身感染
潜伏期	短い（2～3日）	長い（2～3週間）
ウイルス血症	なし	あり
免疫の成立	一度の感染では困難	一度の感染で成立（終生免疫）
再感染による発症	あり	なし

も発症に結びつくのに対し，腸管粘膜のように恒常的に細胞の剥離と再生が行われているような臓器では細胞死が多少あっても臨床症状にはつながらない。

2）表在感染と全身感染

ヒトに侵入したウイルスは侵入門戸の臓器で増殖を開始する。ウイルスが体表の上皮細胞でのみ増殖する場合（表在感染）と続けて血流やリンパ流を介して全身に広がる場合（全身感染）との2通りの感染様式がある（表10－2）。全身感染を起こしうるか表在感染に終わるかはウイルスの種類により決まっている。一般に，表在感染のみに終わるウイルスには，①抗原性が変化しやすいもの（例：A型インフルエンザウイルス）や，②多数の抗原型をもつもの（例：ライノウイルス）が多い。

表在感染においては，ウイルスの感染は気道粘膜や消化管粘膜など粘膜上皮に限定される。上皮下の組織でのウイルス増殖は起こらず（ウイルス抗原による免疫系への刺激はある），潜伏期も短い。臨床症状は，呼吸器症状や消化器症状など感染局所の組織障害による症状を現す。感染終結までの期間も短く，インターフェロン(IFN)など非特異的防御機構が感染の終結に向けて大きな役割を果たす。

一方，全身感染においては，侵入門戸の粘膜上皮で増殖したウイルスは上皮組織下に分布する毛細リンパ管に移行し，局所のリンパ節に到達する。ウイルスはマクロファージやリンパ球に取り込まれ(これらの細胞内で不活化されると表在感染に終わる。全身感染を起こすウイルスはこれらの細胞で増殖できる)，局所リンパ節から血流中に出て(第一次ウイルス血症 primary viremia)，肝臓や脾臓などに感染を拡大する。

その結果，肝臓，脾臓，骨髄，血管内皮，リンパ系組織などで大量のウイルス増殖が起こり，血中のウイルス濃度がより高い第二次ウイルス血症(secondary viremia)が引き起こされる。血中に高濃度のウイルスが一定期間持続すると，全身のウイルス感受性臓器にも感染が拡大する。

＊＊発症における免疫の役割＊＊

免疫は感染症からヒトを守るものとして見出されたが，一方で，大部分のウイルス疾患で宿主側の免疫応答が臨床症状の出現過程に関与している。たとえば，発熱は急性感染症の特徴であり顕性感染においては発熱を伴うことが多いが，発熱は感染局所に浸潤したリンパ球とマクロファージが血中に分泌したインターロイキン-1(IL-1)やインターフェロン（IFN）により起こる。体温上昇は免疫応答を促進する一方でウイルス増殖を鈍化させ，非特異的な生体防御機構として働く。紅斑，浮腫，リンパ節腫大などの炎症反応もすべて免疫学的機序によって起こる。

表10－3　主なヒトウイルスとその侵入門戸

感染経路		特　徴	ウイルスの種類
呼吸器		表在感染（呼吸器感染症）	インフルエンザウイルス，パラインフルエンザウイルス，RS ウイルス，ライノウイルス，ヒトコロナウイルス，アデノウイルス，SARS ウイルス，MERS ウイルス
		全身感染	ムンプスウイルス，麻疹ウイルス，風疹ウイルス，水痘ウイルス，痘瘡ウイルス
消化管（腸管）		表在感染（胃腸炎）	ロタウイルス，ノロウイルスなど小型球形ウイルス，アデノウイルス
		全身感染	エンテロウイルス（ポリオウイルスや A 型肝炎ウイルスを含む），E 型肝炎ウイルス
口咽腔経由		唾液や母乳中の感染リンパ球を介して	単純ヘルペスウイルス，EB ウイルス，サイトメガロウイルス，ヒトヘルペスウイルス 6，成人 T 細胞白血病ウイルス
皮膚		微小創傷	パピローマウイルス，単純ヘルペスウイルス 1 型と 2 型，B 型肝炎ウイルス
		脊椎動物の咬傷	狂犬病ウイルス，ヘルペス B ウイルス
		節足動物の刺咬	フラビウイルス科の多くのウイルス（たとえば日本脳炎ウイルス，デングウイルス，ジカウイルス），トガウイルス科アルファウイルス属の全ウイルス
		注射，輸血（入れ墨，鍼）	B 型肝炎ウイルス，C 型肝炎ウイルス，サイトメガロウイルス，EB ウイルス，エボラウイルス，ヒト免疫不全ウイルス，成人 T 細胞白血病ウイルス
生殖器		性行為感染症（STD）	性器型のパピローマウイルス，単純ヘルペスウイルス 1 型と 2 型，ヒト免疫不全ウイルス，成人 T 細胞白血病ウイルス，B 型肝炎ウイルス
結膜（眼）			アデノウイルス 8 型，エンテロウイルス70型，単純ヘルペスウイルス 1 型

　各ウイルスにはそれぞれに固有の標的器官があり（ウイルスの臓器親和性），それぞれの臓器に応じた臨床症状（たとえば，中枢神経症状や発疹など）を起こす。全身感染では，呼吸器症状や消化器症状などの侵入門戸でのウイルス増殖に伴う症状は一般にみられない。

3）侵入門戸

　侵入門戸は，呼吸器，消化器，皮膚，泌尿生殖器，結膜とウイルスにより決まっている（表10－3）。
　ヒトの体表の大部分は角質化した死細胞からなる皮膚で覆われて，ウイルスの侵入を許さない。動物に咬まれたり蚊など虫に刺されたり注射や鍼などでの直接侵襲，また，微小創傷や湿疹などを介した皮膚への侵入を除けば，ウイルスは粘膜からしか体内に侵入することはできない。
　人体への最大の侵入門戸は呼吸器である。気道表面は，線毛細胞，粘液分泌細胞および上皮下の粘液分泌腺から成り立つ粘液線毛上皮で覆われている。呼吸により侵入したウイルスの大部分は気道表面を覆う粘液中に存在する種々の糖タンパク質に捕捉され，線毛運動による粘液移動の結果，咽頭後壁へと運ばれ（粘液線毛輸送系），嚥下されて胃酸の酸性や胆汁の界面活性作用で感染性を失

う。その結果，気道の線毛上皮細胞に感染できるのは侵入したウイルスのごく一部のみとなる。

　気道の線毛上皮組織に一度感染が成立すると，生じた子孫ウイルスが周囲に感染を拡大する一方で，咳やくしゃみなどを介して体外にも排出される。ウイルス感染による気道上皮組織の病変は細菌の二次感染に対する抵抗性を低下させ，結果として化膿性の鼻炎，咽頭炎，副鼻腔炎や，時として中耳炎などを起こすことがある。

4）伝播経路

　疾病によりウイルスの排出部位はほぼ決まっている。ロタウイルスやノロウイルスなど消化管で増殖するウイルスは糞便中にウイルスの排出がみられ，汚染された物質や水からの糞口感染や接触感染で伝播する。水痘・帯状疱疹ウイルス(VZV)や単純ヘルペスウイルス(HSV)など皮膚の表面に病巣（水疱）をつくるウイルスでは水疱液中にウイルスの排出があり，接触伝播する。気道で増殖するウイルスでは，咳などに伴って排出される飛沫粒中に感染性ウイルスが存在する。飛沫粒子が大きいと1m以内に落下するが小さい粒子は直ちに乾燥し，飛沫核となって空気中に長時間滞留する。水痘・帯状疱疹ウイルスや麻疹ウイルスでは飛沫核の状態でも安定で，飛沫核感染(空気感染)で伝播でき，感染が拡大しやすい。一方，インフルエンザウイルスや風疹ウイルスなどでは飛沫感染により伝播するため，伝播力は相対的に弱く感染源との近距離の接触が必要である。

5）ウイルス感染の終結と持続感染

　通常の急性ウイルス感染症においては，細胞性免疫により長くとも数週間で感染細胞が排除され，ウイルスは体内から完全にいなくなる。しかし，ある種のウイルス感染では，感染細胞が長期間にわたって排除されることなく感染が継続する(個体レベルでの持続感染)。B型肝炎ウイルス(hepatitis B virus：HBV)キャリアはその典型で，乳児期の感染では十数年以上にわたって肝細胞にウイルスが持続感染し，血中にウイルスタンパク質や感染性ウイルスが検出される。

　ヒトパピローマウイルスや成人T細胞白血病ウイルス(human T‐cell leukemia virus type 1：HTLV‐1) などのような腫瘍ウイルスやヘルペスウイルス科のウイルス，ヒト免疫不全ウイルス(human immunodeficiency virus：HIV) も長期間にわたる持続感染を樹立する。持続感染している人をキャリアと呼ぶ。キャリアの体内では，ウイルスに対する免疫も誘導されてくるが，持続感染ウイルスは排除されず感染が続き（HIVやヘルペスウイルスでは終生にわたって）感染源となる。

＊＊ウイルス感染による免疫異常＊＊

　特異的な免疫反応はリンパ球が担っている。ウイルス血症を起こし全身感染するウイルスはマクロファージやリンパ球に感染するため，いくつかのウイルスでは感染に伴い一過的または持続的な免疫系の変調がみられる。たとえば，T細胞に感染する麻疹ウイルスやサイトメガロウイルスなどでは一過的な免疫抑制が，　HIVやHTLV‐1では持続的な免疫抑制がみられる。免疫抑制状態では易感染性となり，種々の感染症にかかりやすくなる。また，感染B細胞を不死化させるEBウイルスでは抗体産生の異常がみられる。自己免疫疾患ではEBウイルスの関与が疑われることも多い。

3．実験室内診断 （laboratory diagnosis）

　ウイルス感染症には似た臨床症状を示すものが多く，疾患への正しい対応のためには原因ウイルスを特定することが重要である。臨床症状，年齢，既往症やワクチン歴，疫学情報などから原因ウイルスを推定し，検査法を考えて実験室内診断用の検査材料を採取する。

　実験室内診断の方法は，基本的に，①ウイルスの分離と同定，②ウイルス粒子やウイルス抗原の検出，③ウイルスゲノムの検出，④血清学的診断に分けられる。

1）ウイルス分離

　病変部からのウイルス分離はすべてのウイルス学的解析の基礎である。しかし，設備と技術を必要とし簡便ではなく，また，試験管内では培養できないウイルスもあり，日常的な検査法ではない。

2）ウイルス抗原の検出

　病変部組織に存在するウイルス抗原を螢光抗体法などで直接的に検出する。また，ロタウイルスによる胃腸炎などでは下痢便中に多量のウイルス粒子が含まれるため，表面に抗ロタウイルス抗体を付着させたビーズを用いたラテックス凝集法によって糞便中のウイルス抗原を検出できる。

3）ウイルスゲノムの検出

　PCR（polymerase chain reaction)法は試料中に含まれるごく微量の特定塩基配列をもつDNAの検出を可能にした。各ウイルスのゲノム塩基配列に基づいた特有のプライマーを用いることにより，病変部位や血中に存在するウイルスゲノムを高い感度で検出することが可能である。DNA抽出の過程で病原体も同時に不活化されるので，作業従事者の安全性も高い。難点としては，鋭敏であるが，ゲノムが検出されたからといっても試料中に感染性ウイルスがいたということにはならない。

4）血清学的診断

　患者血清中のIgM抗体またはIgG抗体の示す抗体価を測定する。ウイルスに感染すると，細胞性免疫の発現に少し遅れてウイルスに対する抗体の産生が始まる。血中に最初に出現する抗体はIgM抗体で，IgM抗体価は出現後ほどなくピークを迎え，その後急速に消失する（図10－5）。持続期間が短いため，患者血清中にIgM抗体が検出されるなら最近に感染したと判断され，疾患の原因ウイルスが当該ウイルスであると結論できる。

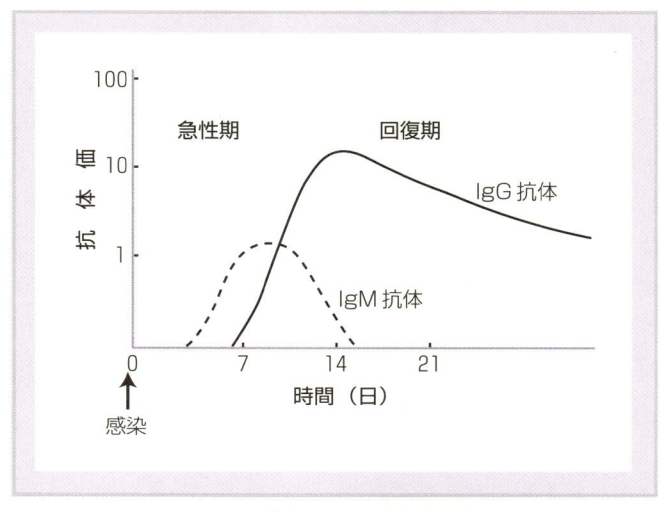

図10－5　感染後の抗体産生の模式図

　IgM抗体にやや遅れてIgG抗体も出現するがIgG抗体は抗体価も高く持続期間も長い。持続期間が長いため，患者血清中にIgG抗体が検出されても過去に感染したことがあるとしか結論できない。IgG抗体価の場合には，発症後数日以内の急性期血清と1～2週間後の回復期血清のペア血清（paired sera）を用いて抗体価を測り，回復期血清での抗体価の上昇を確認する必要がある。

　血清学的診断は，感染に伴い誘導される免疫反応を利用して原因ウイルスを決定する点で，疾患との対応が明らかであり診断法として優れている。抗体価の測定方法により抗体価の数値が変わるため，中和反応で測定した抗体価を中和抗体価，補体結合(complement fixation：CF)反応によるCF抗体価などと区別して呼ぶ。これらの中でも補体結合反応は，検査手技がウイルス種によらず一定であり再現性が高いこと，簡便であることなどから広く用いられている。

4. ウイルス性疾患に対する化学療法

1）抗ウイルス薬の限界

　化学合成物質や天然物質などを用いて治療を行うことを化学療法という。細菌性疾患に対しては，遺伝情報発現機構が細菌と動物細胞とでは質的に差があるため，宿主に影響を与えず細菌の情報発現機構のみを標的とする阻害薬の開発が可能であった。それに対し，①ウイルスは宿主細胞の遺伝情報発現機構を用いて増殖するため，宿主細胞に影響を与えずウイルス増殖のみを特異的に標的とすることは原理的に限界があり，また，②多くのウイルス性疾患で発症時には標的臓器でのウイルス増殖がすでに極大に達していることからも，ウイルス性疾患に対する化学療法は困難である。

　現在，抗ウイルス薬としてはヘルペスウイルスに対するもの(抗ヘルペス薬)と抗HIV薬などの開発が進んでいる（図10－6）。これは，これらのウイルスによる疾患に対する治療の重要性に加え，これらのウイルスが自前の酵素(ウイルス由来酵素)を用いて増殖するため，ウイルス由来酵素のみを標的とし，細胞の酵素には代謝されないような薬剤の開発が可能であったことによる。

2）抗ヘルペス薬

　ウイルス性疾患に対する化学療法の最初の試みは眼科領域で行われ，単純ヘルペスウイルスによるヘルペス角膜炎（角膜ヘルペス）に対するイドクスウリジン（IUdR：5-iodo-2′-deoxyuridine）の局所投与であった。イドクスウリジンはチミジンの塩基部分にハロゲン基が導入された塩基類似物で，これらを取り込んだ核酸では正常な塩基対形成ができず転写や複製が阻害される。増殖中の細胞に強い毒性を示すので全身投与することはできない。しかし，角膜の細胞は休止期の細胞でありDNA合成はウイルス感染細胞でのみ著しく亢進しており，外用薬として局所投与すれば感染角膜細胞にのみ作用させることができる。さらに角膜は無血管性の組織で血液への移行が少ない点もイドクスウリジンによる治療を可能にした。

　その後，ヘルペスウイルスがチミジンキナーゼとDNAポリメラーゼの遺伝子をもち感染細胞ではこれらの酵素が存在することに注目して，感染細胞のみに選択的に毒性を示し，全身投与が可能な抗ヘルペス薬が開発された。ビダラビン（AraA：9-β-D-arabinofuranosyladenine）やアシクロ

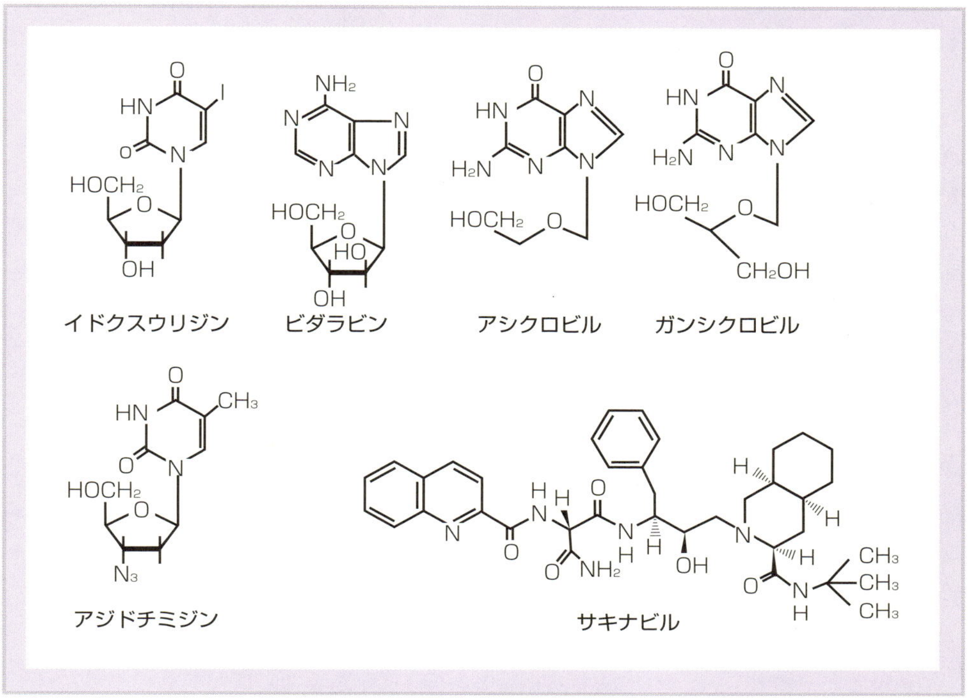

図10－6　代表的な抗ウイルス薬

ビル〔ACV：9-(2-hydroxethoxymethyl) guanine〕，ガンシクロビル〔DHPG：9-(1,3-dihydroxy-2-propoxy) methyl guanine〕などで，塩基部分は正常だが糖部分に異常な構造をもつヌクレオシドで，細胞のチミジンキナーゼやDNAポリメラーゼはこれらを基質として利用せず，未感染細胞では不活性な前駆物質にとどまる。しかし，ウイルスの酵素は基質として代謝できるため，ヘルペスウイルス感染細胞では複製中のウイルスDNAに取り込まれる。これらのヌクレオシドはDNA鎖の伸長に必要なデオキシリボースの3′位のOHを含む部分を欠失しているため，DNA鎖の伸長(DNA合成)はそこで停止し，ウイルス増殖は中断する。

　これらの抗ヘルペス薬はヘルペスウイルス科のウイルスすべてを同程度に阻害するのではない。ヒトヘルペスウイルスには，単純ヘルペスウイルス（HSV），水痘・帯状疱疹ウイルス（VZV），EBウイルス（EBV），サイトメガロウイルス（CMV）など8種のウイルスがある。各ウイルスのもつチミジンキナーゼとDNAポリメラーゼの基質特異性は少しずつ異なっており，抗ヘルペス薬との親和性にも差がある。たとえば，ビダラビンはHSVやVZVに有効だが，アシクロビルは，HSVにはよく効くがVZVにはより高濃度を必要とし，CMVには効かない。一方，ガンシクロビルはCMVにもHSVにもよく効く。

　抗ヘルペス薬の問題点は，潜伏感染ウイルスの除去ができない点と薬剤耐性ウイルスの出現との2点である。潜伏感染においてはウイルス遺伝子の発現が抑えられており，未感染細胞との差が少ない。薬剤耐性ウイルスは治療に伴って必ず出現するが，幸い病原性も減弱していることが多く臨床的にはあまり問題となっていない。

3）抗HIV薬

　後天性免疫不全症候群（acquired immunodeficiency syndrome：AIDS）を起こすHIVは，1本鎖RNAをゲノムとするレトロウイルスで，ヘルパーT細胞に感染・破壊することにより免疫不全を引き起こす。感染後，ウイルス粒子内に存在する逆転写酵素（reverse transcriptase：RT）の働きによりゲノムRNAを鋳型として2本鎖DNAを合成し細胞染色体DNAにプロウイルスとして組み込まれた後，子孫ウイルス産生を始める。生じた子孫ウイルスにおいては粒子内部タンパク質がウイルスのコードするプロテアーゼ（protease）の作用で切断され，感染性の子孫ウイルスとなる。

　抗HIV薬としては，HIVの逆転写酵素を標的にアジドチミジン（AZT：3′-azido-2′,3′-dideoxythymidine）やHIV プロテアーゼを標的にサキナビルなど，上記の増殖過程（逆転写，組み込み，プロテアーゼによる切断など）を標的とした阻害薬の開発が続いている。

　アジドチミジンはチミジンのデオキシリボースの3′OHがアジド（N_3）基に置き換わっている。細胞の酵素群によりチミジンと同様に三リン酸化されAZT-TP（azidothymidine triphosphate）となる。AZT-TPは，HIVの逆転写酵素に高い親和性をもち，感染直後の逆転写においてAZT-TPがデオキシチミジン三リン酸（dTTP）の代わりにDNAに取り込まれる。アジドチミジンには3′位に-OHがないため，DNA鎖の伸長はそこで停止する。

　抗HIV薬の問題点としては，HIVの未感染細胞への新たな感染は阻止できるが，すでに感染が成立し，プロウイルスをもつ細胞には無効なので，HIV感染の進行阻止や予防は可能だがウイルスをすでに感染した人の体内から除去することはできない。

4）インフルエンザウイルスに対するノイラミニダーゼ阻害薬

　インフルエンザウイルスは呼吸器上皮細胞の表面糖鎖の非還元末端に存在するノイラミン酸をレセプターとして細胞に結合し感染を開始する。ウイルス粒子表面にはレセプターへの結合能を担うHAスパイクタンパク質とノイラミニダーゼ活性を担うNAスパイクタンパク質をもつ。NAスパイクの機能は，①感染細胞で増殖して生じた子孫ウイルスが感染細胞から遊離するときや，②気道に侵入したウイルスが，気道上皮細胞に新たな感染を起こす前に，気道粘液中の糖タンパク質（インヒビターと呼ばれる）に間違って結合したときにその結合から離脱するために必要である。したがってノイラミニダーゼ阻害薬（neuraminidase inhibitor）は，ウイルスの細胞内増殖を抑えることはできないが気道内におけるインフルエンザウイルス感染の拡大を防ぐことができる。

＊＊ HAART （highly active anti-retroviral therapy） ＊＊

　HAARTはRT（逆転写酵素）阻害薬単剤または2剤併用にプロテアーゼ阻害薬を加えた「多剤併用療法」で1996年頃から導入され，当初AIDSによる死亡率を激減させた。しかし，AIDS発症を防ぐためには，生涯継続的に服用する必要がある。長期毒性に加え，キャリア体内のウイルス除去ができないこと，内服に伴う副作用，QOLの低下，経済的な負担，薬剤耐性ウイルスの出現などの問題が今後の課題となっている。

　新型インフルエンザウイルスの出現などに備え，ウイルスRNAポリメラーゼの阻害薬も開発されている。

5）インターフェロン

　インターフェロン（interferon：IFN）は，ウイルスなどの誘発物質により細胞から産生放出されるタンパク質で，①産生細胞と同一種の動物の細胞にのみ働いて（種特異性がある），②種々のウイルスの増殖を感染細胞のタンパク質合成を阻害することにより抑制する（ウイルス特異性はない）。ヒトリンパ球由来細胞から調製したインターフェロンと大腸菌で発現させた組換えインターフェロンとが薬剤として実用化されている。現時点では，主に肝炎ウイルスに用いられている。

5．代表的なウイルス感染症

1）痘瘡（天然痘 smallpox）

　人類の歴史で初めて根絶に成功したウイルス疾患。ソマリアの患者（1977年）を最後として，痘瘡ウイルスは根絶された。現在，野生株は米国とロシアのみに保存されている。

　起因ウイルスはポックスウイルス（poxvirus）科の痘瘡ウイルス。乾燥状態では安定で比較的長期間感染性を保つ。強い病原性をもつのでバイオテロの可能性が危惧されている。

　ワクチンとしてワクシニアウイルスに由来する弱毒生ワクチンがある。ワクシニアウイルスは，本来齧歯類を自然宿主とするポックスウイルスと考えられているが，痘瘡ウイルスと共通抗原をもつ。近年，ウイルスベクターとしても利用されている。

＊＊ワクチン（vaccine）＊＊

　免疫を獲得したヒトは同じウイルスに再び感染して発症することはない。人為的にウイルスまたはウイルス抗原を投与して免疫を獲得させる（能動免疫）ことができる。ワクチンには，不活化ワクチン（killed vaccine）と生ワクチン（live vaccine）の2種類がある。

　不活化ワクチンは，孵化鶏卵などで培養したウイルスをホルマリンなどで殺したものを用いる。感染性ウイルスが含まれないので安全であるが，免疫が弱く持続しないので繰り返し免疫する必要がある。発熱や接種部位の炎症など副作用を軽減するために，不要なウイルス粒子成分を除いたものや遺伝子組換えで必要な抗原タンパクのみを大腸菌に発現させてつくったものなどが改良されている。不活化ワクチンとしては，インフルエンザウイルスや日本脳炎ウイルス，ポリオウイルス，A型肝炎ウイルス，B型肝炎ウイルス，ヒトパピローマウイルス（HPV）に対するワクチンがある。

　生ワクチンは，病原性をもつ強毒株（virulent strain）から弱毒化した突然変異株で遺伝的に安定なものを選んだ弱毒株がワクチンウイルスとして用いられる。接種後，体内で増殖できるので少量の接種ですむが，病原性を復帰させた変異株の出現の可能性に加え，免疫能に異常をもつ小児への接種では弱毒株でも重篤な感染を引き起こす危険性がある。生ワクチンとしては，麻疹ウイルスや風疹ウイルス，ムンプスウイルス，水痘・帯状疱疹ウイルス，ロタウイルスに対するものがある。

２）ヘルペスウイルス感染症

　ヒトヘルペスウイルスとして古くから5つのウイルスが知られていた。それらは慣用的に，単純ヘルペスウイルス１型(HSV‐1：herpes simplex virus type 1)，同２型(HSV‐2：HSV type 2)，水痘・帯状疱疹ウイルス(VZV：varicella‐zoster virus)，EBウイルス(EBV：Epstein‐Barr virus)，サイトメガロウイルス(CMV：cytomegalovirus) と呼ばれてきた。近年，新たに３つのウイルスが分離され，これらはヒトヘルペスウイルス６ (HHV‐6：human herpesvirus 6)，同７ (HHV‐7：human herpesvirus 7)，同８ (HHV‐8：human herpesvirus 8)と順に命名されている。

（１）ヒトヘルペスウイルスの感染像の特徴

　ヒトヘルペスウイルスとその主な臨床像を表10‐4にまとめた。ヘルペスウイルスの特徴は，潜伏感染もしくは持続感染という特異な感染様式をとりうる点である。すなわち，初感染時に感染部位で増殖した子孫ウイルスの一部は，必ず各ヘルペスウイルスに固有の組織に潜伏または持続感染する。潜伏感染は持続感染の特殊な様式で，大部分のウイルス遺伝子の発現は抑制され，子孫ウイルス産生はない。持続/潜伏感染では感染個体は抗体を産生するのにもかかわらず，終生ウイルスを保有した状態にとどまる。しかし，時として種々の誘因（熱・疲労など）でウイルス産生が活性化され，子孫ウイルスを排出する。再活性化が常に臨床症状を伴うというわけではないが，たびたび，回帰発症として病気を起こす。

　ヒトヘルペスウイルスは接触感染や飛沫感染で伝播し，初感染は一般に軽症で不顕性感染が多い。例外は水痘と突発性発疹で，これらの不顕性感染はきわめて少ない。いずれのウイルスも初感染後に持続感染を起こすが，これらのウイルス保有者（キャリア）が免疫不全状態に陥ると潜伏ウイルスの活性化が高率に起こり，臨床症状に結びつくことも多い。幸い，ヘルペスウイルスは化学療法薬の標的となりうる酵素遺伝子（チミジンキナーゼやDNAポリメラーゼ）をもち，HSV‐1やHSV‐2，VZV，CMVには抗ウイルス薬が効く。

（２）単純ヘルペスウイルス１型(HSV‐1)と２型 (HSV‐2)

　a．発症病理　　HSVは，主に皮膚や粘膜への感染において水疱形成を伴う炎症を起こす。まれ

表10‐4　ヒトヘルペスウイルスの臨床像

ウイルス	初　感　染	回帰発症	特殊な臨床像
HSV‐1	歯肉口内炎・咽頭炎・角膜炎	口唇ヘルペス角膜炎	新生児ヘルペス，カポジ型ヘルペス，ヘルペス脳炎
HSV‐2	性器ヘルペス	性器ヘルペス	新生児ヘルペス
VZV	水痘	帯状疱疹	肺炎，脳炎，汎発性帯状疱疹
EBV	伝染性単核症	不明	バーキットリンパ腫，上咽頭癌，胃癌
CMV	不顕性	不明	先天性巨細胞封入体病，間質性肺炎，肝炎，網膜炎
HHV‐6	突発性発疹	不明	不明
HHV‐7	不顕性	不明	不明（突発性発疹）
HHV‐8	不顕性	不明	カポジ肉腫

に脳炎や湿疹患者の全身皮膚に広がるカポジ（Kaposi）型の感染を起こす。臨床像の違いから1型と2型とに分けられるが，HSV‑1とHSV‑2との間には抗原性の交差がある。

　HSV‑1は飛沫感染または接触感染で伝播する。初感染部位は主に口腔粘膜で，感染部位で増殖した後ウイルスは三叉神経節に潜伏感染する。初感染時には不顕性の経過をとることが多いが，歯肉口内炎や咽頭炎を起こすこともある。潜伏感染では，発熱，過労，月経などの誘因により口唇ヘルペスを回帰発症として繰り返す。

　HSV‑2は性行為感染症（sexually transmitted disease：STD）として性器粘膜に感染した後，仙骨神経節に潜伏感染する。回帰発症として性器ヘルペスを起こすが，症状は軽くなっていく。HSV‑1も性器ヘルペスを起こすがHSV‑1による回帰発症は少ない。分娩時に性器ヘルペスをもつ母親から生まれた子どもは新生児ヘルペスに罹患する確率が高い。新生児ヘルペスはたびたび重篤な後遺症を残す。

　b．疫　学　　水疱液中には感染性ウイルスが排出されている。回帰発症の症状がないときにも唾液中（HSV‑1）や子宮頸管分泌液中（HSV‑2）に感染性ウイルスが排出されている場合がある。

　HSV‑1の侵淫の程度は生活環境によって異なる。開発途上国では，乳幼児期に初感染を受けることが多く，思春期までに大部分は抗体保有者となっている。生活程度の高い集団では初感染年齢が高く，成人でも抗体をもたない人の割合が大きい。

（3）水痘・帯状疱疹ウイルス（VZV）

　a．発症病理　　VZVは初感染で水痘（varicella）を起こす。飛沫感染により侵入したウイルスは，気道での増殖に続き全身感染を起こす。皮膚に水疱を形成するが，掻いて細菌の二次感染を起こし，真皮まで侵されると瘢痕が残る。大人になってからの初感染では，症状が重く，肺炎を起こすことがある。

　水疱を形成したVZVは，病変部近傍の末梢神経を伝わって脊髄後根神経節に潜伏感染する。潜伏ウイルスが再活性化されると，その知覚神経の支配領域の皮膚を侵し帯状疱疹（zoster）を起こす。多くの場合強い疼痛が残り，特に高齢者では帯状疱疹後神経痛として強い疼痛が何か月も続く。

　b．疫　学　　水痘は感染力が強く，飛沫核感染や接触感染により伝播する。水疱液中には感染性ウイルスが含まれ，痂皮化するまで感染源となる。不顕性感染は少なく，好発年齢は2〜8歳である。帯状疱疹は50歳以上で多くみられ，水痘の流行源（祖父母から孫へ）ともなっている。日本で開発された生ワクチンがある。

（4）サイトメガロウイルス（CMV）

　病原性の弱いウイルスで，日本人にも広く感染しているが気づかれていない。しかし，胎児に感染すると先天異常（先天性巨細胞封入体病）の原因となり，また，成人でも免疫能が低下すると重篤な日和見感染を起こし，臓器移植や癌治療で問題となる。

　a．臨床症状　　日本人の多くはすでに持続感染しており，通常は出生時に産道で感染を受ける。産道感染を受けた新生児が発症することはなく，成人への初感染もほとんどが不顕性感染である。

　初感染後，ウイルスは体内（唾液腺，腎臓，リンパ球など）に持続感染するが，通常は問題となるような回帰発症はしない。しかし，臓器移植やAIDSなどで免疫能が障害されると，高率に潜伏ウイルスの再活性化が起こり，間質性肺炎や肝炎，消化管潰瘍など重篤な全身感染を引き起こす。

　b．疫　学　　CMVは，唾液や尿，精液，子宮頸管分泌液，母乳などにウイルスの排出がある。日本人の約1割はウイルスを排出しており，ことに妊娠末期にはかなりの妊婦が子宮頸管粘液中にCMVを排出している。近年，CMVに未感染のまま成人する人口が日本にも増えており，先天異常の増加が懸念されている。ワクチンはない。

3）ウイルス性肝炎

　肝障害を起こすのは肝炎ウイルスだけではない。全身感染を起こすウイルスはウイルス血症に伴って肝臓で増殖することが多く，そのときに肝障害を伴うこともまれではない。

　肝炎ウイルスとしては6種のウイルスが知られている。アルファベット順にA型(HAV)，B型(HBV)，C型(HCV)，D型(HDV)，E型(HEV)およびG型(HGV)肝炎ウイルスと呼ばれている。これらのウイルスは，①経口経路で感染し流行を引き起こすHAVおよびHEVと，②血液・体液を介して伝播するその他のウイルス，との2つのグループに分けられる。先進諸国のウイルス性肝炎は，HAV，HBV，HCVのいずれかを原因ウイルスとするものがほとんどである。

（1）A型肝炎ウイルス（hepatitis A virus：HAV）

　a．発症病理　　ウイルスは経口感染し，口腔や咽頭の粘膜や扁桃腺で増殖する。ウイルス血症を経て，肝細胞に感染する。肝臓で増殖したウイルスは胆汁とともに腸管に排出される。潜伏期は約1か月(10～50日)で，血清アミノトランスフェラーゼ(AST，ALT)値の上昇に続いて黄疸が出現(50～75％)する。感染は一過性で慢性肝炎に移行することもないが，まれに（0.1％）劇症肝炎を起こし，死亡することがある。

　不顕性感染も多く（ことに幼児期の感染で），その後には，HAVに対する終生免疫が残る。

　b．疫　学　　HAVはピコルナウイルス科に分類される小型RNAウイルスで，糞口感染で伝播する。ウイルスで汚染された河川水により海が汚染されるとカキや二枚貝は汚染海水中のウイルスを濃縮するため，A型肝炎の原因となる。集団発生が起こるので，流行性肝炎とも呼ばれる。日本では多くないが，汚染地域への旅行や感染者との接触により2～6週間の潜伏期を経て発症する。発展途上国ではまれではないため，旅行に際してはあらかじめワクチンの接種を行うことが有効である。

（2）B型肝炎ウイルス（hepatitis B virus：HBV）

　感染性HBV粒子はDane粒子とも呼ばれ，直径42nmの球型粒子である。HBV感染肝細胞ではエンベロープタンパク質が過剰につくられ，HBs（hepatitis B surface）抗原と呼ばれる小型粒子（直

＊＊先天性巨細胞封入体病＊＊

　妊婦がCMVに初感染すると，20～40％の胎児に経胎盤感染を起こし，感染児の約1割未満で低体重，肝および脾腫大，血小板減少症，知能発育障害，小頭症，視力障害，難聴などの症状がみられる。抗CMV抗体陽性の妊婦における経胎盤感染はまれである。出生時に症状がなくても後に出ることがあり，早期発見が重要である。

表10−5　肝炎ウイルスとその疫学的特徴

ウイルス	分　類	主な感染経路	輸血後肝炎	キャリア	慢性肝炎	肝硬変	肝　癌
HAV	ピコルナウイルス科	糞口	極めてまれ	なし	なし	なし	なし
HBV	ヘパドナウイルス科	血液・体液	あり	あり	あり	あり	あり
HCV	フラビウイルス科	血液・体液	あり	あり	あり	あり	あり
HDV	ウイロイド？	血液・体液	あり	あり	あり	あり	なし
HEV	ヘペウイルス科	糞口	なし	なし	なし	なし	なし
HGV	フラビウイルス科	血液・体液	まれ	まれ	不明	不明	なし

径22 nm）としてHBV感染者の血中に多量に含まれる。

ａ．臨床症状と病理　　HBVは基本的に血液を介して感染するので家族内感染および輸血・医療事故などによる感染が主である。体内に侵入したウイルスは，血流を通って肝臓に達し，肝細胞内で増殖する。多くの場合不顕性の経過をたどるが，一部は顕性の急性肝炎となる。

　潜伏期は，約10週（6週〜6か月）ときわめて長い。不快感や食欲不振，右上腹部痛などの前駆期症状に続いて，肝臓の軽度の腫大と触痛を伴って黄疸が出現する。肝炎極期には肝実質の壊死が認められるが，肝細胞死はウイルス増殖の直接的な結果でなく，感染肝細胞に対する細胞性免疫による細胞傷害の結果と考えられている。まれに，劇症肝炎の形をとると数日以内に死亡する危険性があるが，一般には回復の過程をとり2〜3か月以内に肝実質は完全に再生し，HBVに対する終生免疫が成立する。

ｂ．HBVキャリアについて　　乳幼時期にHBVに感染すると持続感染を起こし，不顕性の持続HBV保有者(無症候性HBVキャリア)となりやすい。HBVキャリアとは，持続的に(便宜上6か月以上)血中にHBs抗原が証明される状態の人を呼ぶ。キャリアの大部分では肝機能に異常はないが，永年のうちに3人に1人は慢性活動性肝炎，肝硬変，原発性肝細胞癌を発症してくる。また，慢性活動性肝炎の多くで免疫複合体病も伴う。

　すべてのキャリアではないがその一部(血中にHBe抗原が陽性のキャリア)では，肝障害の程度と関係なく高濃度の感染性ウイルスが持続的に血流中に存続する。HBe抗原陽性の母親から分娩された児は感染防御の措置を講じないとほとんどが出生時にHBV感染を受け，大部分がキャリアとなる。

ｃ．実験室診断　　急性期の患者やHBe抗原陽性キャリアにおいて血中ウイルス濃度が非常に高いので，HBVは血液を介して感染するウイルスの取り扱い方の基準ウイルスとなっている。

　HBVは感染者の肝臓でつくられたHBs抗原が血中に大量に放出される点で他のウイルス感染症とは異なっている。感染の有無は，血清中のHBs抗原の有無で知ることができる。逆に，抗HBs抗体が検出される場合は新たな感染に対して免疫があり，HBV感染の既往もしくはワクチン接種ずみであることを示す。血中に高濃度の感染性ウイルスが存在する場合には，コアタンパク質（肝細胞核に局在）に対する抗体(抗HBc抗体)が高力価となり，コアタンパク質の代謝生成物であるHBe抗原やウイルス粒子成分であるDNAポリメラーゼ活性が血中に見出される。血中に抗HBe抗体が検出されるようになると，HBs抗原が陽性でも肝臓でのHBV増殖は低下しており，血中の感染性ウイルス量はきわめて低い。

　d．疫　学　　HBVは世界的に広く分布。多くは無症候性キャリアで，北米などの地域では人口の0.1％前後と少ないが，アジア・アフリカ地域では人口の10％前後ある（日本では約1％）。HBVの持続感染はヒト肝癌(肝細胞癌)発生の重要な危険因子の1つで，日本の肝細胞癌患者の約15％はHBV感染による。

　e．予防と防疫　　受動免疫と能動免疫とが考えられる。

①　注射針事故などに際し，受動免疫として抗HBs抗体価の高いγ-グロブリン製剤(HBIG)を使用する。また，HBe抗原陽性の妊婦からの出産においても，新生児への感染防御のために出産後まずHBIGで受動免疫し，その後ワクチンによる能動免疫が行われる。

②　能動免疫として，遺伝子組換えHBs抗原ワクチンを用いる。

（3）C型肝炎ウイルス（hepatitis C virus：HCV）

　a．臨床症状　　潜伏期は6～8週間で，感染の75％は不顕性感染となる。B型肝炎より臨床症状は軽いが慢性の肝疾患に移行しやすく，成人への感染でも持続感染を成立し，キャリアとなる。日本人の約1％がキャリア。長期間の持続感染の結果としてB型肝炎より高い頻度で肝硬変から肝癌に至る。肝細胞癌の約60％はHCV感染による。

　b．疫　学　　血液を介して感染するが，血中のウイルス量がHBVより低いので性的接触や産道感染は比較的に少ない。日本脳炎ウイルスと同じフラビウイルス科に属するが，蚊によってうつることもない。

（4）D型肝炎ウイルス（hepatitis D virus：HDV）

　HDVはHBVをヘルパーウイルスとするウイルス（ゲノムは1本鎖RNAだが，粒子構造はHBVの粒子を借用する）で，HBVと重感染している場合にのみ見出される。B型肝炎単独に比べると臨床症状がより重篤であり，予後も悪い。キャリアへの重感染では特に重篤化する。日本を含む東アジア地域では少ない。

（5）E型肝炎ウイルス（hepatitis E virus：HEV）

　アジアにおける流行性肝炎の最大原因。小児への感染は不顕性となるが，若い成人（15歳以上）に感染するとA型肝炎ウイルスと同様の急性肝炎を引き起こす。特に妊娠後期の妊婦への感染では劇症化しやすい（妊婦での死亡率10～20％）。水系の汚染により広がり，インド，ミャンマー，中央アジア，アフリカなどで季節的に流行。ブタやシカにも感染し（人獣共通感染症），日本でもこれらの生肉や加熱不十分な肉を食べて発症した例がある。食文化の変化（生肉の喫食）で感染例が増えて

＊＊免疫複合体病（immune complex disease）＊＊

　持続感染においては，体内でウイルス粒子が継続的に産生される一方で，免疫系により抗体が産生される。この場合，血中での抗原抗体複合体（免疫複合体)の形成が大きな問題になる。HBVキャリアのような活発なウイルスタンパク質合成を伴う持続感染では，多量のウイルスタンパク質が持続的に血中に放出される一方で，免疫反応として抗体が産生される。その結果，免疫複合体が長期間にわたり腎臓の糸球体に沈着し，最終的には慢性糸球体腎炎が起こる。また，腎障害以外にも，毛細血管壁に沈着した免疫複合体が補体を活性化し，結節性紅斑や結節性動脈周囲炎を起こす。

いる。

4）インフルエンザ

毎冬，11月から5月にかけて流行する代表的な呼吸器感染症である。

　a．起因ウイルス　　インフルエンザウイルスはオルソミキソウイルス科に属する。ウイルス粒子内部の抗原性の違いによりA型，B型，C型の3つの型に分類される。ヒトに流行するA型インフルエンザウイルスはさらにエンベロープ上にもつHAスパイクタンパク質〔赤血球凝集（hemagglutination）活性を担う〕とNAスパイクタンパク質（ノイラミニダーゼ活性を担う）の抗原性により，H1N1，H2N2，H3N2の3つの亜型に分類される。

　A型インフルエンザウイルスは，元来カモを宿主とするウイルスである。カモでは，HAに関して16種（H1〜H16），NAに関して9種（N1〜N9）のスパイクタンパク質をもつウイルス（亜型）が見つかっている。まれに鳥インフルエンザウイルスのうちのH5N1亜型およびH7N9亜型に属するウイルスからヒトへの感染が起こり，重篤な病原性を示すことがある。これらがヒト−ヒト間で伝播するように変化すると大流行が起こると危惧されている。

　b．発症病理・臨床症状　　飛沫感染や汚染した手指との接触によりウイルスは経気道感染し，上気道粘膜上皮で増殖した後，感染範囲を拡大するとともにウイルスを体外にも排出する。ウイルス増殖部位では感染細胞の変性と壊死が起こり，炎症反応が誘導され，急激な発熱で発症する。気道局所の炎症反応のみならず，広範囲の細胞変性に伴い細胞から流出した炎症誘起物質により全身倦怠感，筋肉痛，関節痛など全身症状を伴う。通常は下気道まで感染が広がることはないが，近年，小児のインフルエンザに関連した急性脳症が報告されている。

　感染の終結は特異的免疫の誘導以前に，インターフェロンなどの非特異的防御因子の作用で感染部位近傍の感受性細胞が減少することによりもたらされる。感染後のウイルス増殖は早く，2〜3日で全感受性細胞に感染し，子孫ウイルスを外部に排出する。感染は表在感染に終わり，免疫反応の起こる前に終結する。

　c．疫　学　　大小の流行が，毎年冬季を中心にみられる。流行の主体をなすのはA，Bいずれかの型で，C型は局地的にとどまる。インフルエンザの流行期には，呼吸器系や循環器系疾患を含めた死亡率が非流行期より高くなる「超過死亡現象」がみられる。罹患率のピークは4〜9歳だが，感染による死者は60歳以上の年配者に多い。感染が下気道までに及ぶようなハイリスク群は乳児，高齢者，妊婦，呼吸器や心臓に基礎疾患のある者で，重症化の予防にはワクチンが有効である。

　ワクチンとして不活化ワクチンがある。麻疹ワクチンやポリオワクチンに比べるとワクチン接種者でも発症する場合が多く，感染を防ぐという見地からは，有効性についての実感が薄い。

　d．A型インフルエンザウイルスの抗原変異と流行　　多くのウイルスで毎年のように流行（epidemic）がみられるが，A型インフルエンザウイルスはある間隔をおいて世界的な大流行（pandemic）を起こすことが知られている。この大流行はA型ウイルスの抗原性が大きく変化したこと（不連続変異）に伴って起きる。

　ⅰ　**A型インフルエンザウイルスの連続変異**（antigenic drift）　　ウイルス病の流行に関係するウイルスの抗原性は主としてウイルス粒子表面にあるスパイクタンパク質が担っている。抗原

性の変化はスパイクタンパク質に生じた突然変異（mutation）の結果生じる。変異はウイルスゲノムの複製に伴って生じ，時間の経過とともに変化が蓄積される。中和抗体が認識する抗原部位が突然変異によって変化すると，それまで免疫によって増殖できなかった個体の中でもウイルスが増えるようになり流行が起こる。A型インフルエンザウイルスでは，毎年，HAスパイクタンパク質の約1％のアミノ酸が変化し続けており，これを連続変異という。

　ii　**不連続変異**（antigenic shift）　　他のウイルスのゲノムとは異なり，A型インフルエンザウイルスのゲノムは8本の分節に分かれたRNAからなり，それぞれの分節RNAが異なるウイルスタンパク質をコードする。ウイルス増殖においては感染細胞内でこれら分節ゲノムが1セット揃うことが子孫ウイルスの形成に必要である。たまたま異なる2株のA型ウイルスが同一細胞に感染すると，この2株のウイルスの分節ゲノムが混じり合った組換えウイルス（recombinant virus）を子孫ウイルスとして生じることがある。このように，遺伝子全体が丸々交換するという遺伝現象をリアソートメント（reassortment）と呼び，通常の突然変異とは区別される。

　リアソートメントの場合，スパイクタンパク質全体が交換されたウイルスが出現するのでウイルスの抗原性は大きく変わる。また，組換え体を生じる頻度も高い。この現象は自然界でも起こり，A型インフルエンザウイルスでみられる抗原性の不連続変異の原因となっている。

　A型インフルエンザウイルスの場合，宿主域が広いため病原性のあるヒトウイルスが動物（ブタが疑われている）に感染し，そこで動物のA型インフルエンザウイルス（トリのインフルエンザウイルスが疑われている）との間でHAやNAの遺伝子をリアソートメントで交換して新型ウイルス（組換え体）を生じる。このウイルスでは，抗原性が大きく変化しているため大流行を起こすこと

＊＊インフルエンザワクチンの有効性と問題点＊＊

難点：① 抗原性の変化が激しくウイルス株が多いことから 流行株の予測が困難。

　　　② 不活化ワクチンの皮下接種は主に血中IgG抗体を誘導するが，気道感染に対する防御の主体は分泌型IgA抗体が担うので，気道での十分な防御ができない。

　　　③ ワクチンによって誘導されてくる抗インフルエンザウイルス抗体は，必ずしもワクチン株に対する抗体ではない。インフルエンザウイルスの感染に際して最も強く現れる抗体は，その個人が生まれて最初に感染したウイルス株に対する抗体（抗原原罪説）で，ワクチンを接種したときも主に産生される抗体は最初に感染したウイルス株に対する抗体である。

有効：① 血液中の IgGやIgA も血管から気道内腔に滲出しており，少なくとも下気道への感染の拡大（重篤化）は抑えられる。

　　　② 血液中の抗体濃度が十分高ければ，発症も抑えうる。

　一般的には，血液中の抗体価が十分あればそのウイルスの下気道への感染拡大（肺炎など）は抑えられる。しかし，上気道への感染は抑えられない。したがって，不活化ワクチンによって血中抗体価を上げても上気道へのインフルエンザウイルス感染を防ぐことは難しい（効かない）が，下気道への感染拡大による重症化を防ぐことは期待できる。通常2回接種だが1回でも有効。自然感染による獲得免疫では分泌型抗体（IgA）も産生され，上気道での感染も下気道への感染拡大も阻止される。ハイリスクの家族のいる家庭ではワクチンの接種が勧められている。

ができる。B型やC型ではみられない。過去のA型インフルエンザウイルスの流行株について歴史的に振り返ってみると，一定の抗原性の組み合わせで3つの亜型(H1N1，H2N2，H3N2)のウイルスが繰り返して出現している(抗原循環説)。これ以外のスパイクタンパク質がヒトインフルエンザウイルスに取り込まれてこない理由はわかっていない。

5）麻疹（はしか measles）

2峰性の発熱とカタル症状および発疹を主徴とする小児の重要な発疹性疾患である。

a．起因ウイルス　　パラミキソウイルス（paramyxovirus）科の麻疹ウイルスによる。

b．臨床症状　　10〜12日間の潜伏期の後，発熱とともにカタル期に入り，鼻汁やくしゃみ，咳のほか，眼脂（結膜炎）や下痢などの症状が現れ，次いで頬粘膜に特徴的なコプリック斑も出現する。発熱が一度おさまり2度目の発熱が始まると発疹が出現しカタル症状も激しくなる。発疹が出て3〜4日後には色素沈着を残して回復する。発疹出現の3〜5日前から感染源となりうる。

麻疹ウイルス感染は，一過的な免疫抑制を引き起こすため，中耳炎や肺炎など細菌性の二次感染を伴うことがある。また，約1/1,000という比較的高い頻度で感染後脳炎を起こす。特殊な合併症に，亜急性硬化性全脳炎（subacute sclerosing panencephalitis：SSPE）がある。SSPEは幼児期に麻疹に罹患し数年を経て起きる脳炎で，持続感染した麻疹ウイルス変異株によると考えられている。

c．発症病理　　ウイルスは経気道感染し，気道上皮で増殖したウイルスがウイルス血症を介して全身感染する。発疹の出現は血中抗体の出現時期と一致し，ウイルスに対する免疫反応の結果と考えられている。

d．疫　学　　主に春，乳幼児に流行する。不顕性感染はまれで，きわめて伝播力が強く，待合室などでの院内感染による流行例も多い。一度かかると終生免疫がつき，再感染はあっても二度と発症することはない。開発途上国など栄養状態の悪いところでは細菌性肺炎を合併することが多く，致死的な疾患となる。生ワクチンがある。世界的に根絶計画が進められており日本も排除状態にあるが，アジアでも途上国を中心に感染が続いている。2018年3月には台湾からの旅行者（初発例）から沖縄県で流行が始まり，愛知，東京へと広がり，2か月間に感染者数が150名を超える大きな流行となった。これほどの流行は珍しいが，海外との往来の増加に伴い，このような"輸入感染"は避けがたい。ワクチンによる防御が可能で，確実な免疫獲得のために麻疹ワクチンは2回接種が推奨されている。

6）流行性耳下腺炎（おたふくかぜ mumps）

a．起因ウイルス　　パラミキソウイルス科のムンプスウイルスによる。

b．発症病理・臨床症状　　ウイルスは経気道感染し，ウイルス血症を介して全身の種々の臓器（唾液腺，中枢神経系など）に感染する。唾液腺が最も標的とされやすく耳下腺腫脹を生じる。2〜3週間の潜伏期の後，発熱に伴い両側の耳下腺が3〜7日間腫れる。涙腺炎，甲状腺炎，乳腺炎，精巣炎，卵巣炎，髄膜炎を起こすこともある。近年，難聴への関与が指摘されている。

精巣炎は性的成熟の後の年齢での感染でみられ，不妊の原因となりうるが実際にはまれである。また，ムンプスの合併症として髄膜炎を伴うことは多いが，予後はよい。無菌性髄膜炎の原因ウイ

ルスのほとんどはエンテロウイルスによるが，約10％はムンプスウイルスによる。

　c．疫　学　晩冬から春にかけて幼児や学童に流行がみられる。不顕性感染が（特に年少者への感染で）多い。ウイルスの排出は発症の4日前から約10日間で，唾液だけでなく尿にも出る。生ワクチンがある。

7）風疹（rubella）

数年の間隔をあけて冬から春にかけ主として小児に流行する発疹性疾患である。

　a．起因ウイルス　トガウイルス（togavirus）科の風疹ウイルスによる。

　b．発症病理・臨床症状　ウイルスは経気道感染し，ウイルス血症を介して全身感染する。軽い発熱とリンパ節の腫れ，特徴的な発疹（紅い斑状・斑丘状の小発疹がまず顔に出て体幹，次いで四肢へと広がる）を主な臨床症状とするが，不顕性感染も多い。発疹は免疫反応の結果である。小児では症状が軽く，発疹が出て初めて感染に気づかれることが多い。妊娠初期の妊婦が感染すると胎児に先天異常（先天性風疹症候群）を伴うことがある。

　c．疫　学　ウイルスの排出は，発疹の出る1週間前から発疹の消失後2週間まで唾液中にみられる。

　ワクチンとして，弱毒化したウイルスを用いる生ワクチンがある。妊婦への生ワクチン接種は禁忌であるが，過去の事故例では風疹生ワクチン接種による胎児の先天異常はみられていない。

8）日本脳炎

　a．起因ウイルス　フラビウイルス（flavivirus）科の日本脳炎ウイルスによる。このウイルスはヒトで増殖できるだけでなく，ブタやウシ，ウマなどの家畜および鳥類やトカゲ，さらに蚊でも増殖できる。近年，日本への侵入が警戒されているウエストナイル熱ウイルスも日本脳炎ウイルスと似たウイルスで蚊が媒介し，ほぼ同様の挙動を示す。

　b．臨床症状　7〜10日の潜伏期の後，頭痛・発熱で始まる。髄膜刺激症状に伴って意識・精神障害と脳の病巣症状がみられる（髄膜脳炎）。青少年層では髄膜炎にとどまり脳炎症状はみられな

＊＊先天性風疹症候群＊＊

　日本における先天異常の出現頻度は約5％であるが，風疹の流行によりその頻度が上昇する。妊婦への風疹ウイルス感染による先天異常の発生率は流行ごとに異なるが，受胎後2〜4週目の感染では新生児の60％に，4〜8週では35％に，8〜12週では15％に，12週以降では7％に異常がみられるという。風疹ウイルスの先天感染による胎児への障害としては，目と耳，心臓への障害が多い。

　妊婦への感染により先天異常を起こすウイルスとしては，風疹ウイルスとサイトメガロウイルスがよく知られているが，伝染性紅斑の原因ウイルスであるパルボウイルスも胎児水腫を，蚊の媒介するジカウイルスは小頭症を起こすことがある。他のウイルスの感染が胎児に無害というわけでなく，感染は母体へのストレスであり，ストレスは胎児に有害である。胎児はウイルス感受性が高いので，他のウイルスの先天感染においては胎児が死亡し流産となり，結果的に先天異常はまれとなる。

いことが多く，患者の多くは高齢者である。

c．発症病理　日本脳炎ウイルスは日本においてはコガタアカイエカが媒介する。蚊の体内で増殖したウイルスは吸血によってヒトの血流中に入り，局所のリンパ節のリンパ球やマクロファージに感染する。ウイルス血症により中枢神経系にウイルスが侵入し，発症する。実際には感染の大部分が局所リンパ節でのウイルス増殖段階で止まり，不顕性感染にとどまる。

d．疫　学　日本脳炎ウイルスはブタで非常によく増殖できる。初夏に出現した有毒蚊がブタにウイルスを感染させると，ブタ自体は無症状のまま高いウイルス濃度のウイルス血症を維持し，感染ブタの血を吸うことで多量の有毒蚊が生じる。ヒトは終末感染者で，蚊を介したヒトからヒトへの感染はない。蚊の発生が気温に依存するため，日本では夏に流行する。

日本では，コガタアカイエカの減少に伴って近年発病者が減少しているが，東南アジアや中国では増加傾向にある。ワクチンとして不活化ワクチンがある。

9）ポリオ（poliomyelitis；急性灰白髄炎，小児麻痺）

a．起因ウイルス　ピコルナウイルス（picornavirus）科エンテロウイルス（enterovirus）属のポリオウイルスによる。ポリオウイルスは抗原性の違いから1型，2型，3型の3つに分けられる。

b．臨床症状　感染の大部分は無症状である。顕性感染の場合でも臨床像はさまざまで，不全型では夏風邪の症状にとどまり，非麻痺型では夏風邪に続いて無菌性髄膜炎の症状となる。さらに重篤な場合には麻痺型となり，髄膜炎の極期に麻痺が出現する。ポリオの筋麻痺は左右非対称性の弛緩性麻痺であり，知覚障害など感覚障害を伴わない。麻痺の程度は，出現時が最も強く，時間とともに回復に向かう。

c．発症病理　ウイルスで汚染した食物や水を介して体内に侵入した（糞口経路）ウイルスは，咽頭や小腸の上皮を介して局所のリンパ組織で増殖する。ウイルス血症を介して中枢神経に入った

＊＊節足動物媒介感染（arthropod-borne infection）＊＊

日本脳炎のように節足動物で媒介される感染のことをいい，媒介する節足動物をベクター（vector）と呼ぶ。自然界においてウイルスを保有している動物を病原保有動物（リザバー reservoir）といい，ウイルスは保有動物から節足動物に移されて，その体内で増殖する。あるウイルスでは，ベクターの有毒化に先行して少数のベクターから感染を受けた動物で激しいウイルス血症を起こし，結果的に多数のベクターにウイルスを供給してヒトへの伝播を引き起こすことがある。このような動物を増幅動物（amplifier）と呼ぶ（例：日本脳炎ウイルスではブタが増幅動物，コガタアカイエカがベクター）。

蚊やダニなど節足動物がヒトに病原ウイルスを媒介するためには，そのウイルスが節足動物の体内で一度増殖できなければならない。したがって AIDS 患者や HBV のキャリアから血を吸った蚊に刺されても HIV や HBV は蚊の体内で増殖できないので病気がうつされることはない。

近年の地球温暖化により節足動物の分布範囲が変わりつつあり，蚊の媒介する日本脳炎ウイルスの北進現象やデングウイルスの土着化などが起きている。また，新たな節足動物媒介感染症に，西日本各地で見つかったダニが媒介する SFTS（重症熱性血小板減少症候群）がある。

ウイルスは，脊髄前角細胞，延髄および橋，中脳，大脳皮質の運動領域などに選択的に感染する。麻痺症状は，これらの部位における神経細胞が一定数以上破壊されると生じる。ウイルスが，消化器粘膜に侵入してからウイルス血症を介して最終標的器官である中枢神経への感染が成立するまでの一連の体内伝播過程の，どの段階で停止するかにより，①不顕性感染，②不全型，③非麻痺型，④麻痺型の各種感染像が出現する。

　d．疫　学　　ポリオウイルスを含めエンテロウイルスは消化管だけでなく気道の粘膜上皮にも感染増殖する。ウイルスの排出も消化管だけでなく気道でも起こり，経口感染だけでなく飛沫感染も起きる(特に家族内)。幼児では無症候・軽症に推移することが多く，成人のほうが重篤な症例になりやすい。生ワクチンと不活化ワクチンとがある。WHOにより根絶計画が進められている。

　e．ポリオ様麻痺とエンテロウイルス　　麻痺型ポリオと区別できない疾患がポリオウイルス以外のエンテロウイルスで起こる。エンテロウイルスは，ポリオウイルス3種，コクサッキーウイルス（Coxsackie virus）A群23種，B群6種およびエコーウイルス（echovirus）32種などを含む約70の血清型を示すウイルス群で，ピコルナウイルス科に属する。消化管に感染し，毎年夏に流行し，多様な臨床像を示す。その臨床像の1つが無菌性髄膜炎で，まれではあるが麻痺を伴う場合がある。無菌性髄膜炎を病原別に比べると約8割がエンテロウイルスによる髄膜炎で，約1割がムンプスウイルスにより，残りは単純ヘルペスウイルス，日本脳炎ウイルスなどさまざまなウイルスによる。

10) ウイルス性胃腸炎（ロタウイルス，ノロウイルスと小型球形ウイルス）

急性胃腸炎（下痢と嘔吐）の2/3はウイルス性である。患者の年齢から2つに大別できる。
①　乳児嘔吐下痢症：乳児(2歳未満)に感染。ロタウイルス（冬季に集中）。
②　流行性嘔吐下痢症：幼児期以降に感染。ノロウイルス他。

(1) ロタウイルス（Rotavirus）

ロタウイルスはレオウイルス(reovirus)科に属するウイルス。11本の2本鎖分節RNAをゲノムとする。宿主域が広く，ウシ，ブタ，イヌにも感染し，人獣共通感染症の可能性がある。ウイルス粒子は2重のカプシドからなり，内部カプシドの抗原性により6群の血清型に分かれ，ヒトおよび動物のロタウイルスの大部分はA群に属する。

　a．臨床症状　　乳幼児に下痢を起こす。突然の嘔吐に始まり，水様性下痢を起こす。下痢の状態から仮性小児コレラとか，便が白色または黄白色を呈すること(ロタウイルス感染の特色)から白痢と

＊＊ポリオの生ワクチンと不活化ワクチン＊＊

　生ワクチンの普及によって，野生型のポリオウイルスは日本を含む世界の大部分の地域から根絶された。生ワクチンにはポリオウイルスの3つの型各々の弱毒化されたウイルスが含まれており(3価ワクチン)，すべての型に対する免疫をつけるために6週間の間をあけて2回経口投与する。また，ワクチン服用者からの伝播により強毒復帰変異株が出現するのを防ぐために集団接種を行う。

　弱毒生ワクチンでは低い頻度であるがワクチン事故があるので，野生型ウイルスの根絶に伴って，より安全な不活化ワクチンへの切り替えが日本でも行われた。

も呼ばれた。発熱はないが，脱水により末梢循環障害からショックを起こす危険性がある。栄養状態がよければ死ぬことはないが，開発途上国では乳児死亡の原因として大きな問題になっている。

b．発症病理　　経口感染し，潜伏期は1〜3日。十二指腸，空腸上部で増殖し小腸全域に病変（胃，大腸は正常）を示す。ウイルスは小腸上皮の分化した円柱上皮細胞（絨毛先端の細胞）に感染増殖し，微絨毛の扁平化と萎縮を引き起こす。絨毛の変性に伴い腸管粘膜の吸収表面が減少し，腸管からの水分の吸収が阻害され下痢を起こす。小腸上部に障害を生じるため，胃の運動が低下し，胃内容物の通過時間が延長されて嘔気・嘔吐を催す。ウイルス感染は，小腸上部で始まり次第に空腸から回腸へと進むが，感染拡大の程度は入ってきたウイルスの量と病原性の強さ，宿主の免疫状態などに依存する。脱水が致死的になるほどひどくなければ，疾患は自然に回復する。回復が始まると回復速度は速い。

c．疫　学　　冬期の乳幼児の急性下痢症の2/3を占める。温帯では冬季に発生のピークがあるが，熱帯では常在する。主に2歳以下の乳幼児で顕性感染がみられるが，年長児や成人でもいわゆる"水あたり"としてみられる。新生児や年長児，成人では不顕性感染が多い。爆発的な発生はないが長期に続く。下痢便中には多量のウイルスが排出されている。

母体からの移行抗体では感染を防御できないが，生後数か月間は発症が抑えられる。そのため，新生児期の感染は軽症だが，生後6〜12か月での感染で症状が強く出る。経口生ワクチンがある。

（2）ノロウイルス（Norovirus）と小型球形ウイルス（SSRV）

ウイルス性胃腸炎の原因ウイルスとして，免疫電子顕微鏡法により患者糞便中からカリシウイルスやアストロウイルスを含む一群のウイルスが小型球形ウイルスとして見出された。これらのウイルスはピコルナウイルスと類似のウイルスで，直径が27〜40nm，エンベロープをもたず，胃酸（pH1〜2）や飲料水レベルの塩素濃度（5 ppm以下）に対しては比較的抵抗性がある。試験管内で培養できないものが多い。動物からも分離でき，自然宿主に対し病原性を示す。

代表的なものとしてノロウイルス（カリシウイルス科）について概説する。

a．臨床症状　　年長児，成人の流行性嘔吐下痢症を起こす。1〜2日の潜伏期を経て，急激な嘔吐や水様性下痢を起こす。腹痛や軽い発熱を伴うが，補液や食事調整で1〜2日で回復する。

b．発症病理　　ウイルス増殖は腸管上皮の絨毛の先端部で起こり，ロタウイルスと同様の機構で発症する。ウイルス感染が直接の死因となることはないが，吐物を誤嚥することにより誤嚥性肺炎や窒息による死亡が起こっている。

c．疫　学　　下痢便中や吐瀉物に多量のウイルスが含まれている。微量のウイルスでヒトへの感染が成立するため，経口感染だけでなく接触感染や飛沫感染，空気感染でも拡がり，汚染飲食物（サラダ，牡蠣など）を介した食中毒を起こすだけではなく，感染症としての疫学的側面をもつ。寒季に多発する傾向があるが，どの季節にもあり，限られた集団に爆発的に流行し，2〜3日で終息する。ヒトに感染するノロウイルスは3つの遺伝子群（GI，GⅡ，GⅣ）に大きく分かれ，それがさらに細分されているために多様な遺伝子型のウイルスがあり，免疫の獲得は難しく再感染する。乳児での発症は少ない。不顕性感染もあるので，家族内に感染者が出た場合に食品取扱者は感染することのないよう特別の注意が必要である。

11) ヒトの腫瘍ウイルス

ヒトパピローマウイルス(human papilloma virus：HPV)，成人T細胞白血病ウイルス(HTLV-1)，EBウイルス(EBV)やヒトヘルペスウイルス8(HHV-8)は，ヒトの腫瘍と関係する。ウイルス遺伝子の作用だけで細胞を腫瘍化することはなく，腫瘍化には必ず細胞の複数の遺伝子の突然変異を伴う。

RNA腫瘍ウイルスであるHTLV-1はキャリアの母親のリンパ球に持続感染しており，母乳中に含まれるリンパ球を介して乳児に経口感染する（母児感染）。ウイルスはT細胞に感染し，感染細胞の増殖を誘導すると同時に細胞を不死化させる。数十年という長い年月の間にこの状態の細胞に別の突然変異が加わると悪性化し，予後の悪い白血病を起こす。

HPVは微小創傷から皮膚に侵入し，疣贅(イボ)をつくるDNAウイルスである。このウイルスは上皮の基底層の細胞に感染するがこの細胞ではウイルス増殖ができず不稔感染となる。しかし，ウイルスタンパク質の作用で感染細胞の増殖が引き起こされ疣贅が形成される。まれではあるがウイルスゲノムが細胞染色体に組み込まれることがあり，このときにウイルス遺伝子発現の制御系が壊されると細胞が無制御に増殖することになり，これに細胞遺伝子の変異が加わって腫瘍が形成される。皮膚の癌だけでなく，子宮頸癌の原因ウイルスである。HPVにはワクチンがあり，すべての型に対してではないが感染を防ぐ。

EBVとHHV-8はヘルペスウイルス科のウイルスである。両ウイルス共にB細胞に不稔感染し，感染細胞を不死化する。EBVは，あるタイプのバーキット(Burkitt)リンパ腫，上咽頭癌，胃癌などの発症に関与し，HHV-8はAIDS患者に多発するカポジ肉腫の発症に関与している。

さらに，肝炎ウイルスのHBVとHCVもキャリアの中からある頻度で慢性肝炎を経て肝癌に至ることが知られているが，そのメカニズムについては十分にわかっていない。

◇参考文献

ウイルスとその感染症については新しい知見がどんどんでるので教科書としては下の2つを推奨するが，インターネットでの検索も助けになる。最も信頼できるサイトは国立感染症研究所である。

・国立感染症研究所　https://www.niid.go.jp/niid/ja/
・Knipe DM, Howley PM（eds）：Fields Virology 6th ed. Lippincott Williams & Wilkins, Philadelphia, 2013
　世界で最も権威のあるウイルス学の参考書。基礎面のみならず臨床面からの解説も優れている。
・White DO, Fenner FJ著／北村敬訳：医学ウイルス学 第4版．近代出版, 1996
　日本語で出ているウイルス学の教科書としてはよくまとまっており，少し古いが有用である。

第11章 クラミジア・リケッチア感染症

1. クラミジア

1）クラミジア

　クラミジア（*Chlamydia*）はリケッチア（*Rickettsia*）と同じく，生きた細胞内でのみ増殖できる，グラム陰性の偏性細胞内寄生細菌である。クラミジアは，DNAとRNAの両核酸をもち，細胞壁を有する。また，増殖は2分裂によるが，感染した細胞の食胞内で特異な方法で行われる。リボソームをもち，抗菌薬は有効である。リケッチアとの違いは，ヒトへの感染経路に節足動物を必要としないほか，宿主細胞のATPに依存するエネルギー寄生体であること，増殖形態が他の細菌と全く異なり封入体を形成することがあげられる（図11－1）。クラミジア科は，クラミジア（*Chlamydia*）属とクラミドフィラ（*Chlamydophila*）属に分類され，ヒトに病原性を示す3種が知られている。他の細菌，マイコプラズマ，リケッチア，ウイルスとクラミジアには表11－1に示すような違いがある。クラミドフィラ・ニューモニエ（*Chlamydophila pneumoniae*）やクラミジア・トラコマチス

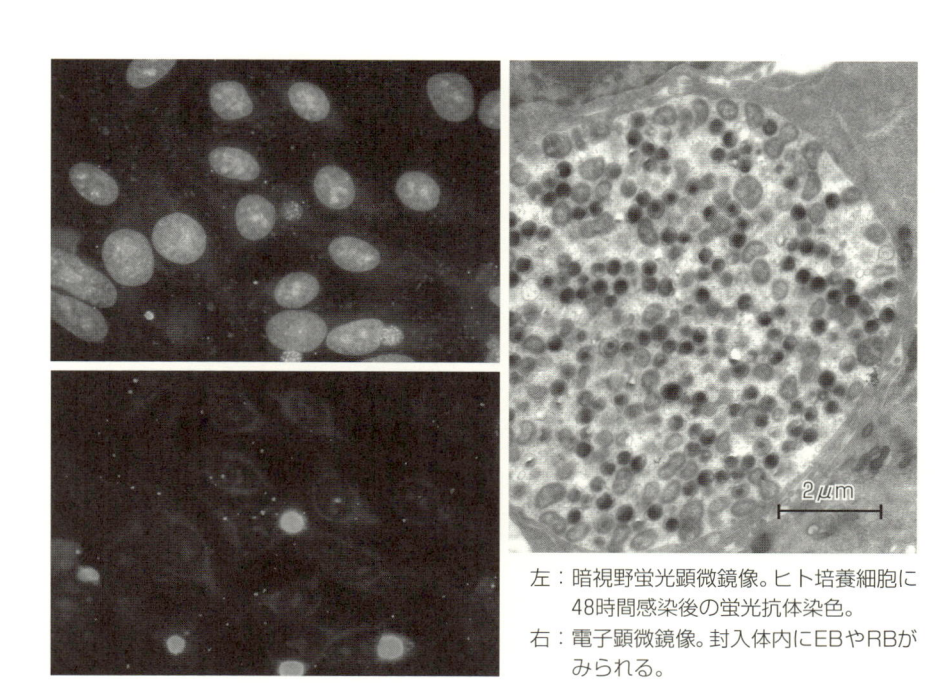

　左：暗視野蛍光顕微鏡像。ヒト培養細胞に
　　　48時間感染後の蛍光抗体染色。
　右：電子顕微鏡像。封入体内にEBやRBが
　　　みられる。

図11－1　*Chlamydia pneumoniae* の形状
（資料提供：山口大学医学部微生物学講座教授 白井睦訓，文部技官 木本光明）

表11－1　細菌，マイコプラズマ，リケッチア，クラミジア，ウイルスの相違点

	核　酸	細胞壁	エネルギー産生系	タンパク質合成系	2分裂による増殖	人工培地での増殖	抗生物質感受性
細　菌	DNAおよびRNA	あり	あり	あり	あり	あり	あり
マイコプラズマ	DNAおよびRNA	なし	あり	あり	あり	あり	あり
リケッチア	DNAおよびRNA	あり	あり	あり	あり	なし	あり
クラミジア	DNAおよびRNA	あり	なし	あり	あり	なし	あり
ウイルス	DNAまたはRNA	なし	なし	なし	なし	なし	なし

表11－2　クラミジアの性状

	C. trachomatis	*C. psittaci*	*C. pneumoniae*
宿主域	ヒト，マウス	ヒト，トリ，哺乳類	ヒト
基本小体の形	球形	球形	洋梨形
封入体のヨード染色（グリコーゲン合成）	＋	－	－
サルファ剤感受性（葉酸合成）	＋	－	－
封入体の形	円形，空胞状	不定形	円形
ヒトの主な疾患	ヒト→ヒト トラコーマ 封入体結膜炎 性病性リンパ肉芽腫 骨髄内感染症 非淋菌性尿道炎 子宮頸管炎 新生児結膜炎・肺炎（産道）	鳥類→鳥類・哺乳類 オウム病 気管支炎 急性呼吸器疾患	ヒト→ヒト 急性呼吸器疾患 肺炎 気管支援 動脈硬化 気管支喘息

（*Chlamydia trachomatis*）はゲノムが解読され，ゲノムサイズはそれぞれ約1.23Mb，1.04Mbで，環状のDNAをもっている。クラミジアの性状を表11－2に示した。クラミジア感染は本来の宿主では不顕性感染が多くみられる。これは，外毒素の産生がないことや，増殖が封入体内で行われることに起因していると思われる。このことは，クラミジアに対する強い感染防御免疫が成立しにくいことと関連している。

（1）形態・増殖

　クラミジアは特有の生活環をもつ。増殖形態を図11－2に示す。細胞外では感染性のある基本小体（elementary body：EB）といわれる小型（直径約0.3μm）の形態をとる。細胞内では感染性のない網様体（reticulate body：RB）といわれる大型（直径約0.5～2.0μm）の形態をとり，増殖する。RBは核様構造が不鮮明で，リボソームに富む。基本小体は厚い細胞壁に覆われ，細胞から細胞へ感染するが，2分裂で増殖することはできない。感染細胞の食胞内で細胞壁の薄い網様体へと変化したものは，2分裂により増殖し，再び基本小体へと形を変え，細胞外へ出る。この過程で，中心部に凝縮した核様構造をもつ中間体（intermediate form：IF）が存在する。基本小体は宿主細胞に結合し感染するが，詳細な機構はわかっていない。貪食により食胞に取り込まれるが，このとき食胞とリソソームの融合が起こらないため，殺菌・消化作用から免れ，クラミジアの細胞内生存を可能にしている。

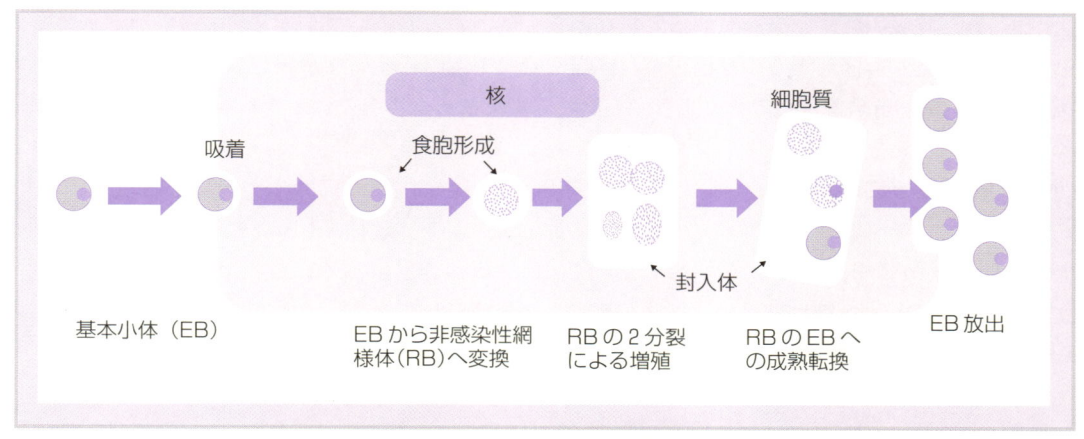

図11－2　クラミジアの増殖様式

（2）染色性・培養

　ギムザ染色により，基本小体は紫色に，網様体は青色に染まる。感染細胞の食胞内クラミジア微小集団は封入体と呼ばれる。形状は菌種によって異なるため，診断上の手がかりとなりうる。クラミジア・トラコマチス（*C. trachomatis*）はグリコーゲン合成をすることから，ヨード反応陽性である。封入体はルゴール液で褐色に染色されるため他のクラミジアと鑑別できる。

２）クラミジア感染症

（1）トラコーマクラミジア

　クラミジア・トラコマチス（*C. trachomatis*）に感染することで発症する慢性伝染性角結膜炎で，直接および間接感染により伝播する。手指やタオル，洗面器などから伝染することが知られている。濾胞形成，乳頭増殖，瘢痕形成，角膜の血管侵入を主徴とする。米国では南西部のアメリカ先住民に日常的にみられるほか，アジア，アフリカの開発途上国では今も流行している。これによる失明者は年間600万人といわれる。感染様式は，眼から眼への直・間接感染と，性感染からの眼感染がある。直接感染は主に母子感染で，25〜50％が分娩時に新生児が産道感染する。また，妊婦が感染している場合，子宮内胎児感染から流産につながる場合もある。*C. trachomatis* のヒトからヒトへの感染によって生じる疾患には，このほかに性行為感染症である非淋菌性尿道炎（non-gonococcal urethritis：NGU）があり，わが国で最も多くみられるクラミジア感染症である（第14章１．参照）。

　テトラサイクリンが有効である。また，幼児の場合はエリスロマイシンを投与する。

（2）オウム病クラミドフィラ

　クラミドフィラ・シッタシイ（*C. psittaci*）による感染症でオウムやインコのほか，アヒルやニワトリ，七面鳥など約130種類以上の鳥類がこの疾患を伝播することから，オウム科ではない鳥類による疾患は鳥類病といわれている。ヒトは *C. psittaci* に感染しているトリの排泄物を吸入し感染する。養鶏場の従業員が感染することが多い。また，ヒトからヒトへの感染も報告されていることから，院内感染などに留意しなければならない。急性全身性感染症で，7〜14日の潜伏期間の後，

咽頭痛，咳，呼吸困難，頭痛，発熱，悪寒などを主徴とする。インフルエンザとの鑑別が重要であるが，臨床所見から区別するのは難しい。重症例では1週間程度高熱が続くことがあり，死亡例も報告されている。鳥類と接触のある患者で高熱と肺炎を認めた場合にはオウム病を疑う必要がある。テトラサイクリンやエリスロマイシンが有効である。

（3）肺炎クラミドフィラ

クラミドフィラ・ニューモニエ（*C. pneumoniae*）は，急性上気道炎や肺炎の原因となり，成人の市中肺炎の約10％を占めているとされる。抗体保有率は非常に高く，成人の抗体保有率は50～70％程度である。心血管に動脈硬化を誘発することが疑われており，虚血性心疾患の一要因として注目されている病原体であるが，確証は得られていない。

2.　リケッチア

1）リケッチア

リケッチア（*Rickettsia*）は，これが病原微生物であることを発見し，発疹チフスによって倒れた米国の微生物学者Howard T. Ricketts（1871-1910）の名に因んで命名された好気性のグラム陰性菌である。クラミジアと並んで，生きた細胞の中でのみ増殖できる偏性細胞内寄生細菌であるが，形態，代謝，増殖様式，感染様式はクラミジアと異なる。リケッチアはDNAとRNAの両方をもち，抗生物質に感受性を示す。リケッチア属は発疹チフス群（typhus group）と紅斑熱群（spotted group）に分けられる。リケッチアの感染伝播には，ノミ，シラミ，ダニなどの節足動物による媒介（ベクターvector）を必要とする。自然界でリケッチアを保有している動物をリザバー（reservoir）と呼ぶ。主なリケッチア症の病原体とベクターおよび発症地域を表11-3に示した。ゲノムが解読されたものは *Rickettsia conorii Malish 7* をはじめ約20種に及んでおり，ゲノムサイズは1.11～1.52Mbである。

（1）形態・培養

リケッチアは，0.3～0.6×0.8～2.0μmの大きさのグラム陰性菌で，ギムザ染色で赤紫色に染まる。一般に人工培地上で増殖させることはできず，生きた細胞の中でのみ増殖する。2分裂で増殖

表11-3　主なリケッチア症の病原体とベクターおよび発生地域

病　　名	病原体	ベクター	発生地域
発疹チフス	*Rickettsia prowazekii*	コロモジラミ	バルカン，アジア，アフリカ，中南米
発疹熱	*R. typhi*	ネズミノミ	世界各地
ロッキー山紅斑熱	*R. rickettsii*	マダニ	北・中・南米
ボタン熱	*R. conorii*	マダニ	地中海沿岸，アフリカ
リケッチア痘	*R. akari*	小型のダニ	北米，アフリカ，旧ソ連，韓国
日本紅斑熱	*R. japonica*	マダニ	日本（四国，九州，山陰，房総地方）
ツツガムシ病	*Orientia tsutsugamushi*	ツツガムシ	日本各地（北海道・沖縄を除く），東南アジア
Q　熱	*Coxiella burnetii*	マダニ	世界各地
塹壕熱	*Bartonella quintana*	シラミ	中部ヨーロッパ

するが，宿主細胞から増殖に必要な物質の一部を供給してもらわなければならない。リケッチアの培養にはマウスやモルモットなどの動物，あるいは発育鶏卵卵嚢・培養細胞が用いられる。

（２）抵抗性

細胞外のリケッチアは一般に熱や消毒薬（特にアルコール）に弱い。しかし，シラミの糞中の発疹チフスリケッチアは不活化されにくく，Q熱の病原体として知られる，コクシエラ・バーネッティ（*Coxiella burnetii*）は細胞外でも安定で，熱・乾燥・消毒薬にも抵抗性がある。

（３）感染経路

大部分のリケッチアは，節足動物と共生している。したがって，リケッチアを保有しているリザバーは節足動物である。節足動物がヒトを刺すと，リケッチアが伝播される。この場合，節足動物は同時にベクターでもある。しかし，発疹チフスリケッチアの場合には，ベクターであるシラミは感染後約２週間で死んでしまうが，感染したヒトの中に50年以上も潜伏し続けることができ，ヒトがリザバーとなる。

２）リケッチア感染症

ヒトに病原性があるリケッチアは，リケッチア科リケッチア属とオリエンチア属，エールリキア科のエールリキア属とネオリケッチア属で，リケッチア症の原因となる。

（１）発疹チフス群リケッチア

リケッチア・プロワツェキィイ（*Rickettsia prowazekii*）の感染による。ベクターはコロモジラミ，リザバーはヒトである。シラミがリケッチアを保有するヒトを吸血すると，シラミが感染する。リケッチアはシラミの腸管上皮細胞で増殖し，糞とともに排泄される。リケッチア感染シラミがヒトを刺咬するときに排泄する糞には多量のリケッチアが含まれており，吸血時の刺口や吸血箇所を掻くことにより傷口からリケッチアがヒト体内に侵入する。リケッチア感染したシラミ自身も数週間のうちに死亡する。潜伏期間は約１～２週間で，突然の悪寒，高熱，頭痛，筋肉痛などを伴う。発症後，５日以内に全身に皮疹を生じるが，掌や足底に出ることは少ない。２～３週目に意識障害，循環器障害，腎不全が起こり死に至ることもある。化学療法を行わない場合の死亡率は10～70%である。テトラサイクリン系抗菌薬が有効である。

（２）紅斑熱群リケッチア

病原体は *R. rickettsii*（ロッキー山紅斑熱）や *R. japonica*（日本紅斑熱）で，ベクターはマダニ類である。*R. rickettsii* はダニに持続感染しており経卵巣感染によって，成虫から卵へと受け継がれる。ヒトは *R. rickettsii* 保有ダニにかまれたときに感染する。ダニはベクターとリザバーをかねている。わが国には紅斑熱は存在しないとされていたが，1984年６～７月，四国でツツガムシ病に似た症例が見つかり，詳しく調べたところ，紅斑熱であることが明らかになった。病原体は新種の *R. japonica* と命名された。本症は西日本に広範に見つかっている。ヒトへの感染は *R. rickettii* と同じ様式による。潜伏期は２～10日で，突然の頭痛，発熱，悪寒をもって発症し，発熱と同時，もしくは２～３日遅れて紅斑が多発する。紅斑は手足の関節周辺に出現し，手掌，足底から体幹へと広がる。リンパ節腫脹や肝腫および脾腫は認められず，ツツガムシ病と異なる。この皮疹の出現順は，チフス症の逆である。治療はテトラサイクリン系抗菌薬が有効である。

（3）ツツガムシ病

　病原体はツツガムシ病リケッチア(*Orientia tsutsugamushi*)で，ベクターはツツガムシ（小型のダニ）である。以前は*Rickettsia*属であったが，細胞壁にペプチドグリカンやリポ多糖がないことや，16SRNAの塩基配列が大きく異なることなどから，新しくオリエンチア(*Orientia*)属として独立させることとなった。ツツガムシは一生の大半を地中で過ごすが，孵化した幼虫は数日間だけ地表に出て，野ネズミなどの哺乳動物に吸着して組織液を吸う。幼虫が*O. tsutsugamushi*を保有すると，刺咬部の皮膚から感染するが，痛みは虫の種類によって違う。感染時期は，気温などの影響で地域によって一定している。潜伏期は1～2週間で，悪寒，頭痛，関節痛などを伴った急激な発熱，全身の発疹，リンパ節腫脹，刺し口（リケッチア保有ツツガムシに刺されたことによる皮膚局所病変）の形成が主なものである。数日後リンパ節腫脹や体幹，顔面などに発疹が出てくる。刺し口の中央部は黒褐色の痂皮で覆われ，周囲に発赤と腫脹が認められる。重症の場合には肺炎，脳炎などの症状がみられることもあり，播種性血管内凝固症候群（disseminated intravascular coagulation：DIC）を起こして死に至ることもある。治療は，テトラサイクリン系抗菌薬が第一選択薬である。通常1～2日で速やかに解熱し，自・他覚所見も軽快する。

◇**参考文献**

・http：//www.tigr.org/tigr － scripts/CMR2/GenomePage3.spl？database=btc

・http：//www.tigr.org/tigr － scripts/CMR2/GenomePage3.spl？database=bcp

・http：//www.tigr.org/tigr － scripts/CMR2/GenomePage3.spl？database=ntrc01

・吉田眞一，柳雄介，吉開泰信編：戸田新細菌学 改訂33版．南山堂，2007

・山西弘一，平松啓一編：標準微生物学 第8版．医学書院，2002

・林英生，岩本愛吉，神谷茂，高橋秀実 監訳：ブラック微生物学．丸善，2003

・高橋甫，斉藤日向，手塚泰彦ほか訳：スタニエ微生物学．培風館，1997

・東匡伸，小熊恵二編：シンプル微生物学．南江堂，2011

・笹川千尋，林哲也編：医科細菌学．南江堂，2010

第12章 真菌感染症

1. 真菌

　カビや酵母ならびにキノコといった微生物群は真菌（fungus，複数形はfungi）と呼ばれ，一部の真菌はパン，アルコール飲料，チーズ，みそ，醤油などの発酵食品や抗生物質の製造に利用されている。また，一方でカビは食べ物を腐敗させたり，風呂場などに繁殖して壁を傷めたり，私たちにとって不利益な面もある。特にカビによる感染症（真菌感染症）は私たちの生命を脅かすことも少なくない。したがって医療や食品製造に携わる者は種々の真菌の生物学的特徴や病原性を十分に理解しておく必要がある。真菌は自然界に広く分布し，あるものは私たちの皮膚，腸管などに常在していることから，私たちは普段の生活の中で真菌と密に接触しているといえる。しかしながら，白癬症などの皮膚真菌感染症を除き，健常者が重篤な真菌感染症を発症することはまれである。このことはいかに私たちの免疫防御機構が真菌感染症の発症阻止に関与しているかを物語っている。

　真菌が起こす疾患としては感染症としての真菌症（mycosis），アフラトキシンに代表される真菌が産生するいわゆるカビ毒による中毒症（mycotoxicosis），および真菌の菌体成分が誘発する過敏症（アレルギー）がある。この章では医学的に重要な病原性真菌であるカンジダ，アスペルギルスおよびクリプトコッカスが引き起こす疾患と，細菌ではあるが真菌に類似した性状を示す放線菌による感染症について述べる。また近年，原虫から真菌へと分類し直されたニューモシスチス肺炎の病原体であるニューモシスチス・イロベチィについても記した。まず，各真菌の特徴をより理解するため，真菌の基本的性状について概説する。

1）真菌の基本的性状

　真菌は細菌と比較し，菌体の大きさは著しく大きい。真菌の菌体幅は数μmであり，培養条件がよければその長さは数cmにも達することがある。ブドウ球菌や大腸菌とその大きさを比較すると図12−1aのようになる。真菌は栄養素の吸収や胞子の形成のために菌糸（hypha）を伸ばす。多くのカビがけば立って見えるのは菌糸形成のためである。ほとんどの真菌は生活環の大部分を菌糸形（mycelial form）で過ごす。菌糸は多細胞から構成され，伸長は最も代謝の盛んな菌糸先端部で起こる。菌糸は主に食べ物などに侵入して栄養の吸収にかかわる栄養菌糸（vegetative hypha），胞子形成にかかわる生殖菌糸（fertile hypha）に分けられる。菌糸は一般的に隔壁（septum）と呼ばれる仕切りで細胞が区切られている有隔菌糸と一部の真菌では隔壁を欠く無隔菌糸がある（図12−1b）。一方，生活環の大部分を単細胞の状態で過ごす真菌も存在し，これらの単細胞性真菌は酵母（yeast）または酵母様真菌（yeast-like fungi）と呼ぶ。酵母または酵母様真菌は出芽（budding）と呼ばれる細胞分裂様式で増殖する（図12−2）。細胞が解離せずに出芽が繰り返し起きるとソーセージ状の菌糸のように見えることがある。これは仮性菌糸（pseudohypha）と呼ばれ，糸状菌の真性

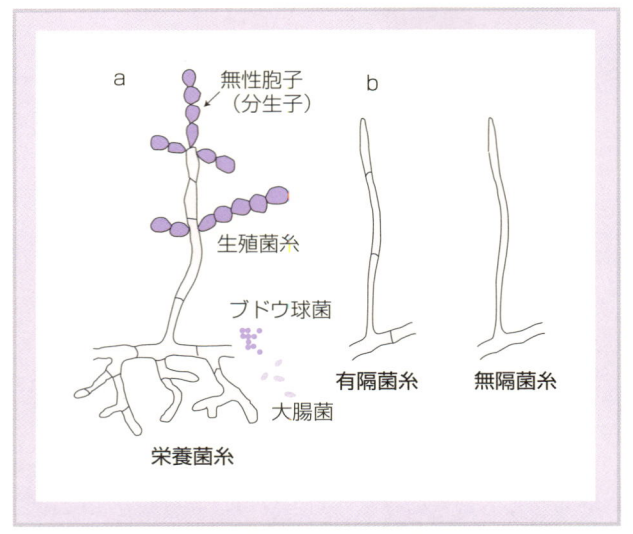

図12－1　真菌の基本形態と菌糸の種類

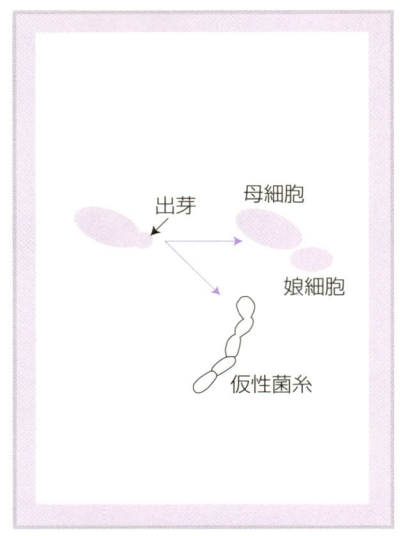

図12－2　酵母様真菌の分裂様式

菌糸（true hypha）と区別される。真菌は細菌などと比べて水分要求性が強く，一般に湿度の高い環境内で良好に発育する。糸状菌は菌糸が空中に突出しているため，酵母様真菌よりも水分要求性が強い。また，真菌は一般に25〜37℃でよく発育する。一部の真菌では温度や二酸化炭素（CO₂）分圧，栄養状態の変化など周囲の環境に応じて菌糸形と酵母形の両方の形態を示すものがある。これらの真菌は2形性真菌（dimorphic fungi）といわれ，この中には，病原性のきわめて強いコクシディオイデス・イミティス（*Coccidioides immitis*）やこの章で述べるカンジダ・アルビカンス（*Candida albicans*）など医学的に重要な真菌が多く含まれている。真菌は細胞内部に核膜によって覆われた核をもつ真核生物（eukaryote）である。また，原核生物（prokaryote）である細菌と比較し，細胞質にはミトコンドリアや小胞体などの細胞内小器官が存在する（図12－3）。真菌細胞膜の主要構成脂質はエルゴステロールであり，私たち動物細胞の細胞膜構成脂質であるコレステロールと

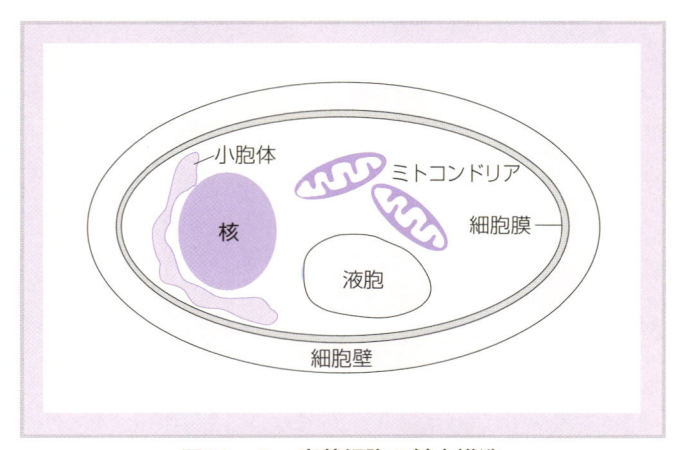

図12－3　真菌細胞の基本構造

は異なるため，エルゴステロールの合成阻害薬が抗真菌薬として使用されている。真菌は細菌と同様に細胞壁を有するが，その基本構成成分はキチンやβ－グルカンであり，マンナンも含まれる場合がある（図12－4）。キチンはβ（1→4）グリコシド結合によって連結されたN－アセチルグルコサミンのホモ重合体であり，β－グルカンはβ（1→3）結合およびβ（1→6）結合で連結されたD－グルコースのホモ重合体である。カンジダなど

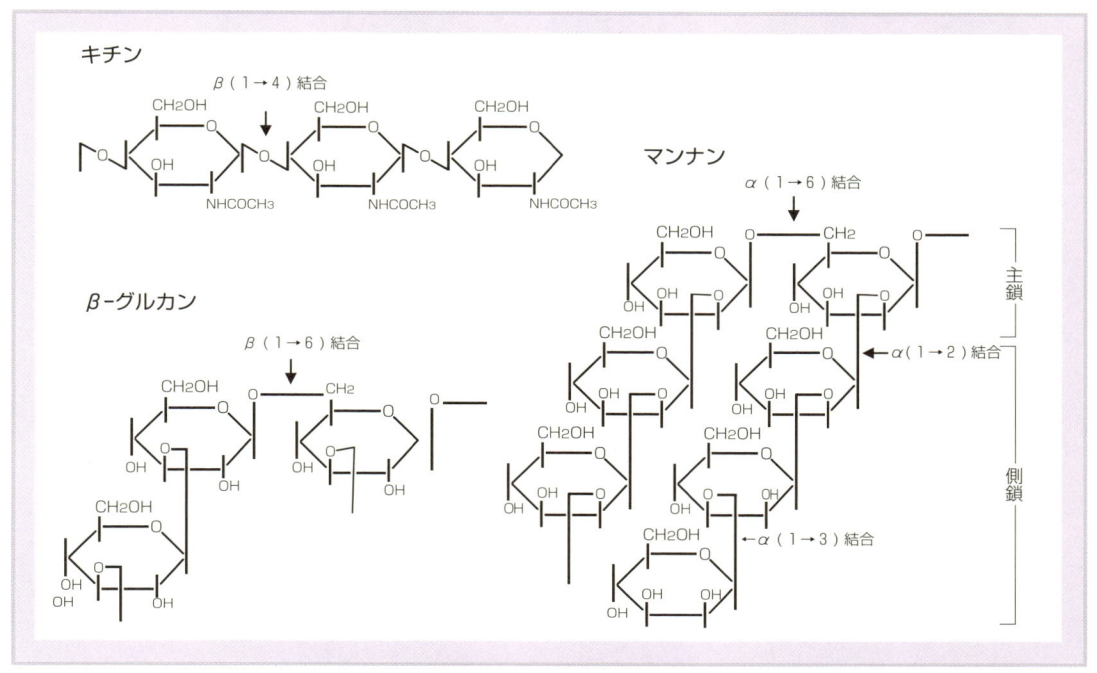

図12－4　真菌細胞壁を構成するホモ多糖類

の酵母におけるマンナンは α（1→6）結合でつながった主鎖と α（1→2）および α（1→3）結合の側鎖からなるD－マンノースのホモ重合体である。マンナンはタンパク質と複合体を形成し，マンノタンパク質と呼ばれる糖タンパク質として細胞表層に存在する。これら真菌に特徴的な細胞壁構成多糖は真菌感染症の血清学的診断や真菌の同定に利用されている。また，細菌における細胞壁の構成成分はペプチドグリカンであり，そのためペプチドグリカン合成阻害薬である β－ラクタム薬などは真菌感染症の治療には無効である。

2）真菌の分類

　血清学的診断や遺伝子診断が利用できるようになった現在においても，真菌感染症の診断の基本は検体から分離された菌を形態学的特徴から同定する顕微鏡検査である。真菌の同定上重要となるのは胞子や菌糸の形態学的特徴である。真菌は栄養状態や周囲の環境が良好な場合は私たちの体細胞と同様に遺伝的組換えを伴わない通常の細胞分裂様式（有糸細胞分裂）で増殖する。このような胞子を無性胞子（asexual spore）と呼ぶ。無性胞子のうち菌糸の先端から外に向かって形成されているものを分生子（conidium）と呼び（図12－1 a），菌種の診断において菌糸隔壁の有無とともに形態学的特徴の1つとして重要である。一方，環境条件が悪くなると，より環境に適応した子孫をつくり出そうと遺伝子組換えを伴う胞子形成が起こるようになる（有性生殖）。雄雌の菌糸が融合し，2倍体の核から減数分裂により4個の胞子（1倍体核）が形成される。このようにして形成された胞子を有性胞子（sexual spore）と呼ぶ。現在，真菌は有性生殖の特徴に基づき，①接合菌門，②子嚢菌門，③担子菌門，④不完全菌門に分類されている。それぞれの分類群における有性生殖の特徴

表12－1 真菌と細菌の細胞構造の違い

	真 菌	細 菌
核 膜	＋	－
染色体数	多数	1 （複数の場合もある）
ミトコンドリア	＋	－
リボソーム	80 S（60 S＋40 S）	70 S（50 S＋30 S）
細胞壁基本成分	β－グルカン，キチンなど	ペプチドグリカン
細胞膜主要ステロール	エルゴステロール	ステロールを欠く
生殖様式	無性生殖±有性生殖	無性生殖のみ

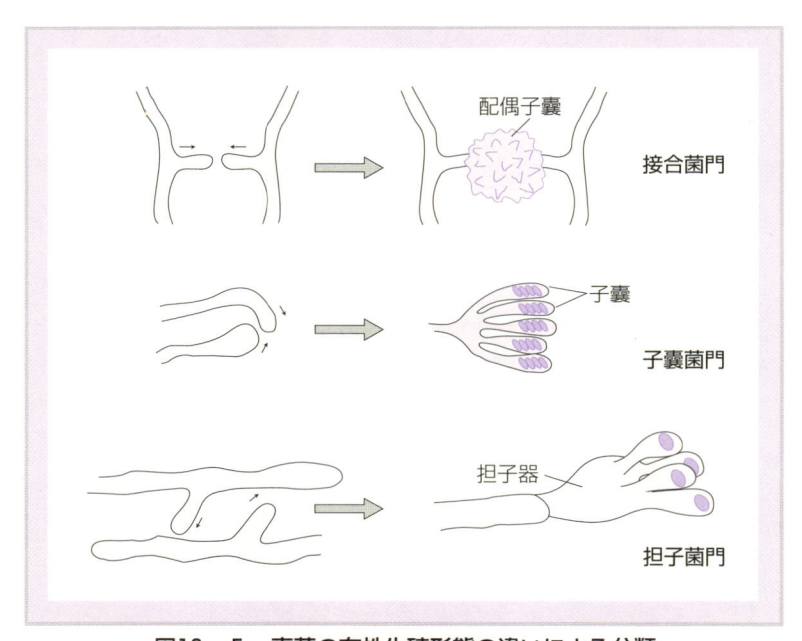

図12－5 真菌の有性生殖形態の違いによる分類

を図12－5に示す。それぞれのグループにおいて配偶子嚢，子嚢，担子器などの有性胞子を形成するための特徴的な構造が認められる。有性生殖形態が確認されていない真菌群は不完全菌門としてまとめられているが，近年，有性生殖形態が認められ他の分類群へ編入された例もあり，真菌の分類はいまだ流動的である。現在，遺伝子の塩基配列情報に基づいた分類法が確立されている。

3）真菌感染症と抗真菌薬

　真菌感染症は，感染組織が皮膚表面からどのような深さにあるかに基づいて，①表在性（浅在性）真菌症，②深部皮下真菌症，③深在性（内臓性）真菌症に分類される。真菌感染症の治療には主として抗真菌薬が用いられる。細菌感染症の治療に用いられるペニシリンなどの抗菌薬は無効である。

表12－2　現在使用されている抗真菌薬

系　統	一般名	作用機序	投与方法
ポリエン系	アムホテリシンB（AMPH－B）	細胞膜エルゴステロールへ直接作用し，細胞膜を障害	主として深在性真菌感染症に静脈内投与，シロップは経口的に投与し口腔・食道カンジダ症などの治療に用いられる
	アムホテリシンB（AMPH－B）リポソーム製剤	細胞膜エルゴステロールへ直接作用し，細胞膜を障害	主として深在性真菌感染症に静脈内投与，哺乳細胞よりも真菌細胞に拡散しやすく，腎毒性が軽減されている
フロロピリジン系	フルシトシン（5－FC）	DNA および RNA の合成阻害	主として深在性真菌感染症に経口投与
イミダゾール系	ミコナゾール（MCZ）	細胞膜エルゴステロール合成阻害	主として深在性真菌感染症に静脈内投与，ゲル剤は口腔・食道カンジダ症などの治療に用いられる。外陰・膣カンジダ症には膣錠（イソコナゾール）が用いられる
トリアゾール系	フルコナゾール（FLCZ）	細胞膜エルゴステロール合成阻害	主として深在性真菌感染症に経口投与。FLCZ では注射剤が使用できる
	イトラコナゾール（ITCZ）	細胞膜エルゴステロール合成阻害	深在性真菌感染症，深部皮膚感染症，表在性真菌感染症に経口または静脈内投与
	ボリコナゾール	細胞膜エルゴステロール合成阻害	アゾール系で最もスペクトルが広く，深在性真菌感染症に経口または静脈内投与。特にアスペルギルスに対する効果に優れる
アリルアミン系	テルビナフィン	細胞膜エルゴステロール合成阻害	深部または表在性皮膚真菌症に経口または軟膏として外用
キャンディン系	ミカファンギンナトリウム（MCFG）	細胞壁 β－1，3－グルカン合成阻害	アスペルギルス属およびカンジダ属による真菌血症，呼吸器真菌症，消化管真菌症に静脈内投与

すでに述べたように，真菌細胞は私たちの体を構成する細胞と同様に真核細胞であり，真菌にのみ選択的に毒性を示す薬剤を開発するのは困難である（表12－1）。現在，使用されている代表的な抗真菌薬を表12－2に示す。爪白癬などの表在性真菌症は外用抗真菌薬による治療が行われるが，より重篤な深在性（内臓性）真菌症に対しては経口的または経静脈的に抗真菌薬が投与される。次に主要な真菌感染症について述べる。

2．カンジダ症（candidiasis）

カンジダ（*Candida*）属は，私たちの口腔や消化管，膣，皮膚に常在している酵母様真菌である。カンジダは悪性腫瘍，悪性造血器疾患，臓器移植などの免疫力の低下を招く基礎疾患を有する患者

あるいは抗癌薬や免疫抑制薬を長期投与された患者に重篤な深在性のカンジダ症を引き起こす日和見感染菌である。カンジダ症の原因菌の中で臨床上最も重要な菌種はカンジダ・アルビカンス（*C. albicans*）であるが，カンジダ・グラブラタ（*C. glabrata*）やカンジダ・パラプシローシス（*C. parapsilosis*）などの他の菌種も原因菌となる。近年，AIDSなどの易感染患者の増加と真菌の分離・同定法の進歩によって，従来，非病原性と考えられていた菌種や新しい菌種によるカンジダ症例が報告されるようになっている。

1）カンジダの形態的特徴と培養性状

　栄養状態，その他の環境要因により酵母形または菌糸形の2形性を示す不完全菌酵母である。酵母形は3〜5μmの卵円形ないしは球形で，出芽により増殖する。真菌の培養によく使用されるサブローブドウ糖寒天培地上では37℃，48時間培養で細菌の集落のような直径3〜5mmのクリーム状円形集落を形成し，発酵臭がある（図12−6）。菌糸形は一般に糖の少ない培地で観察され，仮性菌糸と真性菌糸が認められる。菌糸発育のための培地としてはコーンミール寒天培地がよく利用される。この培地ではカンジダの診断に重要な形態的特徴となる厚膜胞子もよく形成される（図12−7）[1]。

2）臨床像

　カンジダはヒト常在微生物で一般に病原性は低いが，日和見感染症の原因菌として最も重要な真菌である。臨床検体から頻繁に検出される主要な真菌はカンジダと，次に述べるアスペルギルスである。また，薬剤感受性が低いため抗菌薬が長期にわたり投与された場合，栄養素や付着部位を競合していた常在細菌の数が減少する結果，カンジダが菌交代症として口腔内，消化管内，膣内で繁殖する場合がある。本菌による疾患はカンジダ症といわれ表在性および深在性カンジダ症に分けられる。表在性カンジダ症では口腔粘膜に白い偽膜をつくる鵞口瘡（thrush，口腔カンジダ症），口角びらん，不適合な義歯装着時に起こる義歯性口内炎，外陰部ではカンジダ性膣炎などがある。また，皮膚カンジダ症は爪（カンジダ性爪囲炎），指間など湿潤になりやすい部位，擦れやすい部位に好発する。深在性カンジダ症には食道カンジダ症（図12−8），肺カンジダ症，心内膜炎，敗血症などが

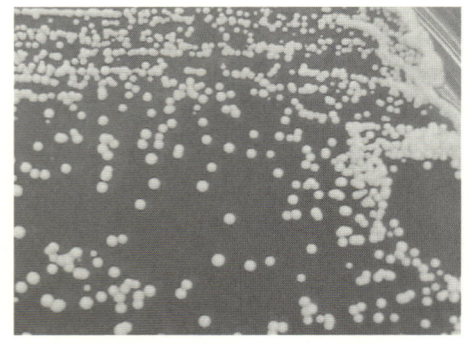

図12−6　*C. albicans* 集落性状
（サブローブドウ糖寒天培地）

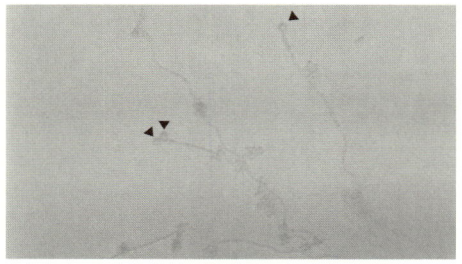

図12−7　*C. albicans* の培養形態[1]
（コーンミール寒天培地）
特徴的な厚膜胞子が認められる（矢頭）。
出典：日本細菌学会『細菌学教育用映像素材集Ⅰ』「放線菌類と真菌」第33，34集（2003）より

あり，進展すると全身性カンジダ症となる。カンジダ症の起こる基礎疾患として，糖尿病，ビタミン欠乏，ホルモン異常，結核，腫瘍性疾患などがあげられるが，近年問題になっているAIDSでは治療不能な重篤なカンジダ症がみられる。

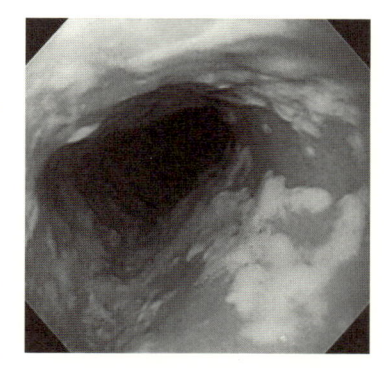

図12－8　食道カンジダ症の内視鏡像
食道粘膜に多数の白苔を認める。
（資料提供：徳島大学　西岡安彦博士）

3）診断と治療

　検査材料中のカンジダを塗抹染色および培養により検出するのが基本であるが，常在微生物であるためカンジダが分離されても必ずしも原因菌とはいえない。菌数，症状や身体所見から総合的に判断する。グラム染色性は陽性。サブローブドウ糖寒天培地，コーンミール寒天培地などにおける菌糸，厚膜胞子形成などの培養性状，生化学性状などにより他の酵母様真菌と鑑別する。最も同定上重要な性質は厚膜胞子の形成である。また，血清学的な診断法も種々開発応用されており，易熱性糖タンパク抗原，マンナン抗原，D－アラビニトール，β－1,3－グルカンなどさまざまな抗原を検出する検査試薬が利用できる。

　表在性カンジダ症の治療にはミコナゾール，フルコナゾールなどが主に使用される。深在性カンジダ症ではアムホテリシンBの静脈内投与またはこれとミコナゾールや5－フルシトシンの併用が行われる。腸管カンジダ症に対しては，腸管から吸収されないことを逆用してアムホテリシンBシロップの経口投与ができる。最近ではイミダゾール系薬剤やトリアゾール系薬剤に耐性の株が増加しており注意が必要である。また，β－1,3－グルカン合成阻害薬のミカファンギンが注射剤として利用できる。

3．アスペルギルス症（asperugillosis）

　本真菌感染症は，自然界に広く生息する腐生性の不完全菌であるアスペルギルス（*Aspergillus*）属によって引き起こされる日和見感染症である。カンジダやアスペルギルスなどの真菌に対する感染防御に主要な役割を果たしているのはマクロファージや好中球などの貪食細胞であり，それらが減少し，機能不全となるような血液疾患を有する患者に最も多く発症する。アスペルギルス症の原因菌種として最も多いのはアスペルギルス・フミガータス（*A. fumigatus*）であり，アスペルギルス・フラバス（*A. flavus*）がこれに次いで多く，アスペルギルス・ナイジャー（*A. niger*）なども時に本症の原因となる。本症は主に気管支および肺に病変を生じるが，免疫不全状態では二次的に多臓器へ浸潤し重篤な全身性感染を起こす。また，胞子の吸入によって気管支や肺に強いアレルギー反応が引き起こされることもある。また，*A. flavus*が産生する耐熱性マイコトキシン（270～280℃以上に加熱しないと失活しない）であるアフラトキシンはカビ中毒症の原因物質であり，肝障害や肝癌を引き起こす。

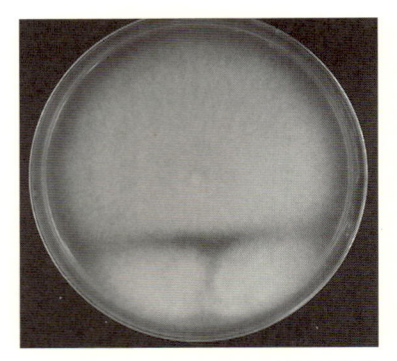

図12－9　*A. fumigatus* の集落性状
（サブローブドウ糖寒天培地）

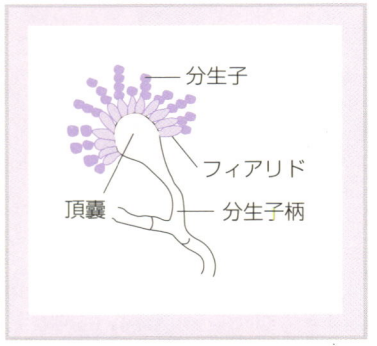

図12－10　*A. fumigatus* の形態的特徴

図中ラベル：分生子／フィアリド／頂囊／分生子柄

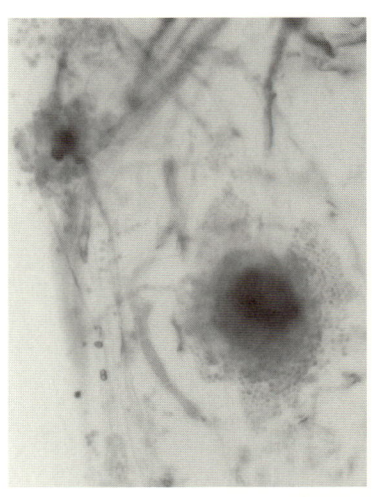

図12－11　*A. fumigatus* の鏡検像
（cotton blue 染色）

1）アスペルギルスの形態的特徴と培養性状

　アスペルギルスは糸状菌であり，けば立った巨大な集落を形成する（図12－9）。アスペルギルスの増殖能力は高く，培地に接種後2～3日で集落が肉眼的に確認できる。集落の色調ははじめ白色であるが，分生子が十分に形成されてくると菌種ごとに特徴ある色を呈するようになる。アスペルギルスの最大の形態学的特徴は無性胞子の形成様式にある（図12－10, 11）。栄養菌糸の特定部位から分岐した分生子柄が空中に伸び，その先端は膨隆して頂囊となる。頂囊の辺縁には徳利形のフィアリド（phialide）が1段（*A. flavus* では2段）にぎっしりと配列する。フィアリドの先端からは分生子が次々と産生されて連鎖をつくる。全体として孔雀が羽根を広げたような形である。このように形成された分生子は軽く，小さく（2～3 μm），空気中に多数浮遊している。アスペルギルス症が気管支や肺に好発するのはこのためである。アスペルギルスの分生子形成は湿潤な環境下で活発になるので，空調器のエアフィルターや加湿器は本菌の濃厚汚染を受けやすい。

2）臨床像

　本菌はヒトの常在微生物ではなく，感染は空気中に浮遊しているアスペルギルスの分生子を吸入することによって起こる。したがって，病変部として最も多いのは気管支および肺である。アスペルギルス症の主な病型としては，①菌球型アスペルギルス症（肺アスペルギローマ），②侵襲性アスペルギルス症（アスペルギルス肺炎），③アレルギー性アスペルギルス症がある。肺アスペルギローマ（図12－12）は肺結核の治癒後に生じた空洞や肺囊胞の中に吸入された分生子が発育・増殖し，大きな菌糸塊（菌球fungus ball とも呼ばれる）になったものをいう。症状の発現は緩徐で無症状のことが多いが，血痰が多くの症例（7～9割）で認められる。咳，痰，呼吸苦，体重減少などを訴えることもある。第二の主要病型である侵襲性アスペルギルス症はより急性でより重症化しやすく，近年，症例数が増加している。本症は肺に限らず，消化管障害，心内膜炎，脳や骨の膿瘍形成または全身への播種を引き起こすこともある（全身性アスペルギルス症）。一方，アトピー性素因や気道過敏症を有する患者がアスペルギルス抗原で感作され，本菌の分生子の吸入によって

アレルギー反応が誘起され，肺および気管支に強い炎症が起きることがある。この特殊な病型はアレルギー性気管支肺アスペルギルス症（allergic bronchopulmonary asperugillosis：ABPA）と呼ばれる。

3）診断と治療

胸部Ｘ線撮影や胸部ＣＴ撮影などの画像診断では，多彩な所見を呈するが，空洞を伴う結節性病変は比較的特徴的である。喀痰，気管支肺胞洗浄液（broncho-alveolar lavage fluid：BALF）や手術材

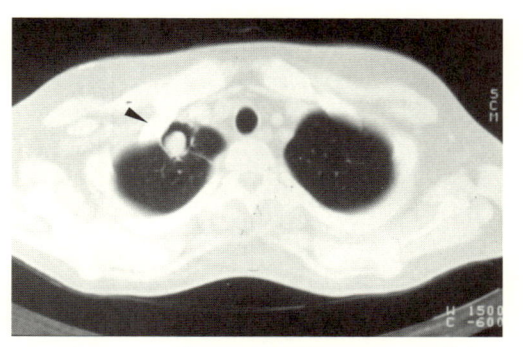

図12−12　肺アスペルギローマのCT像
空洞内に菌塊（矢頭）を認める。
（資料提供：徳島大学　西岡安彦博士）

料などの検体の鏡検と培養を行い，菌糸や分生子の形態などの特徴から診断する。血中のβ−1，3−グルカン値はいかなる真菌感染症でも陽性化しうるため，アスペルギルス症に特異的な診断法ではないが，他の感染症との鑑別上有用である。また，アスペルギルスに特有の細胞壁構成成分であるガラクトマンナン抗原を検出する特異的血清診断も利用される。

治療としては病巣が限局している場合は，空洞病変の外科的切除である。患者の状態などにより外科的切除が不可能な場合は内科的治療を行う。アスペルギルス属に有効な抗真菌薬（アムホテリシンB，イトラコナゾールおよびミカファンギン）が投与される。アレルギー性気管支肺アスペルギルス症ではアレルギー反応を抑えるために副腎皮質ホルモン製剤（ステロイド薬）が投与されるが，イトラコナゾールの投与が有効であるとする報告もある。

4.　クリプトコッカス症（cryptococcosis）

クリプトコッカス・ネオフォルマンス（*Cryptococcus neoformans*）による真菌感染症である。本菌は土壌中に存在するが，ハトなどの鳥類の糞に汚染された土壌に特に多く存在する。鳥類の糞が本菌の増殖に有利に働くと考えられている。本菌による感染は経気道的に起こり，肺クリプトコッカス症，クリプトコッカス髄膜炎などを引き起こす。

1）　クリプトコッカスの形態的特徴と培養性状

近年，本菌の有性世代が明らかになり分類学的には*Filobasidiella neoformans*の菌名で担子菌に帰属することになったが，現在でも*C. neoformans*の名で呼ばれている。本菌は感染組織内でも培地中でも常に莢膜をもつ単細胞（酵母）として発育し，寒天培地上では粘稠な白色〜淡黄褐色のコロニーをつくる（図12−13）。莢膜は本菌の最も重要な病原因子であり，貪食細胞の食菌作用に抵抗する鎧のような役割を果たす。髄液などの臨床材料中では非常に厚い莢膜が形成され，墨汁染色などのネガティブ染色によって容易に観察することができる（図12−14）。

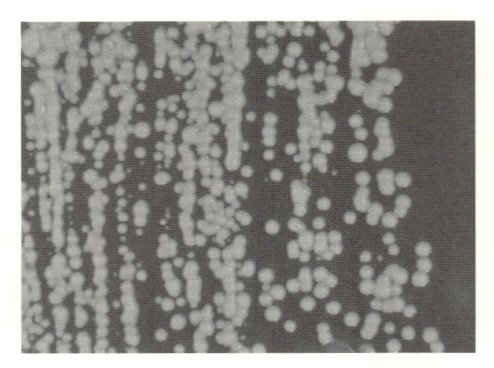

図12−13　*C.neoformans*の集落性状
（サブローブドウ糖寒天培地）

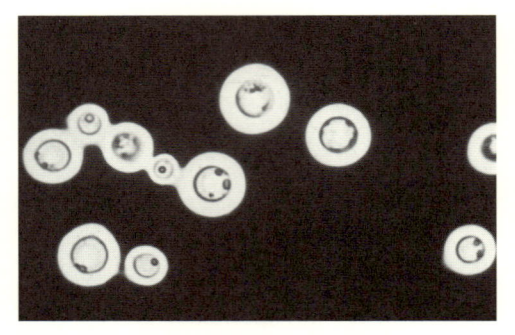

図12−14　*C.neoformans*の鏡検像（墨汁染色）[1]
菌体の周囲に厚い莢膜が認められる。
出典：日本細菌学会『細菌学教育用映像素材集Ⅰ』「放
線菌と真菌」第33, 34集（2003）より

２）臨床像

　本症は空中を浮遊するクリプトコッカスが経気道的にヒトに感染することにより起こる。肺に感染が成立しても発症（肺クリプトコッカス症）することなく不顕性のまま自然治癒することが多い。
　本菌は中枢神経系に対して強い親和性をもつため，細胞性免疫が低下した患者などでは肺から髄膜や脳に本菌が侵入し，クリプトコッカス症の最も重大かつ深刻な合併症である脳脊髄膜炎（クリプトコッカス髄膜炎）を発症することがある。特にAIDS患者ではクリプトコッカス髄膜炎が高頻度に発生する。まれに皮膚にも感染が起こることがある（皮膚クリプトコッカス症）。*C. neoformans*は，その莢膜多糖成分であるグルクロノキシマンナンの分子構造の違いによりA，D，AD，B，C，BCの６つの血清型に分けられていた。現在は*C. neoformans*（以前の血清型A，D，AD）と*C. gattii*（以前の血清型B，C，BC）に分類されている。

３）診断と治療

　本症の診断も他の真菌感染症と同様，臨床検体からの菌の分離が基本となる。分離された菌の形態学的特徴や生化学テストを行いクリプトコッカスと同定する。検体の直接鏡検も重要であり，特に髄液の墨汁染色で厚い莢膜を保有する酵母が認められれば，それだけで*C. neoformans*と確定できる。血清や髄液中のクリプトコッカス抗原や抗クリプトコッカス抗体価の測定も診断的価値が高い。莢膜抗原に対する抗体を用いたスライド凝集テストによりA，B，C，D，ADの５つの血清型を鑑別できる。治療にはアムホテリシンBやフルコナゾールが用いられる。

5.　放線菌症（actinomycosis）

　本症は土壌中や動物・ヒトの口腔内など，自然界に広く分布する放線菌アクチノマイセス（*Actinomyces*）による感染症である。主に外傷時などに傷口から菌が侵入することによって感染する。放線菌類は細長い分岐する菌糸を出して発育し，真菌に似た性状を示すが，分類学的にはグラム陽性の細菌である。嫌気性発育を示す。他の放線菌類でヒトに病原性を示すものにノカルジア

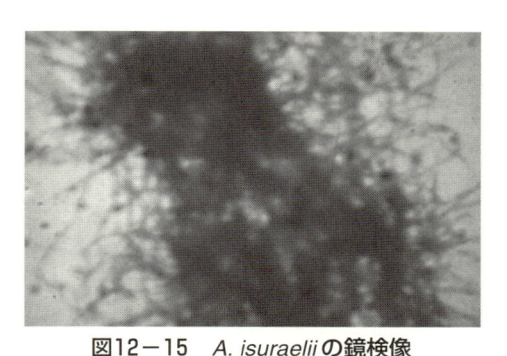

図12−15　*A. isuraelii* の鏡検像
（メチレンブルーによる単染色）[1]

出典：日本細菌学会『細菌学教育用映像素材集Ⅰ』
「放線菌と真菌」第33, 34集（2003）より

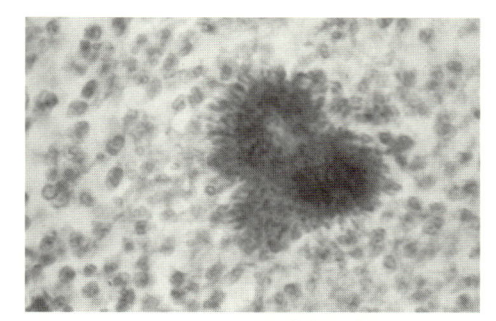

図12−16　*A. isuraelii* の感染組織内での形態
（グラム染色）[1]

放線菌症の病巣部には図のような菌塊（硫黄顆粒）
が数個〜多数認められる。

出典：日本細菌学会『細菌学教育用映像素材集Ⅰ』
「放線菌と真菌」第33, 34集（2003）より

（*Nocardia*）属がある。

1）放線菌の一般性状

　直径1μm以下の桿状で細長い菌糸状形態であり，V字やY字型などのさまざまな配列を示す（図12−15）。グラム陽性の偏性嫌気性または通性嫌気性細菌である（アクチノマイセス・イスラエリ *A. isuraelii* は嫌気性条件下で最も発育がよい）。病巣中や膿汁中には肉眼で確認できる大きさ（0.1〜5mm）の特徴的な黄色顆粒状菌塊を形成する。これを硫黄顆粒（sulfur granule）またはドルーゼと呼ぶ（図12−16）。

2）臨床像

　アクチノマイセス属には60種の菌種が含まれるが，放線菌症の原因菌としてはアクチノマイセス・イスラエリ（*A. isuraelii*）が最も多い。アクチノマイセスは土壌やヒト・動物の口腔内に常在するため，本菌が皮膚や口腔粘膜などの傷口から侵入し感染が起こる。発症部位は頭頸・顔面部が最も多く（60％），腹部（20％），胸部（15％）がこれに次ぐ。原発病巣部は慢性肉芽腫病変を示し，蜂巣炎（蜂窩織炎）さらには膿瘍が形成される。血行性に多臓器（脳，肺など）に感染が広がり，脳膿瘍や肺膿瘍などを引き起こすこともある。頭頸・顔面部の放線菌症は齲歯，抜歯，下顎骨折，歯周病，扁桃化膿症，異物の粘膜貫通などの際に発症しやすいが，近年は歯科衛生の向上によって症例数は減少している。胸部放線菌症では発熱，咳，胸痛などの症状がみられ，進展すると膿瘍を形成する。通常，血痰は認められない。腹部放線菌症は，腹部外傷，腹部手術，子宮内避妊具の装着時などにみられる。発熱，倦怠感，腹痛などがみられ，やがて腹部膿瘍が形成される。骨や皮膚における放線菌症はまれである。

3）診断と治療

　外科的摘除組織，喀痰，肺胞洗浄液（BALF），体液，滲出液などの臨床材料を固定後，染色によ

り硫黄顆粒の存在を調べる。本菌の分離には血液寒天培地，チオグリコネート培地などを用い，検体を接種後，35〜37℃，2〜7日間嫌気培養する。血清学的診断法はいまだ開発されていない。治療にはペニシリン，テトラサイクリン，アミノグリコシド系，エリスロマイシンなどの抗菌薬が有効である。長期間の化学療法を行っても効果がない場合には，外科的治療が適用される。

6. ニューモシスチス肺炎（Pneumocystis pneumonia）

　ニューモシスチス肺炎はエイズなどの免疫力が低下した人に起こる最も一般的な日和見感染症である。ニューモシスチス肺炎は以前ニューモシスチス・カリニ（*Pneumocystis carinii*）という栄養型のアメーバ様形態と球形のシスト型（休眠型）をとる原虫が原因とされていたが，現在ニューモシスチスは分類学的には子嚢菌類に近い真菌とされている。ニューモシスチスは自然界に広く分布している。ヒトのニューモシスチス肺炎はニューモシスチス・イロベチィ（*Pneumocystis jirovecii*）が原因である。従来の*Pneumocystis carinii*はラットなどのげっ歯類の病原体である。細胞表層に$\beta-1,3$-グルカンは存在するがエルゴステロールは存在しないので，アムホテリシンBやアゾール系の抗真菌薬は効果がなく，ペンタミジン，サルファ剤，トリメトプリムが使用される。

　以上，主要な真菌感染症と放線菌症について述べたが，いずれも日和見感染症として発症する場合がほとんどである。高齢化や高度先進医療技術の発展に伴い，今後も日和見感染症患者が増加することは明白であり，この章で述べたような日和見感染菌に対する理解がますます必要となってくるであろう。各真菌の特徴や感染経路について，その全体像を十分に把握してほしい。

■引用文献

1）日本細菌学会：細菌学教育用映像素材集Ⅰ．放線菌類と真菌 第33，34集．2003年版

◆参考文献

・吉田眞一，柳雄介，吉開泰信編：戸田新細菌学 改訂34版．南山堂，2013

・山西弘一，平松啓一編：標準微生物学 第8版．医学書院，2002

・森　健：主な日和見病原体とその感染像—真菌．臨床と微生物 2002；29（3）：311-316

・岡野弘，竹田宏，岡田明子ほか：肺アスペルギローマの臨床的考察．臨床と微生物 1993；20（2）：145-150

・二木芳人，橋口浩二：肺カンジダ症．臨床と微生物 1993；20（2）：163-168

・河野茂，田中研一：肺クリプトコッカス症．臨床と微生物 1993；20（2）：169-174

・深在性真菌症のガイドライン作成委員会編：深在性真菌症の診断・治療ガイドライン2014．協和企画，2014

・小熊惠二，堀田博，若宮伸隆編：シンプル微生物学 改訂第6版．南江堂，2018

第13章 寄生虫疾患

1. 寄生虫疾患とは

　寄生虫とは字のごとく，ある個体（生物）に寄生しながら生活を営む生物である。本章では，人体に寄生する寄生虫の中でも日本で重要視されている，あるいは食品との関連性が強い人体寄生虫を対象とする。

1）寄生虫の分類

　寄生虫は大きく分けると，単細胞生物である原虫類と多細胞生物である蠕虫類とに分類することができる。原虫類はアメーバ類，鞭毛虫類，胞子虫類および繊毛虫類に分類される。また蠕虫類は，成虫体の断面が円形の線形動物と円形ではない扁形動物に分類することができる。さらに扁形動物は，吸盤をもつ吸虫類と体節より成り立つ条虫類に分類できる（図13-1）。

2）自由生活と寄生

　地球上に存在する生物は，それぞれが個別に生活を営んでいるのではなく，互いに種々の相互関

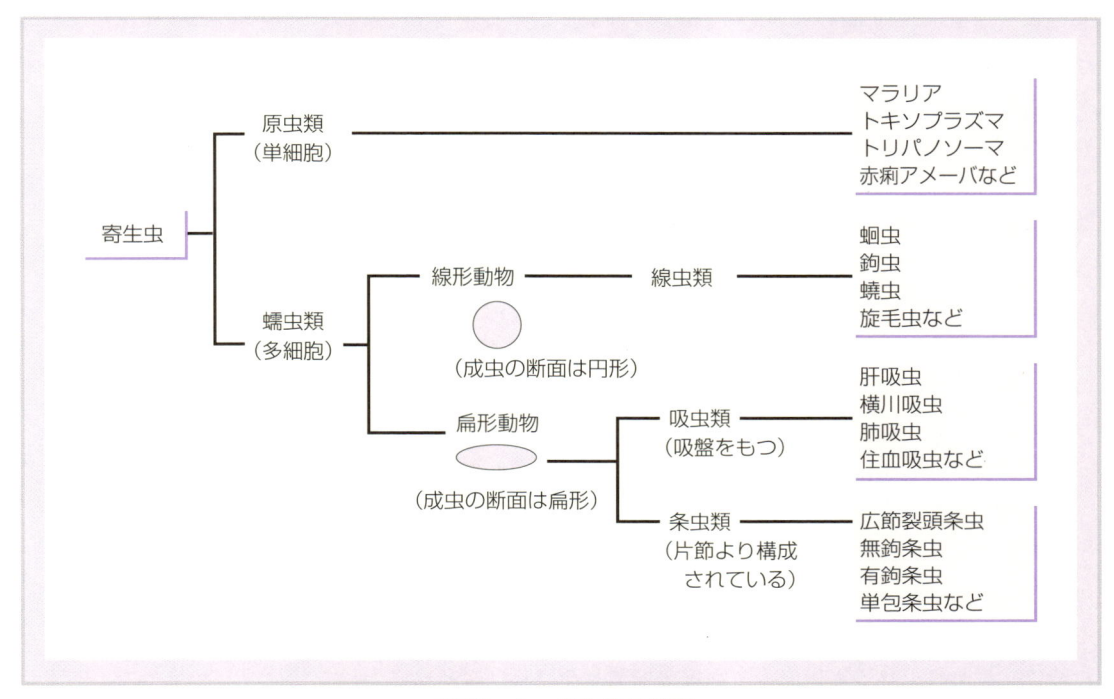

図13-1　寄生虫の分類

係を保ちながら生活をしている。このうち2種類の生物の個体間の相互関係についてみると，2種類の生物の個体どうしが独立して生活を営んでいる場合と，一方の生物が他方の生物の体表または体内に存在して生活を営んでいる場合がある。前者は自由生活といい，後者は双方の生物の利益，不利益の有無に基づき相利共生，片利共生，寄生の3つに大別される。また寄生する生物を寄主といい，寄生される生物を宿主という。

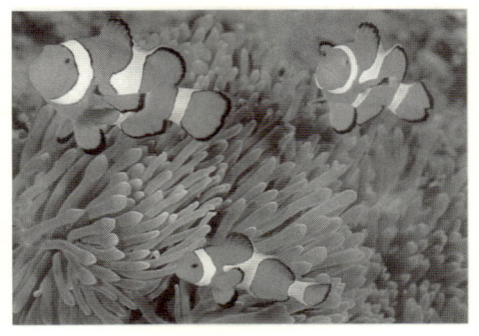

図13－2　相利関係にあるクマノミとイソギンチャク

①　相利共生：他の生物の体内・体表に存在し，寄主，宿主の両方に利益がある関係（例：イソギンチャクとクマノミ，図13－2）

②　片利共生：他の生物の体内・体表に存在し，寄主に利益があるが，宿主には利益・害がない関係（例：コバンザメ）

③　寄生：他の生物の体内・体表に存在し，寄主に利益，宿主には不利益・害を及ぼす関係

3）宿主・寄生体相互関係

（1）宿　主

宿主はその役割により次のように分けられている。体内で増殖できる（原虫類），または成虫までに発育できる（蠕虫類）宿主を固有宿主という。寄生虫は生活の過程で，一生を1種類の動物体内で過ごす一宿主性寄生虫と，途中で宿主の種類を変える多宿主性寄生虫とがあり，多宿主性寄生虫の場合に，有性生殖世代の寄生原虫類や蠕虫類の成虫を宿す宿主を終宿主，無性生殖世代の原虫類や幼虫の蠕虫類を宿す宿主を中間宿主という。

（2）相互関係

寄生虫は宿主との相互関係に基づいて生活を維持するが，その関係については各寄生虫ごとに特徴的なものがある。

①　宿主特異性：寄生虫は原則として特定の宿主にしか寄生することがない。蛔虫には，ヒト蛔虫，イヌ蛔虫，ネコ蛔虫などの種類が存在するが，それぞれの蛔虫は異なった宿主に寄生することはなく，ヒト蛔虫がイヌやネコに寄生することは原則としてない。

②　組織・臓器特異性：寄生虫は宿主特異性のほかに，寄生した宿主の特定の組織・臓器に選択的に住み着く特徴がある。その他に例外として本来の宿主に寄生した寄生虫が，本来の組織・臓器以外の場所に寄生・発育することがある。これを異所寄生という。

（3）生活史

寄生虫の発育には変態を伴い，蠕虫類では，卵→幼虫→成虫，原虫類では栄養型→囊子，あるいは栄養型→分裂体→生殖母体→生殖体→接合子→オーシストなどと変態し，その間で宿主を変換することも多い。この発育の過程を生活史という。寄生虫疾患の発生を防ぐあるいは感染を予防するためには，それぞれの寄生虫の生活史を理解しなければならない。

（4）日本および世界における寄生虫疾患

日本における寄生虫疾患は以前に比べれば確かにかなり減少している。しかしながらペットブー

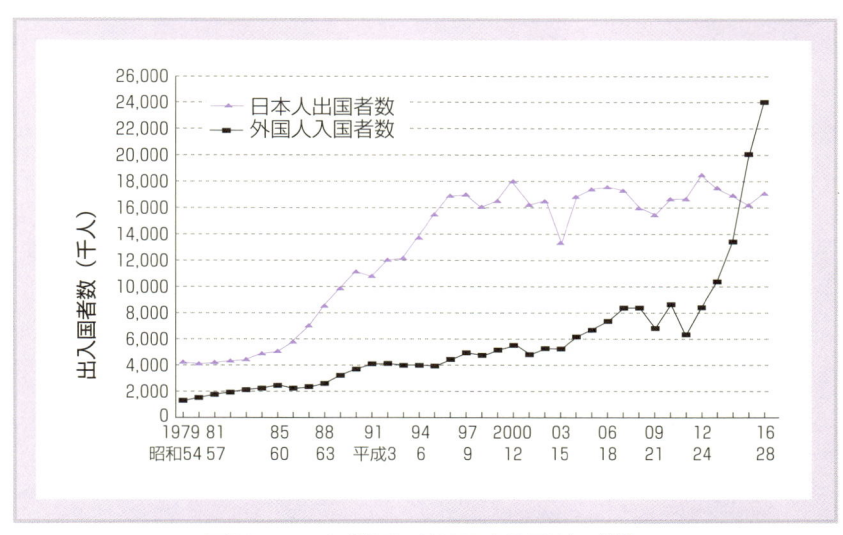

図13－3　わが国における出入国者の推移

表13－1　わが国の寄生虫症の現状[1]

寄生虫症群名	例	備　考
輸入寄生虫症	マラリア，赤痢アメーバ症，ランブル鞭毛虫症，無鉤条虫症，有鉤条虫症，住血吸虫症	国際交流の激増に伴い，アジア・アフリカなどの開発途上国の寄生虫症がわが国で問題と化した（何が入ってきても不思議ではない）
人獣共通寄生虫症	多包虫症，イヌ蛔虫症，イヌ糸状虫症，広東住血線虫症	わが国で知られている人体寄生虫症は100余種あり，その大半は人獣共通寄生虫症である。ペットブームなどにより増加しつつある
日和見寄生虫症	トキソプラズマ症，クリプトスポリジウム症，糞線虫症	癌の治療や臓器移植に際しての免疫抑制剤の繁用により頻発している
生鮮食品由来寄生虫症	広節裂頭条虫症，大複殖門条虫症，マンソン孤虫症，ウエステルマン肺吸虫症，宮崎肺吸虫症，肝吸虫症，肝蛭症，横川吸虫症，アニサキス症，顎口虫症，旋尾線虫症，旋毛虫症	わが国古来の生食文化に，最近の冷蔵輸送など流通機構の改善が相乗的に作用，自然食を含む生鮮食品由来の寄生虫症が増加しつつある
水を介して感染する寄生虫症	クリプトスポリジウム症，ランブル鞭毛虫症	水道水やレクリエーション施設の水を介する感染が最近，注目されている
性を介して感染する寄生虫症	膣トリコモナス症，赤痢アメーバ症	男性同性愛者における赤痢アメーバ症の感染が話題になっている
未撲滅腸管寄生虫症	蟯虫症	感染様式・生活環が特異で，容易に自家感染・再感染・集団感染が起こるため，簡単に駆虫できる割には感染率の低下がみられない
リバイバル外部寄生虫症	シラミ症，疥癬，マダニ咬症	DDT，BHCの使用禁止，アウトドアブームなど各種の要因が関連し，各地で発生している

注：いくつかの群に重複して属す虫種が多数あるが，最も特徴的と考えられる1ないし2群の例として示してある。

出典：寺田護「今こそ寄生虫症，意識と組織，そして技術」臨床検査 1999；43（13）：1568 より

ムによる人獣共通感染症，海外旅行などにより海外で感染した人が日本に戻ってきて輸入される寄生虫感染症，健康ブームや海外からの食品輸入による生鮮食品由来疾患などの増加により寄生虫疾患はわれわれにとって必ずしも縁がない疾患ではない（図13－3，表13－1）。

また，医療関係者の寄生虫疾患に対する医学的知識および検査技術は近年低下しており，寄生虫疾患を誤診したり，あるいは発見が遅れるといったことも見受けられる。世界的観点からみれば，寄生虫疾患感染者および死亡者をみても無視できない重大な疾患であり，寄生虫疾患による経済的損失は大きい。

2.　原虫感染症

原虫とは，単細胞の下等動物で原生動物ともいう。鞭毛や繊毛をもつものもあり，形は多様である。原虫には，自由生活をするものや他の動物に寄生するものがあり，中にはヒトに病原性を示すものもある。ここでは，特にヒトに疾患をもたらす寄生性原虫（トキソプラズマ，赤痢アメーバ，マラリア原虫）について述べる。

1）トキソプラズマ症（toxoplasmosis）

トキソプラズマ原虫（*Toxoplasma gondii*）の感染によって起こされる疾患であり，世界に広く分布している。日本においても成人の約10%が感染していると思われるが，不顕性感染の形をとり症状を現さない。しかし，重要なことは妊婦に初感染した場合，虫体が胎児に移行して重篤な症状を示すこと，HIV感染などの免疫不全状態になったときに顕性化することである。

（1）生活史

トキソプラズマの終宿主はネコである。図13－4に示すように，トキソプラズマは，ネコの腸管上皮細胞でのみ有性生殖を行い，糞便中にオーシストを排出する。このオーシストを，ネコあるいは中間宿主のブタやヒトなどの動物が，経口摂取すると感染する。終宿主のネコ以外に入った場合には，無性生殖を行う。

（2）形　態

トキソプラズマは生活史上，次の3つの形態を示す。

a．急増虫体（tachyzoite）　　ネコの腸管粘膜細胞以外の細胞内，中間宿主の細胞内で分裂増殖している時期の虫体である。4～7×2～3μmの三日月形で，後方は鈍円，先方はやや尖っている。急速に内部出芽により増殖し，次々に宿主細胞を破壊し，原虫血症を起こす。宿主の免疫力が低い場合にみられる。

b．緩増虫体（bradyzoite）および嚢子（cyst）　　慢性感染になると，免疫系の作用を受けにくい脳や筋肉で，球形（直径20～100μm）で被膜に覆われた嚢子を形成する（図13－5）。嚢子の内部は，多数の緩増虫体を有している。宿主の免疫力により，トキソプラズマ原虫が閉じ込められた状態である。緩増虫体の形態は急増虫体と同じであるが，きわめてゆっくりと増殖することが特徴である。

c．オーシスト（oocyst）　　初感染を受けたネコの腸管上皮細胞で有性生殖が行われ，オーシ

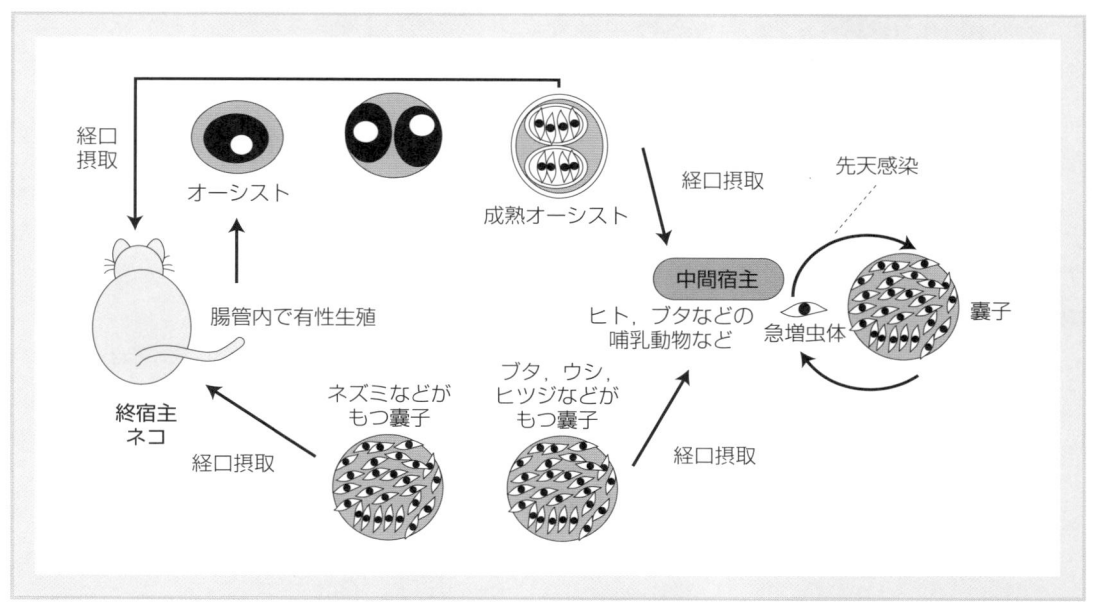

図13－4　トキソプラズマの生活史

ストを生じ糞便内に排出される。オーシストは，外界
で単細胞から成熟オーシストとなり，８個のスポロゾ
イトをもつようになる。

（3）感染経路

　a．オーシストの経口摂取による感染　　オーシス
トを含むネコの糞便に汚染された食品などの経口摂取
により，スポロゾイトが腸管壁から侵入し，感染する。

　b．嚢子の経口摂取による感染　　嚢子を含むブタ
などの生肉を摂食すると，緩増虫体が腸管から侵入し，
感染する。

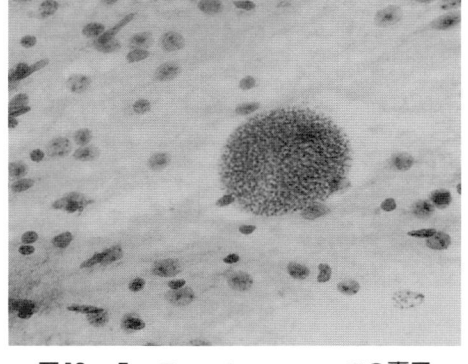

図13－5　***Toxoplasma gondii*** の嚢子

　c．急増虫体による急性感染　　輸血，臓器移植，
眼，鼻，皮膚の傷口などから多量の急増虫体が侵入して急性感染を引き起こす。

　d．胎盤感染　　妊婦がトキソプラズマに初感染した場合，急増虫体は胎盤を通過し，胎児に移
行し，胎児内で増殖する。

（4）症　状

　免疫機能が正常な成人が感染した場合，不顕性感染となる場合が多い。AIDS，免疫抑制剤投与
などで免疫能が低下すると，顕性化し，発熱，頭痛，リンパ節炎，脳炎，網脈絡炎などの症状を起
こす（後天性トキソプラズマ症）。

　胎盤感染した場合の予後は，感染が成立した時期によって違ってくる。免疫能が未熟な胎児ほど
発症率は高くなる。妊娠３か月以前に感染した場合，流産となりやすい。妊娠中期から後期にかけ
て感染した場合，先天性トキソプラズマ症の新生児が出産される可能性が高い。網脈絡膜炎，水頭

症，脳内石灰化像，精神・運動障害の４つの主な症状（４大徴候）を呈する。妊娠末期に感染した場合は，生まれたときは見かけ上正常であっても，数年後にトキソプラズマ症を発症することがある。

（5）診　断

確定診断は，虫体を確認することである。

ａ．虫体の検出による診断　　リンパ節組織や脳脊髄液の沈渣などをスライドグラスに塗抹し，ギムザ染色を行い虫体を確認する。またこれらの生検材料をマウスの腹腔内に接種し，数代にわたり継代接種し，腹水中あるいは脳などの臓器中の虫体を検出する。ギムザ染色のほかに蛍光抗体法による虫体の検出方法もある。

ｂ．免疫学的診断法　　生検材料を得ることが困難な場合や，虫体の確認が困難な場合も多いため，血清反応でトキソプラズマ抗体価を調べる。色素試験，間接赤血球凝集反応，ラテックス凝集反応，間接蛍光抗体法，酵素抗体法などがある。しかし，不顕性感染が成人の20%程度存在するので，診断には注意を要する。

（6）治　療

ピリメタミンとサルファ剤の併用，妊婦あるいはサルファ剤過敏症の場合はスピラマイシンを使用する。

２）赤痢アメーバ症（amoebiasis）

赤痢アメーバ（*Entamoeba histolytica* Schaudinn）の感染によって生じる疾患で，腸アメーバ症と腸管外アメーバ症に分類される。赤痢アメーバは，感染に媒介昆虫の存在を必要としないため，世界中に分布しているが，特に熱帯・亜熱帯の衛生状態がよくない地域に多い。わが国においては，衛生状態の改善により感染率は大きく減少した。しかし，1980年代から，他の先進国と同様に増加傾向がみられるようになった。この原因として，海外での感染，同性愛者間でのoral-anal sexなどの行為による感染の増加があげられる[1-5]。

（1）生活史と形態

赤痢アメーバには，栄養型（trophozoite）と囊子（cyst）の２つの形態が存在する（図13-6）。

ａ．栄養型　　患者の新鮮な粘血便中にみられる。直径は，20〜50μmで，形は種々に変化し，偽足を出して活発に運動する。栄養型は，大腸内で２分裂で増殖し，組織内に侵入し，発病する原因となる。また，粘血便中に存在する栄養型は，赤血球を捕食する形態学的特徴があり，非病原性の他種との鑑別に重要である。

ｂ．囊　子　　大腸腔内でのみ，栄養型から囊子が形成される。他の臓器や外界では囊子は形成されない。囊子形成の引き金になる因子については明らかにされていない。囊子は，直径12〜20μmの球形で，キチンを主成分とする囊子壁を有しており，内部には４つの核が認められる。囊子は，物理環境に対して強い抵抗性を示し，適度な湿度があれば外界でも長期間生存し，感染能力を示す。

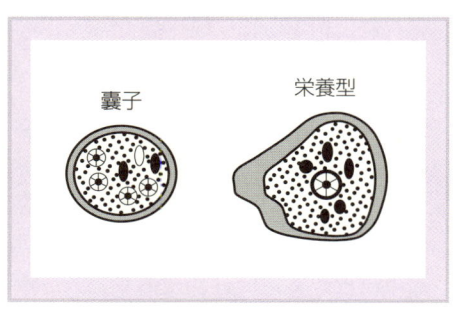

図13-6　赤痢アメーバの形態

（2）感染経路

　嚢子の経口摂取により感染する。嚢子で汚染された食物や水の経口摂取による感染が多く，衛生状態のよくない地域に感染者が多い。日本を含む先進国では，同性愛者間のoral‒anal sexなどの行為による糞便中の嚢子の経口摂取で感染することが多く，性行為感染症（sexually transmitted disease：STD）の1つとして規定されている。栄養型には感染性はない。

（3）症　状

　a．腸アメーバ症　　経口摂取された嚢子は，大腸に寄生し栄養型となる。栄養型虫体が大腸粘膜組織内に侵入することにより発症する。虫体の侵入により，組織は，原虫の分泌する組織溶解酵素により破壊され，つぼ型に掘り込まれた潰瘍が多数形成される。また，いちごゼリー状の粘血便の排泄が認められる。通常，潜伏期は2～4週間程度で，下痢，腹痛が初発症状で，潰瘍は，盲腸，上行結腸，S字結腸，直腸，虫垂，横行結腸，下行結腸，回腸末端部に好発する。適切な治療が行われないと慢性化し，体重減少，貧血が生じることもある。また，潰瘍性大腸炎との誤診により，免疫抑制剤を多量服用した場合には，劇症型となり激しい下痢，出血，腸穿孔を生じ，死亡することもある。一方，嚢子保有者となり，ほとんど無症状で，嚢子のみを排出し続ける場合もあり，ヒトからヒトへの感染源となりうる。

　b．腸管外アメーバ症　　大腸で増殖した栄養型が，時には，血流を介して肝臓，脳，脾臓などに転移し，腸管外アメーバ症を引き起こすことがある。肝臓に転移し，膿瘍が生じる場合が最も多く，発熱，肝肥大，食欲不振，貧血，肝機能の異常などで衰弱し，死亡することがある（アメーバ性肝膿瘍）。栄養型虫体が，脳に移行し膿瘍が生じた場合は神経症状を示し，肺に移行し膿瘍が生じた場合は胸痛，咳，血痰などがみられる。

（4）診　断

　a．虫体の検出　　急性期の粘血便を検鏡し栄養型を検出する。慢性期の便からは，嚢子集積法により嚢子を検出する。

　b．免疫学的診断法　　間接螢光抗体法，ラテックス凝集法，酵素抗体法などが用いられる。アメーバ性肝膿瘍，組織侵入がみられる腸アメーバ症では，確定診断されやすいが，無症状の嚢子保有者では，確定診断率が低くなる。

　c．内視鏡検査，生検

　d．画像診断（肝膿瘍の診断）

（5）治　療

　メトロニダゾール，チニダゾールを用いる。嚢子保有者は再発の予防と感染源の除去としてパロモマイシンを用いる。

（6）その他のアメーバ症

　a．大腸アメーバ　　赤痢アメーバと同様に腸管に寄生するが，組織に侵入しない。世界中に分布し，ヒトのほかサルやイヌなどにも感染する。

　b．病原性自由生活アメーバ　　水や土壌で自由生活するアメーバが多種存在するが，これらの中にはヒトに対して，病原性を示すものもある。フォーラーネグレリア（*Naegleria fowleri*）による髄膜脳炎，カルバートソンアメーバ（*Acanthamoeba culbertsoni*）によるアメーバ性肉芽腫性脳炎ある

いはカステラーニアメーバ（*A. castellanii*），多食アメーバ（*A. polyphaga*）による角膜炎などがある。

3）マラリア（malaria）

　マラリアとは，イタリア語で，mal（わるい）aria（空気）という意味であり，マラリア原虫の感染によって生じる疾病で，世界で最も重要な感染症の１つである。年間の感染者は2014年の時点で約２億人，死亡者は200万人と推定されている。わが国においても，古くからマラリアは「おこり，わらはやみ」などと呼ばれ，重要な疾病として歴史に登場し，第二次大戦後には多数の感染者が海外から引き揚げてきた。その後，日本におけるマラリア患者は激減し，現在では，ほぼ根絶された。しかし，海外への渡航が増加するに伴って，海外でマラリアに感染し帰国する人が増加している[2-7]。

（1）マラリア原虫の生活史（図13−7）

　マラリア原虫の終宿主は，ハマダラカであり，ハマダラカによりマラリアは媒介される。ハマダラカの中腸内では有性生殖を行うが，人体内では無性生殖を行う。無性生殖世代には，肝細胞内で増殖する赤外期と赤血球内で増殖する赤内期がある。ヒト寄生種としては，熱帯熱マラリア原虫

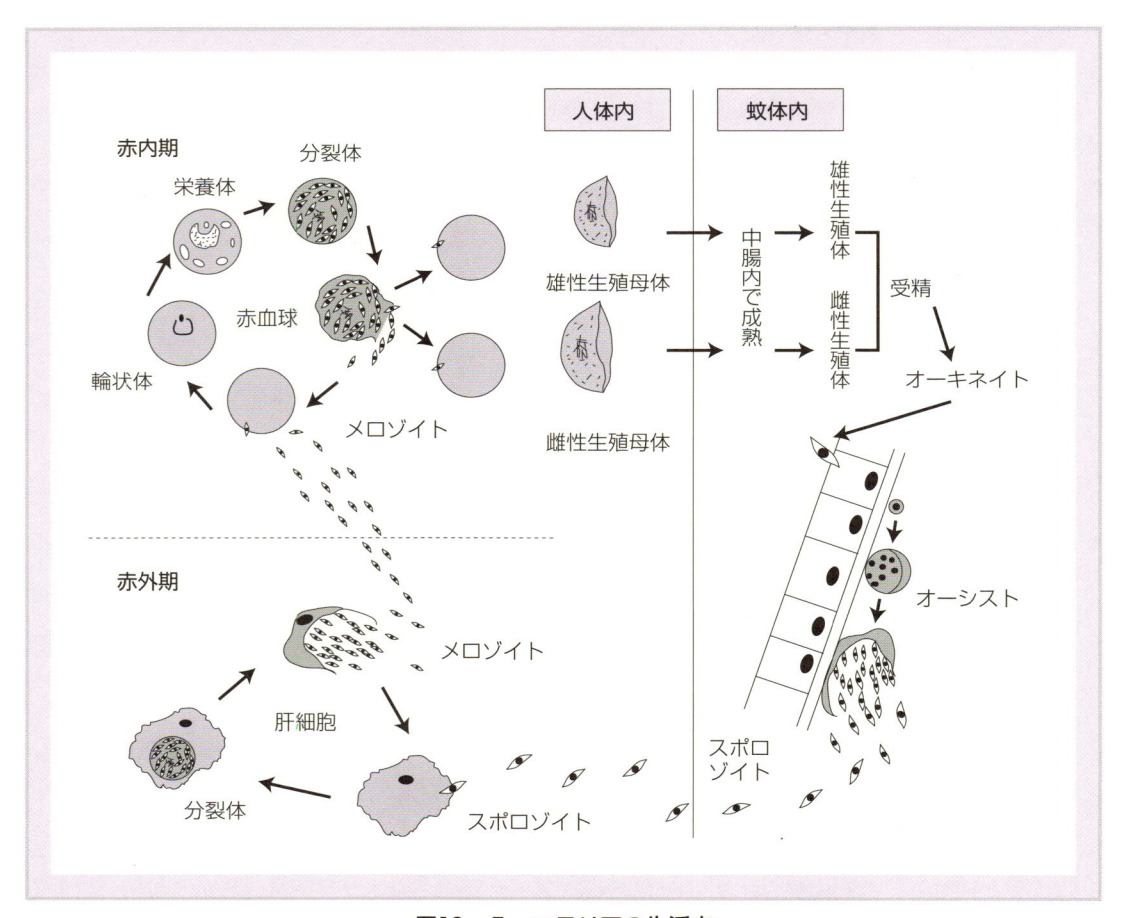

図13−7　マラリアの生活史

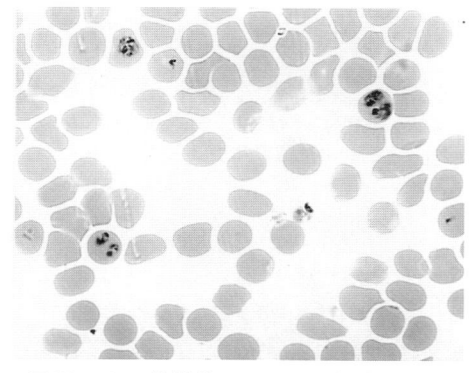

図13－8　熱帯熱マラリア原虫（輪状体）

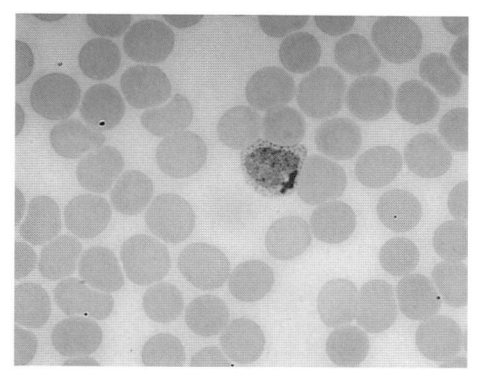

図13－9　三日熱マラリア原虫（雌性生殖母体）

（*Plasmodium falciparum*），三日熱マラリア原虫（*P. vivax*），四日熱マラリア原虫（*P. malariae*），卵形マラリア原虫（*P. ovale*）の4種がある。

　　a．無性生殖世代　　マラリア原虫感染ハマダラカによる吸血時に，蚊の唾液腺内のスポロゾイトが人体内に入る。スポロゾイトは，血流により肝臓まで運ばれ，まず肝細胞内に侵入する。三日熱あるいは卵形マラリア原虫においては，侵入した原虫の一部が，ヒプノゾイトとなり休眠期に入ることもあるが，他のものはやがて発育して分裂体になり，多数のメロゾイトを生じる。この時期までの虫体を赤外型または肝臓型という（図13－7）。

　　メロゾイトは，赤血球に侵入し，赤血球内で輪状体，栄養体，多数分裂をして分裂体となる（図13－8）。分裂体内部のメロゾイトは成熟すると赤血球を破壊し，新たな赤血球に侵入し，同様のサイクルを繰り返す。この赤血球内で発育する虫体を赤内型という。一部の虫体は，雌性生殖母体と雄性生殖母体となる（図13－9）。生殖母体は，吸血時に蚊に吸われて蚊体内で発育する。

　　b．有性生殖世代　　吸血時に蚊の体内に侵入した雌性および雄性生殖母体は，蚊の中腸内で成熟し，雌性および雄性生殖体となり受精する。そして，オーキネイトという運動性のある虫体となり，中腸壁に侵入し，その外側にオーシストを形成する。約2週間ほどで，オーシストの中には多数のスポロゾイトが形成され，オーシスト壁は破裂し，スポロゾイトは蚊の唾液腺内に入る。ハマダラカがヒトを吸血する際に，スポロゾイトはヒト血液中に注入される。

（2）形　態
　　ヒト寄生4種のマラリア原虫の形態を表13－2にまとめた。

（3）症　状
　　4種のマラリアの症状は類似しているが，熱帯熱マラリアの症状は急性に経過し，症状が重く，死亡率が高く，悪性マラリアと呼ばれている。一方，他の3種は症状が比較的軽いことから良性マラリアと呼ばれる。

　　a．潜伏期　　蚊に刺され，スポロゾイトが侵入してから発病までの最少日数は，原虫の種類によって異なる。三日熱マラリアは10～14日，熱帯熱マラリア5～10日，四日熱マラリア12～21日，卵形マラリア11～16日といわれている。

　　b．マラリアの3大徴候　　4種のマラリアの共通した徴候として，発熱，貧血，脾腫がある。

　　ｉ　発　熱　　周期的な熱発作が特徴的である。三日熱マラリアと卵形マラリアは48時間，四

表13－2　ヒト寄生マラリア原虫の特徴[2, 3]

	三日熱マラリア原虫	熱帯熱マラリア原虫	四日熱マラリア原虫	卵形マラリア原虫
末梢血中にみられる原虫の型	輪状体，栄養体，分裂体，生殖母体がみられる	輪状体と生殖母体のみがみられる 栄養体，分裂体はまれである	輪状体，栄養体，分裂体，生殖母体がみられる	輪状体，栄養体，分裂体，生殖母体がみられる
赤血球内の原虫の数	1個，時々2個の感染がみられる	しばしば2個以上感染がみられる	2個以上の感染はほとんどない	2個以上の感染はほとんどない
感染赤血球の形状	円形で大きい	円形で大きくならない	円形で大きくならない	卵形でやや大きくなる
輪状体の性状	赤血球径の1/4～1/3で大きい クロマチン顆粒はほとんど1個	直径約1.5 mmで小さい クロマチン顆粒は2個のことも多い	赤血球径の1/4～1/3で大きい クロマチン顆粒はほとんど1個	赤血球径の1/4～1/3で大きい クロマチン顆粒は2個のこともある
栄養体の性状	不正形，アメーバ状	小さく，円形または楕円形	帯状体となるのが特徴である	円形または卵円形
分裂体の性状	メロゾイトは，12～18個で2列輪状に並び，色素顆粒は中央に集まる	メロゾイトは，8～32個で色素顆粒は多い	メロゾイトは，8～10個で1列に並ぶ 色素顆粒は中央に集まる	メロゾイトは，6～12個で1列に並ぶ 色素顆粒は中央に集まる
生殖母体の性状	円形で赤血球の全体を占める 雄の核は中央に，雌は辺縁部にある	半月状，雌は細長く，雄は鈍円	円形で赤血球の全体を占める 雄の核は中央に，雌は辺縁部にある	円形で赤血球の全体を占める 雄の核は中央に，雌は辺縁部にある
赤内型の分裂周期	48時間	48時間	72時間	48時間
赤外型の発育期間	7～8日	5～6日	14～15日	9日
ヒプノゾイトの有無	あり	なし	なし	あり
病原性	良性	悪性	良性	良性
分布地域	熱帯・亜熱帯・温帯に広く分布	熱帯に分布 特にアフリカや東南アジアに多い	熱帯・亜熱帯に分布	熱帯・アフリカが主分布，タイ・フィリピン・ベトナムにも分布
例　数	マラリアでは最も例数が多い	三日熱の次に例数が多い	例数は少ない	例数は少ない

出典：吉田幸雄『図説 人体寄生虫学 第6版』p70，南山堂（2002）／吉田幸雄『医動物学 第4版』p40，南山堂（2003）より一部改変

日熱マラリアは72時間の周期をもって反復して起こる。熱帯熱マラリアは通常48時間の周期で発熱がみられるが不規則になることも多い。発熱は，悪寒・戦慄をもって急速に40℃近くにまで達し，2～4時間後には多量の発汗を伴い解熱する。この発熱は，赤血球に感染したマラリア原虫が発育し，分裂体となり，赤血球を破壊するときに一致して認められる。

　ⅱ　貧　血　　赤血球の破壊が，造血能を越えると貧血となる。

　ⅲ　脾　腫　　原虫によって破壊された赤血球は主に脾臓で処理されるため慢性化すると腫大が生じる。

熱帯熱マラリアの場合は，脳障害，腎不全，黒水熱（高度の血色素尿）を引き起こし，死亡する

ることもある。

　　c．マラリアの再発と再燃　　三日熱および卵形マラリアにかかった患者から赤内型原虫が消滅し，一旦治癒したのち，再感染がないにもかかわらず，再びマラリアになった場合を再発という。再発は，肝細胞内でヒプノゾイトとして休眠していた赤外型原虫が分裂し始めることによって起こる。

　　再燃とは，一旦赤内型原虫が減少し，臨床症状がなくなり，見かけ上治癒した後に，血液中にわずかに生存していた原虫が増殖し，再度発症することをいう。

（4）診　断

　　a．問　診　　流行地への渡航歴，居住歴を聞き出すことが最も重要である。マラリア分布地域からの帰国後に高熱を生じた場合は，マラリアである可能性が高い。

　　b．虫体の検出　　耳朶，指，静脈などから採血し，スライドグラスに塗抹し，ギムザ染色により虫体を検出する。

　　c．免疫学的診断法　　免疫学的診断法，ICT Malaria Pf/Pv や OptiMal などの商品名のキットがあるが，今のところ補助診断の役割にとどまっている。

　　d．PCR による DNA 診断法

（5）治　療

　　原則として，まず赤内型の原虫を殺す薬剤を与え，発熱を取り除く。これには，クロロキン，メフロキンなどの薬剤があるが，最近，薬剤耐性原虫が発生しているので，感染した地域などを考慮して治療を行う必要がある。三日熱や卵形マラリアの場合は，続いて，肝細胞内のヒプノゾイトを殺すプリマキンリン酸塩などの薬剤を与え，根治療法を行う。

　　熱帯熱マラリアの治療には次のいずれかの薬剤で治療を行う。①メフロキン，②硫酸キニーネ，③アトバコン・プログアニル塩酸塩，④アーテスネート。三日熱，卵型，四日熱マラリアの治療にはクロロキン，根治療法にはプリマキンリン酸塩を用いる。

　　重症熱帯熱マラリアで脳障害を起こした場合は，塩酸キニーネの点滴静注，人工透析などで対処する必要がある。

（6）予　防

　　滞在期間によっても異なるが，クロロキンまたはクロロキンとドキシサイクリンの併用が用いられる。蚊帳や蚊取り線香，殺虫剤の使用，外出時には長袖，長ズボンを着用し，蚊に刺されないように注意することが第一である。

3.　蠕虫類

　　蠕虫類は線虫類，吸虫類および条虫類に分類される。蠕虫類の全般的な特徴としては以下の事柄があげられる。

　　①　成虫は虫卵を産み，1 個の虫卵からは 1 匹の成虫が発育する。
　　②　生殖系が高度に発達している。
　　③　消化器系が未成熟である。
　　④　ヒトに感染を起こすと，好酸球の増加，IgE の上昇をきたすものが多い。

⑤　ヒトが終宿主である場合，成虫は虫卵を産むので虫卵の検出が重要な診断となる（図13－10）。

1）線虫類

線虫はその名のように糸状あるいは円柱状で細長く，小さい虫体は数mmから，大きい虫体では30cmに達する種類まである。生殖器は通常雌雄異体である。

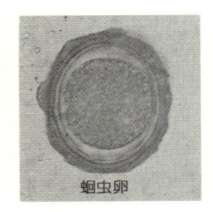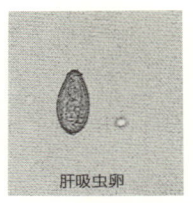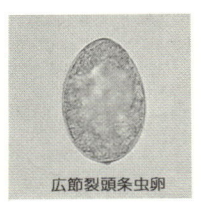

蛔虫卵　　　肝吸虫卵　　　広節裂頭条虫卵

図13－10　蠕虫の虫卵
成虫の蠕虫は産卵を行う。その卵はそれぞれの寄生虫に特徴的な大きさ・形態を示すため診断の際に重要な鑑別点となる。

（1）蛔　虫

蛔虫（*Ascaris lumbricoides*）は全世界，特に開発途上国に広く分布し，感染者は14億人ともいわれている。日本では第二次世界大戦前後には多くの感染者がみられたが，その後は肥料に人糞を使用しなくなったことや水洗便所の普及などにより激減した。しかし現在，有機栽培の野菜や海外からの生鮮野菜の輸入増加により蛔虫感染者は増加傾向にある。

a．形　態　　大型の線虫ではミミズかうどんのようである。雌の体長は約30cm，雄の体長は約20cmに達し，体幅はそれぞれ0.5cm，0.4cm程度である（図13－11）。

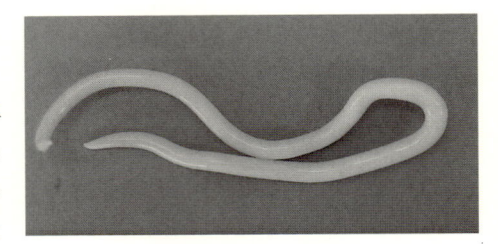

図13－11　蛔虫

b．感染と生活史　　糞便中に排出された受精卵は適当な温度・湿度環境下で1～3週間で幼虫を含む成熟虫卵となる。その成熟虫卵が食物，水などを介して経口摂取され，腸管内で孵化する。幼虫は腸管を破って腹腔に出て，さらに胸腔より肺に侵入する。その後，幼虫は肺から気管，咽頭に出て再び嚥下され，小腸に達し，成虫になる。

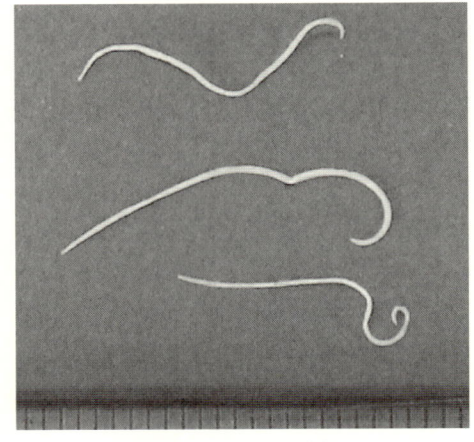

図13－12　アニサキス

c．症　状　　多くの場合は無症状，あるいは腹痛，下痢などの軽症状である。しかしながら，多数寄生した場合には小腸から胆管，膵管，肝臓などに侵入して急性腹症を引き起こす。

d．診　断　　糞便中より蛔虫卵を検出する。雄のみの感染あるいは雌が未成熟，老熟の場合は虫卵が認められないことがある。

（2）アニサキス

アニサキス（*Anisakis* spp.）の成虫は本来イルカ，クジラなどの海獣の胃に寄生する寄生虫であり，幼虫はサバやイカに寄生している。ヒトがこれら海鮮類を生で食べた場合にこの幼虫が胃壁や腸壁に穿入し，ひどい腹痛を起こす（アニサキス症）。魚を生食する習慣がある北欧諸国，日本などに多くみられ，レセプトのデータを集計した杉山らの報告によると年間7,147人と推定している。

　　a．形　態　　成虫は体長7～20cmで，幼虫は体長20～35mm程度である（図13－12）。

　　b．感染と生活史　　海獣より排泄された虫卵は海水中で孵化する。孵化した幼虫はオキアミ類の体内で第2期幼虫となる。オキアミはサバ，イカ，ニシン，カツオなど多くの海産魚に摂取され内臓，筋肉内で第3期幼虫となる。ヒトはこれら第3期幼虫を宿した魚，イカ類を生食して感染する。アニサキス幼虫はヒトの胃腸壁に寄生するが本来の宿主ではないため成虫にはなれない。

　　c．症　状　　幼虫の寄生部位により胃アニサキス症と腸アニサキス症がある。胃アニサキス症の場合，魚介類生食後の2～8時間で強い上腹部痛，悪心・嘔吐，腸アニサキス症では摂食後数時間ないし十数時間後から強い下腹部痛を起こすが予後は良好である。

　　d．診　断　　魚介類の生食について問診する。胃内視鏡検査により胃壁に穿入する幼虫を観察し，鉗子を用いてつまみ出し虫体を鑑別する。X線胃腸透視検査によっても幼虫を見出すことができる。

（3）蟯　虫

　わが国の寄生虫の中で感染者が最も多いのはこの蟯虫（*Enterobius vermicularis*）で，最近，寄生率が次第に低下しているが，それでも幼稚園や小学校では平均0.1～0.5％程度の感染がみられる。蟯虫卵検査は，1958（昭和33）年から小学3年生以下を対象として義務づけられていたが，学校保健安全法施行規則が改正され2016（平成28）年から行われなくなった。

　　a．形　態　　体長は雄2～5mmで体後部は太く巻き，雌は8～15mmで末端は先鋭である（図13－13）。

　　b．感染と生活史　　経口摂取した虫卵は腸で孵化し，成虫になる。成虫は盲腸あるいはその周辺および虫垂内に寄生する。雌は夜間肛門周囲に産卵し，数時間で感染幼虫となる。痒さのため手指が肛門に触れることによる直接経口感染，あるいは虫卵で汚染された食物，器具などを介して経口感染を起こす。

　　c．症　状　　成人の場合はほとんど無症状である。小児の場合は肛門周囲の瘙痒感のため肛囲を掻くことによる皮膚炎，不機嫌などの神経症状を呈する。

　　d．診　断　　肛門周囲に産卵された虫卵をセロハンテープ状のフィルムに付着させ蟯虫卵を検出する。

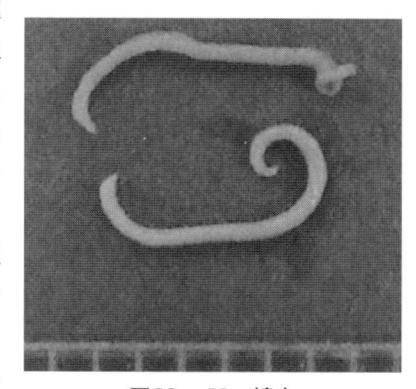

図13－13　蟯虫

（4）ズビニ鉤虫およびアメリカ鉤虫

　鉤虫は古くは十二指腸虫といわれた寄生虫で，宿主の小腸粘膜に固着して寄生する線虫である。ヒトに感染するのは主としてズビニ鉤虫（*Ancylostoma duodenale*），アメリカ鉤虫（*Necator americanus*），セイロン鉤虫の3種類で，そのうち前2種類が重要である。

　　a．形　態　　ズビニ鉤虫，アメリカ鉤虫共に体長は，雄7～10mm，雌9～15mmで，ズビニ鉤虫は口に2対の歯牙

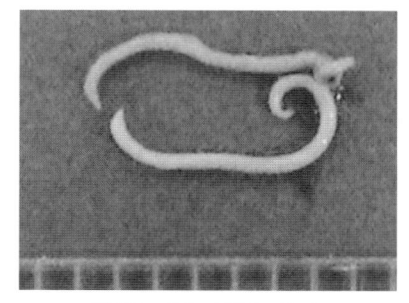

図13－14　ズビニ鉤虫

をもち，アメリカ鉤虫は板状の歯板をもつ（図13－14）。

b．感染と生活史　糞便とともに排出された虫卵は温暖な条件では1〜2日でR型幼虫となりその後感染力をもつF型幼虫となる。鉤虫の感染経路はF型幼虫の経口感染と経皮感染の2種類がある。ズビニ鉤虫では経口感染が，アメリカ鉤虫では経皮感染が主とされている。いずれの場合も最終的には腸に達し成虫となる。

c．症　状　鉤虫は腸管粘膜に咬着しているため，吸血およびその傷口からの出血により貧血が起こり，多数寄生の場合には貧血が顕著となる。古くは若菜の浅漬けを食べたのち喘息様の症状が出る“若菜病”という病気が知られていたが，これはズビニ鉤虫の幼虫が気管支を通るときに，アレルギー反応が起こり喘息様の症状が出るためである。

d．診　断　糞便中の鉤虫卵を検出する。

（5）有棘顎口虫

有棘顎口虫（*Gnathostoma spinigerum*）は東アジアや東南アジア（インド，フィリピン，タイ）に広く分布し，中でも中国の揚子江（長江）流域で感染者が多く，浮腫を主な症状とするため長江浮腫とも呼ばれている。日本では以前，西日本に多くの感染者がみられたが，現在は減少傾向にある。

a．形　態　有棘顎口虫の成虫は雄12〜31mm，雌15〜33mmで，形態はこけし様で球状の頭部と円筒状の体部からなる。

b．感染と生活史　終宿主はネコやイヌであり，感染宿主の糞便中に含まれる虫卵が孵化し，その幼虫が第1中間宿主のケンミジンコに取り込まれ第2期幼虫となる。第2中間宿主はライギョ，ドジョウ，カエルなどで，その体内で第3期幼虫となり，筋肉内にとどまる。ヒトへの感染は主としてライギョの生食によることが多い。

c．症　状　顎口虫は本来イヌやネコに感染する寄生虫である。そのため第3期幼虫がヒトの体内に入っても成虫にはなれず深部の皮下組織を移行する（移動性の皮下腫脹）。腫脹部には好酸球の浸潤がみられ，発赤，痛み，熱感を伴う。また眼内，脳内などに侵入し，重篤な障害を起こすことがある。ヒト体内には20年も生存する。

d．診　断　血清学的検査により顎口虫に対する抗体を検出する。

（6）旋毛虫

旋毛虫（*Trichinella spiralis*）による寄生虫症はその症状が激しいことから欧米では古くから重要な疾患とされている。わが国では青森，北海道，三重，石川，鳥取，山形などでクマの刺身を食べた人において本症が集団発生した例がある。

a．形　態　成虫は肉食獣（ライオン，クマ，ヒョウ，イヌ）や雑食獣（ヒト，ネズミ，ブタ）の小腸粘膜に寄生する。体長はきわめて小さく雄1.4〜1.6mm，雌2〜4mm程度である。

b．感染と生活史　感染は筋肉内に存在する感染幼虫の経口摂取による。小腸粘膜内で雌成虫は仔虫を産生し，その仔虫が血流やリンパ流を介して全身の横

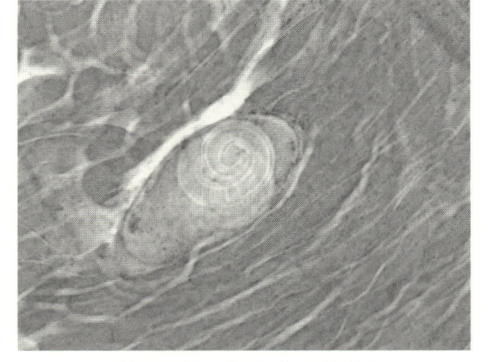

図13－15　筋肉中の旋毛虫

紋筋線維の中に入り込み感染幼虫となる（図13－15）。虫体はやがて宿主側の線維性被膜によって囲まれ，その周囲に石灰沈着や好酸球の浸潤が起こる。日本での感染例はいずれもツキノワグマやヒグマなどのクマ肉の生食による。諸外国では主として豚肉（生ハム）での感染が多い。

ｃ．症　状　　成虫による症状は，主に腸管粘膜にカタル性炎症が起きるために下痢，血便などがみられる。幼虫による症状は筋肉への移行時に，顔面浮腫，筋肉炎による筋肉痛，呼吸困難，心筋炎などがみられ，時には心不全により死亡することもある。

ｄ．診　断　　筋肉の生検により幼虫を検出する。あるいは血清学的に旋毛虫に対する抗体を検出する。

（7）糞線虫

糞線虫（*Strongyloides stercoralis*）は世界の熱帯・亜熱帯の湿潤な地方に広く分布する。日本では現在でも沖縄地方に濃厚に分布しており，特に近年，ATL（成人T細胞白血病ウイルス）抗体陽性者や免疫疾患患者が本虫に感染すると重篤になることから問題になっている。

ａ．形　態　　寄生世代と自由世代の2つの生活史を有する。寄生世代の成虫は雌（2 mm）のみで細長い食道をもちF（フィラリア）型と呼ばれる。一方，自由生活世代の成虫は雌（1.0 mm）雄（0.7 mm）共存在し，R型といわれる。

ｂ．感染と生活史　　感染はF型幼虫の皮膚からの侵入（経皮感染）と宿主の肛門皮膚からF型幼虫がそのまま侵入する自家感染がある。F型幼虫は感染後，小腸粘膜内に寄生する。その後産み出された虫卵は外界で孵化してR型幼虫となる。R型幼虫は外界で交尾を行い，産卵を行う（自由生活世代）。その後，一部のR型幼虫は感染型のF型幼虫となり，ヒトへの感染を起こす。経皮的に感染したF型幼虫は肺を通過し，気道を介して腸に達しR型となる。R型幼虫が外界に出ずに腸管内でF型幼虫となり，そのまま寄生世代の雌成虫へ発育することもある（自家感染）。さらにR型幼虫が肛門周囲に付着してF型幼虫となり，肛門周囲の皮膚より再び経皮感染することもある（自家再感染）。

ｃ．症　状　　経皮感染した部位に瘙痒感，幼虫移行による皮膚の発疹，幼虫の肺通過に伴う一過性の咳などの症状がみられることがある。成虫の小腸寄生では少数感染の場合には無症状のことが多い。しかし自家感染により多数の寄生が起こると腹痛，水様性下痢などの症状が現れ，AIDS，ATL抗体陽性者など免疫不全者では重症感染となり，死亡例もある。

ｄ．診　断　　糞便中のR型幼虫を検出する。糞便中に動いている虫を顕微鏡下で検出したら，まず糞線虫である。

2）吸虫類

吸虫類の特徴はその名のごとく吸盤をもつことであり，通常2つの吸盤がある。また線虫類と異なり，生殖器は雌雄同体である（住血吸虫は例外で雌雄異体）。生活史上の特徴として淡水産の貝が中間宿主となっている。

（1）肝吸虫

肝吸虫（*Clonorchis sinensis*）は中国，韓国，台湾，日本に広く分布し，中国や韓国では現在もかなりの数の感染者がいる。日本での流行地は第1中間宿主のマメタニシの分布と一致し，岡山，秋田，

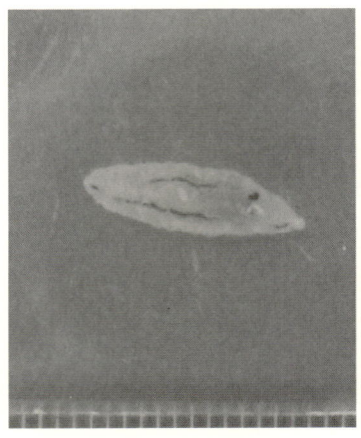

図13－16　肝吸虫

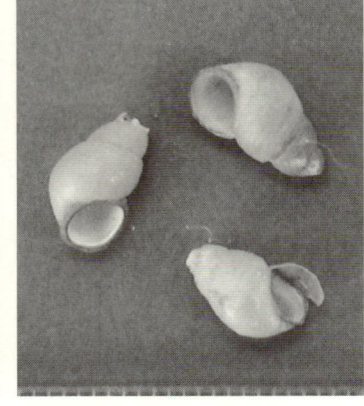

図13－17　マメタニシ

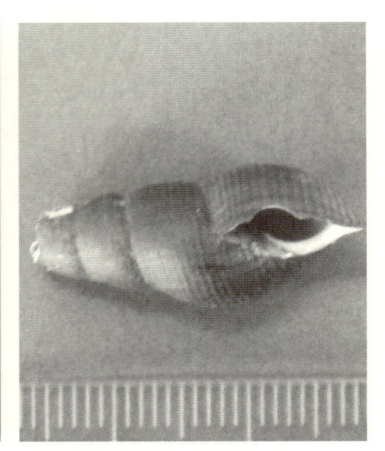

図13－18　カワニナ

茨城，千葉，宮崎，埼玉，滋賀，広島，福岡，佐賀，熊本などの各県にみられる。

a．形　態　雌雄同体であり，体長は10～20mm×3～5mmで扁平で細長い（図13－16）。

b．感染と生活史　終宿主はヒト，イヌ，ネコ，イタチなどで，第1中間宿主はマメタニシ（図13－17），第2中間宿主はモツゴ，コイ，フナなどの淡水魚である。淡水中のマメタニシに虫卵が取り込まれ孵化し，その体内で，ミラシジウム→スポロシスト→レジア→セルカリアと発育していく。次にセルカリアがモツゴ，コイ，フナなどの魚の鱗片より侵入し，筋・皮下組織でメタセルカリアとなる。ヒトは第2中間宿主内の経口摂取（生食）により感染する。ヒトへの感染を考えると，モツゴは肝吸虫の感染率が高いが市場価値が低く生食される機会があまりないので感染源となることはほとんどない。実際にヒトの感染源となるのは感染率が低くかつ寄生数が少ないコイやフナである。

c．症　状　肝吸虫はヒトの肝内胆管に寄生する。少数寄生の場合は無症状であるが，中程度以上では肝腫大，黄疸，腹水などの症状を呈する。また，肝吸虫の寿命は長く20年以上といわれており，多数寄生で慢性化した場合には肝硬変を起こすことがある。

d．診　断　糞便あるいは十二指腸液より肝吸虫卵を検出する。

（2）横川吸虫

横川吸虫（*Metagonimus yokogawai*）は，日本，韓国，台湾などに広く分布するほか，ヨーロッパ（スペイン）での報告もある。日本ではアユが生息するほとんどの河川流域に分布しており，肝吸虫や肺吸虫は減少しているが，横川吸虫は増加の傾向にある。静岡，茨城，高知県の一部の流行地では70％以上のヒトが感染している地域もある。

a．形　態　成虫は1.0～1.5mm×0.5～0.7mmとゴマ粒ほどの小型な吸虫である。

b．感染と生活史　終宿主はヒト，イヌ，ネコ，イタチなどで，第1中間宿主はカワニナ（図13－18），第2中間宿主はアユである。カワニナに取り込まれた虫卵が消化管内で孵化し，その体内でミラシジウム→スポロシスト→レジア→娘レジア→セルカリアと発育していく。セルカリアはカワニナを離れ，アユの鱗，ひれに付着してメタセルカリアとなる。ヒトへの感染はアユの生食によるメタセルカリアの摂取による。

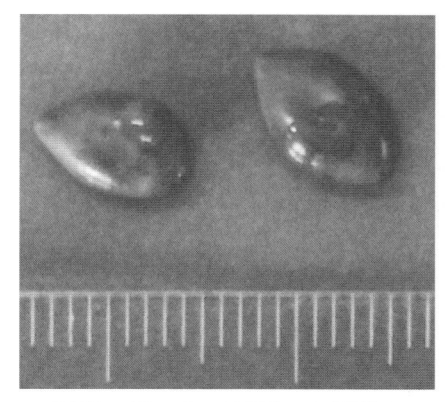

図13－19　ウエステルマン肺吸虫

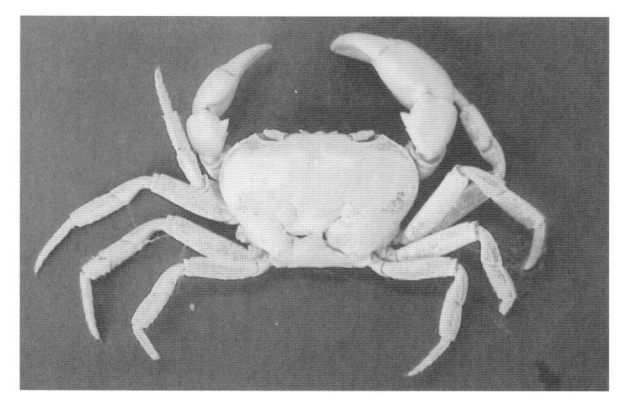

図13－20　サワガニ

c．症　状　　多数寄生しない限り無症状である。多数寄生の場合には腹痛，慢性の下痢をみる。本虫の寿命はきわめて長く，20年以上に及ぶ記録がある。

d．診　断　　糞便中より横川吸虫卵を検出する。

（3）ウエステルマン肺吸虫

ウエステルマン肺吸虫（*Paragonimus westermani*）は広く東南アジア諸国に分布，特に韓国，台湾，日本，中国に多い。日本では北海道以外の全国の山間部に分布し，特に九州地方に多くの感染者がみられる。

a．形　態　　虫体は肺に梅干し大の虫嚢を形成し，虫嚢内には通常2匹の虫体が寄生している。成虫は体長7〜15 mm×5〜8 mmでザクロ様の形態をしている（図13−19）。

b．感染と生活史　　終宿主はヒト，イヌ，ネコなどの哺乳動物，第1中間宿主はカワニナ，第2中間宿主はモクズガニ，サワガニ（図13−20）である。ウエステルマン肺吸虫は終宿主の肺に寄生する。痰または糞便中に排出された虫卵が水中で孵化し，ミラシジウムを形成し，それがカワニナの体内でスポロシスト→レジア→娘レジア→セルカリアへと発育する。次にセルカリアは第2中間宿主のモクズガニ，サワガニに経口あるいは経皮的に侵入しメタセルカリアとなる。ヒトへの感染は，モクズガニの調理の際まな板や包丁にメタセルカリアが付着しそれを介して起こる場合と，不完全なサワガニの調理（唐揚げ，生食）によるものがある。またメタセルカリアが寄生したカニをイノシシやブタが食すると，幼虫は筋肉内に移行し，ほとんど発育せず幼若虫のまま存在（待機宿主）し，ヒトがイノシシやブタの生肉や熱処理が不十分な肉を食べて感染することがある。

c．症　状　　成虫は肺実質に寄生し，寄生期間が長いと虫嚢を形成する。そのため咳や血痰といった症状を呈する。また肺結核と誤診される場合がある。ウエステルマン肺吸虫は本来肺に寄生する寄生虫であるが，しばしば脳，腹腔，皮下などに迷入することがある（異所寄生）。

d．診　断　　まずカニの生食の有無を確認する。痰，糞便よりウエステルマン肺吸虫卵を検出する。また免疫学的診断（皮内反応）および胸部X線検査を行う。

（4）宮崎肺吸虫

宮崎肺吸虫（*Paragonimus miyazakii*）は日本のみに知られており，九州から東北地方の山間部まで広く分布する。

　　a．形　態　　形態はウエステルマン肺吸虫とよく似ているが，体がより細長く，卵巣，精巣の分岐もより複雑でサンゴ状を呈している。

　　b．感染と生活史　　終宿主はイノシシ，イタチ，タヌキ，イヌなどで，第1中間宿主はホラアナミジンニナ，第2中間宿主はサワガニである。ウエステルマン肺吸虫とほぼ同様の生活史であり，ヒトへの感染を起こすメタセルカリアはサワガニの心臓付近に寄生しており，サワガニの生食あるいは不完全な調理品を摂食することにより感染が起こる。

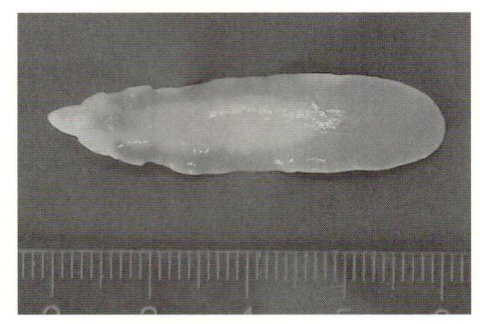

図13－21　肝蛭

　　c．症　状　　ヒトは宮崎肺吸虫の本来の宿主ではないので，体内で成虫になれず幼若虫が胸腔と胸壁との間を移行し胸膜に傷がつく。そのため胸水貯留，自然気胸，好酸球増多などの症状を呈する。

　　d．診　断　　サワガニの生食の有無を確認する。またオクテロニー法などの免疫血清学的な検査により，宮崎肺吸虫に対する抗体を検出する。

（5）肝　蛭

　　肝蛭（*Fasciola gigantica*）は世界中に広く分布し，草食獣（ウシ，ヒツジ）の肝臓に寄生する畜産上重要な寄生虫であるが，ヒトにも感染が認められている。わが国のウシにも多く寄生している。

　　a．形　態　　人体寄生性吸虫の中で最も大きい。成虫は体長40～50mm×8～15mmである（図13－21）。

　　b．感染と生活史　　終宿主はウシ，ヒツジ，ヤギまれにヒトで，中間宿主はヒメモノアラガイである。感染宿主から外界に排出された虫卵が孵化し，ミラシジウムとなる。その後，中間宿主であるヒメモノアラガイの体内でスポロシスト→レジア→娘レジア→セルカリアとなり，セルカリアが水草の茎や草などの表面に付着してメタセルカリアとなる。ヒトへの感染は，メタセルカリアで汚染されたセリ，ミョウガ，クレソンなどの生食または肝蛭幼虫を含むウシ肝臓の生食による。摂取されたセルカリアは小腸内で殻を破り，小腸壁を穿通し，腹腔に出て肝臓の実質内に侵入し，さらに総胆管に入り成虫となる。

　　c．症　状　　病理学的所見は肝吸虫症とよく似ているが，より病変が著明で，強度の胆管周囲炎がみられる。主な症状としては，悪心，発熱，肝腫大，右季肋部の激痛であり，また末梢血好酸球の著明な増多がみられる。

　　d．診　断　　糞便あるいは十二指腸液より肝蛭の虫卵を検出する。また免疫学的検査（皮内反応）により肝蛭に対する抗体を検出する。

（6）日本住血吸虫

　　日本住血吸虫（*Schistosoma japonicum*）は日本，中国，フィリピンなどに広く分布し，特に中国，フィリピンに数百万人の感染者がおり，問題となっている。日本では中間宿主のミヤイリガイの分布と流行地が一致している。山梨県，千葉県，広島県，福岡県に流行地があったが，現在はこれらの地域から新しい感染者は出ていない。

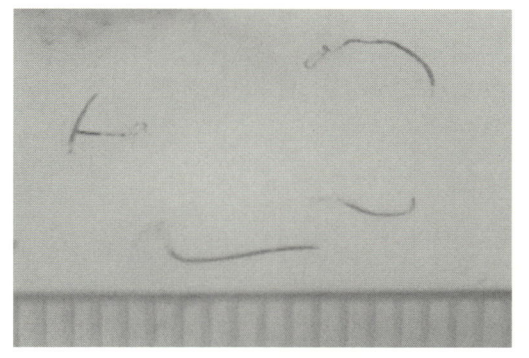

図13－22　住血吸虫

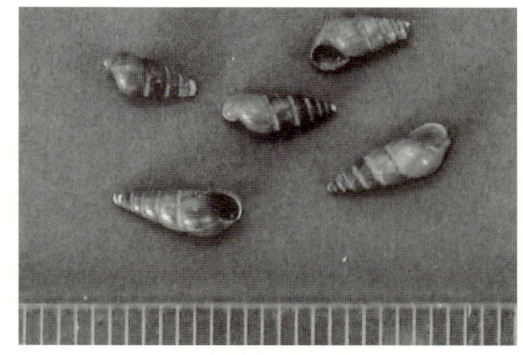

図13－23　ミヤイリガイ

a．形　態　吸虫類は基本的に雌雄同体であるが日本住血吸虫は例外で雌雄異体である。雄の体長は12〜20mm程度で側面に雌を抱くための管状の抱雌管をもつ。雌の体長は平均25mmで，雄より細長く糸状である（図13－22）。

b．感染と生活史　終宿主はヒト，イヌ，ネコ，ウシであり，中間宿主はミヤイリガイである（図13－23）。雌の住血吸虫は終宿主の腸管壁の細血管内で産卵し，虫卵は糞便とともに外界に排出される。外界で虫卵は孵化し，ミラシジウムとなり，中間宿主のミヤイリガイの体内でスポロシスト→娘スポロシスト→セルカリア，と発育する。ヒトへの感染は，田植えなど皮膚と水が直接接触する作業の際にセルカリアが皮膚より侵入することにより起こる。侵入したセルカリアはシストソミューラとなり肺を通過し，肝内門脈枝で成熟し，血中に移行する。

c．症　状　セルカリアが侵入した場所で皮膚炎が起こる。急性期では，発熱，腸出血に伴う粘血便，肝腫大などが起こり，慢性期では肝臓の線維化，肝硬変（住血吸虫性肝硬変）が起こる。

d．診　断　糞便より日本住血吸虫の虫卵を検出する。また免疫学的検査（皮内反応）により日本住血吸虫に対する抗体を検出する。

3）条虫類

条虫類は一般にその形がさなだ紐に似ていることから“サナダ虫”ともいわれる。成虫は腸管に寄生し，雌雄同体で，その体は数〜数千個の片節（体節）からなり，いずれの発達段階でも消化管を欠いているのが特徴である。

（1）広節裂頭条虫

広節裂頭条虫（*Diphyllobothrium latum*）は北部ヨーロッパ，アラスカ，カナダや南米のチリ，アルゼンチンなどに分布し，サケ，マスを好んで食べる地方に多い。日本では以前サケ，マスがよく捕れる東北，北海道に多かったが，現在は食品の流通機構の進歩により全国各地に患者の発生がみられる。

a．形　態　成虫は大型で乳白色，体長5〜10m，片節は3,000〜4,000個にも達する。頭部は大変小さく1.0×2.5mm程度である。片節は縦径（5.0〜10mm）より横径（10〜20mm）のほうが大きい（図13－24）。

b．感染と生活史

終宿主はヒト，イヌ，ネコ，クマ，キツネなどで，第1中間宿主はケンミジンコ，第2中間宿主はサケ，マスである。感染した宿主より排出された虫卵は水中で孵化しミラシジウムとなる。ミラシジウムは第1中間宿主の体内でプロセルコイドとなり，次に第2中間宿主であるサケ，マスの体内でプレロセルコイドとなる。ヒトは感染したサケ，マスを生食して感染する。

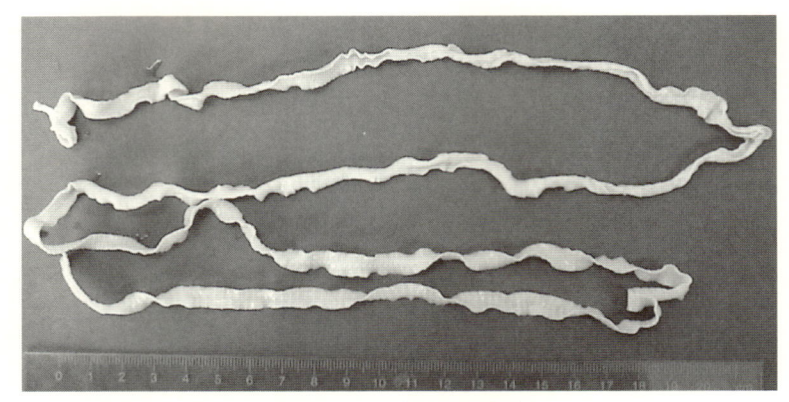

図13−24　広節裂頭条虫

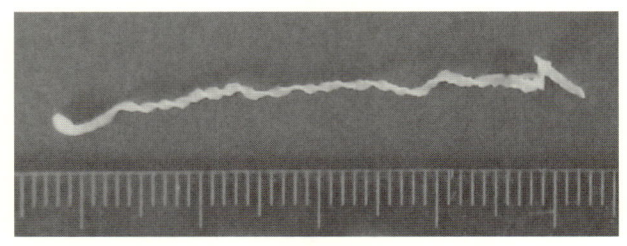

図13−25　マンソン裂頭条虫（プレロセルコイド）

c．症　状

虫体が大きい割には症状は軽く，下痢，腹痛，体重減少などの症状を呈する。

d．診　断

糞便中より広節裂頭条虫卵を検出する。片節の一部が自然離脱すると糞便中の虫卵が少なくなることがあるので数日間連続して検査する。

（2）マンソン裂頭条虫

マンソン裂頭条虫（*Spirometra erinacei*）はイヌ，ネコ，キツネ，タヌキなどの小腸に寄生する条虫で，世界各地に分布する。日本でのヒトへの感染例は下手物料理からの感染例が多く，これまで数百例に達する。

a．形　態

イヌ，ネコに寄生している成虫は広節裂頭条虫に似るがそれより小さく，体長60〜100cm，幅は10mm以下である。

b．感染と生活史

終宿主はイヌ，ネコ，タヌキなどで，第1中間宿主はケンミジンコ，第2中間宿主は鳥類，両生類，爬虫類，哺乳類と広範囲にわたる。ヒトへの感染はカエル，ヘビ，ニワトリ，イノシシなどの肉を食通と称して食べる，あるいはプロセルコイドを有するケンミジンコを飲料水などとともに摂取し感染することが多い。

c．症　状

マンソン裂頭条虫はヒトが本来の宿主ではないので，ヒト体内では成虫とはなれない。そのため摂取されたプロセルコイドは皮下組織に侵入して，プレロセルコイドに発育し（図13−25），体内を動きまわり移動性の皮膚腫瘤を形成する。

d．診　断

移動性の皮膚腫瘤では本症または顎口虫症を疑う。また，好酸球の増加，IgEの上昇も参考とする。

（3）無鉤条虫（beef tapeworm）

無鉤条虫（*Taenia saginata*）は有鉤条虫とともに古くから知られる条虫で，世界中に分布するが，

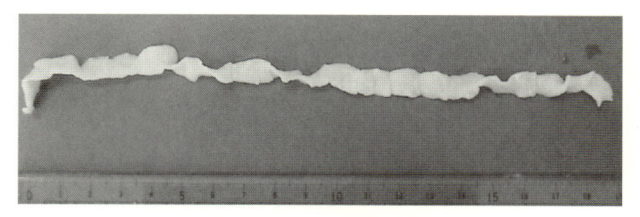

図13－26　無鉤条虫

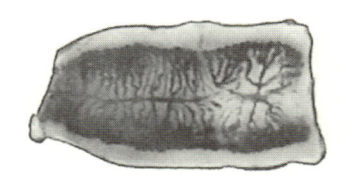

図13－27　無鉤条虫の片節

特に牛肉を食用としている地域（中近東，アフリカ，中南米）に広く分布している。食性の関係から回教徒に感染が多い。日本では海外旅行中に感染し，持ち帰ることが多い。1993～94年に神奈川県で牛のウシ嚢虫症の集団発生があり，牛肉から多くの嚢虫が検出されている。

a．形　態　成虫（3～6 m）の片節は1,000個前後で，半数は卵が満たされている受胎片節である（図13－26）。受胎片節の子宮は片側で20～30本の側枝から形成されている（図13－27）。

b．感染と生活史　終宿主はヒト，中間宿主はウシ，ヒツジである。無鉤条虫はヒトの小腸に寄生し，成虫からちぎれた片節が体外に排出される。片節は外界で壊れ，そこから出た虫卵をウシが摂取すると小腸で6個の鉤をもつ六鉤幼虫が孵化する。その後，六鉤幼虫は腸管を貫き血流，リンパ流を介して筋肉に移行する。ヒトは，感染したウシのステーキ，牛刺し，焼き肉料理を食べて感染する。

c．症　状　本条虫は通常1匹のみ寄生している。無症状のことが多いが，時には腹痛，体重減少がみられる。その他，片節が排便時にみられるため精神的ストレスがある。

d．診　断　排出された受胎片節により鑑別を行う。

（4）有鉤条虫（pork tapeworm）

有鉤条虫（*Taenia solium*）は世界各地に分布し，ブタを中間宿主とするためブタを食用とするスラブ諸国，ラテンアメリカ，東アジアに多い。無鉤条虫と同様に終宿主はヒトであるが，ヒトは中間宿主にもなり，人体有鉤嚢虫症が問題となっている。

a．形　態　成虫（体長2～3 m）の片節は800～900個で，体長，片節数ともに無鉤条虫より少ない。受胎片節の子宮の側枝は片側7～10本で無鉤条虫より少なく，重要な鑑別点となる。

b．感染と生活史　終宿主はヒト，中間宿主はブタである。生活史は無鉤条虫と基本的に同様であるが，ヒトが終宿主であると同時に中間宿主にもなる点が異なり，医学上重要な問題となる。虫卵が中間宿主のブタに摂取されると，小腸で孵化し，六鉤幼虫が腸管壁から侵入し，血流やリンパ流を介して全身の筋肉に侵入すると，そこで被嚢して嚢尾虫（有鉤嚢虫）となる。また，ヒトが誤って虫卵を摂取すると，ブタと同様に孵化した六鉤幼虫が腸管壁から侵入し，体内各所に嚢尾虫が形成され，これを人体有鉤嚢虫症という。主なヒトへの感染は，感染したブタの生食または不完全な調理による肉の摂取による。またヒトの腸管内で虫卵が遊離すると，直ちに六鉤幼虫が孵化し，腸管壁に侵入し，血流やリンパ流を介して筋肉内に入り，人体有鉤嚢虫症となる（自家感染）。

c．症　状　成虫寄生の症状は無鉤条虫とほぼ同じである。

d．診　断　排出された受胎片節により鑑別を行う。

（5）単包条虫

単包条虫（*Echinococcus granulosus*）は放牧，放羊が盛んな地方に多く，アフリカ，オーストラリア，南米，中国などに広く分布する。日本では1881年熊本で第一例が発見されて以来，本州から九州にかけて数十の感染例がある。

a．形　態　成虫はイヌ，キツネ，オオカミなどの小腸に寄生し，体長は3〜7mmと小さく，片節も通常3個のみである。

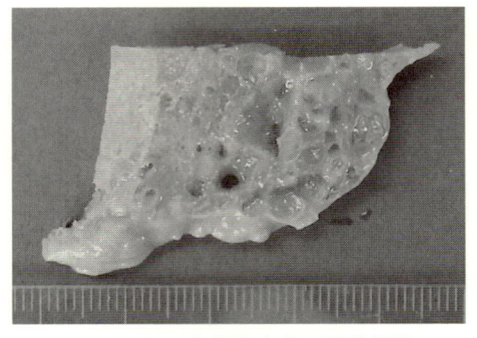

図13−28　多包条虫症の肝臓組織

b．感染と生活史　終宿主はイヌ，キツネ，オオカミなどであり，中間宿主はウシ，ブタ，ヒト，ウサギなどである。外界に排泄されたイヌ，キツネの糞便中に含まれる虫卵が，ヒトに摂取されると，小腸内で孵化し六鉤幼虫となる。六鉤幼虫は腸管壁に侵入し，血流やリンパ流を介して主に肝臓に寄生し，包虫を形成する。包虫は球形で白色，内側は包虫液で満たされている。ヒトへの感染は主にイヌとの接触によるもので，イヌの体毛に虫卵が多数付着しており，これらのイヌと接触した人の手あるいは抱擁により虫卵が口に入る。

c．症　状　肝臓に寄生した包虫は十数年経過すると直径10〜15cmほどになり，寄生部位周囲の組織を圧迫して機械的障害を与えるほか，包虫が壊れて，その液が腹腔に出ると強いアナフィラキシーを引き起こす。また脳に寄生した場合にはてんかんなどがみられる。

d．診　断　免疫血清学的な診断により単包条虫に対する抗体を検出する。

（6）多包条虫

多包条虫（*Echinococcus multilocularis*）はシベリア，カナダ，アラスカなど北半球の亜寒地帯の高緯度地方に広く感染が分布する。また，南半球のニュージーランド，オーストラリア，アルゼンチンからも報告されている。日本では1937年に北海道の礼文島に流行がみられ，その後，しばらく北海道東部のみで発生がみられたが，現在では北海道中央部にまで感染が広がり，問題となっている。さらに東北地方からも原発の症例が出ている。

a．形　態　成虫はイヌ，キツネ，オオカミの小腸に寄生し，その形態は単包条虫に似る。体長は2mm前後と単包条虫より小さく，片節も4〜5個と単包条虫（3片節）より多い。

b．感染と生活史　生活史は単包条虫と同様である。感染はイヌ，キツネの糞便とともに排出された虫卵の経口摂取による。中間宿主は野ネズミ類やヒトで，主としてその肝臓などで包虫を形成する。本種の包虫は直径0.1〜0.5cmほどの囊胞が多数集合し，ハチの巣状になる（図13−28）。

c．症　状　ヒトでは通常肝臓，まれに肺で包虫が形成される。包虫は海綿状で，浸潤性に発育して周囲組織を侵食し，さらに他の臓器へ転移することがある。症状としては黄疸，腹水，脾腫などがみられる。

d．診　断　免疫血清学的な診断により多包条虫に対する抗体を検出する。

■引用文献

1）寺田譲：今こそ寄生虫症，意識と組織，そして技術．臨床検査 1999；43：13：1568

2）吉田幸雄：図説人体寄生虫学 第6版．南山堂，2002

3）吉田幸雄：医動物学 第4版．南山堂，2003

4）伊藤洋一，山口昇，内田明彦：医療技術者のため医動物学．講談社サイエンティフィク，1995

5）小島荘明編：New 寄生虫病学．南江堂，1993

6）21世紀感染症研究会：殺人病ファイル．日経BP出版センター，1995

7）厚生統計協会：国民衛生の動向2017／2018．厚生の指標増刊 2017；64（9）

◇**参考文献**

・寺田譲：寄生虫学コンパクト講義 読むワクチン．南山堂，1995

・藤田紘一郎：笑うカイチュウ．講談社，1994

第14章 性行為感染症

疫学的に重要な感染症として，性行為感染症（sexually transmitted disease：STD）があげられる。性行為感染症は，キスを含む直接的性接触が原因となるが，オーラルセックス，肛門性交によっても成立する。性行為感染症患者には多数の性交渉パートナーをもっている場合が多い。AIDS，クラミジアによる性器感染，梅毒，性器ヘルペスなど，感染者が急増しているものも多い。これは公衆衛生上深刻な問題である。この原因として，性習慣の変化や抗菌薬耐性菌の出現があげられるが，対策として最良のものは性行為感染症患者と接触しないことである。

1. クラミジア

クラミジア・トラコマチス（*Chlamydia trachomatis*）が性器粘膜に感染することによって発症する。性行為によって感染し，非淋菌性尿道炎，鼠径リンパ肉芽腫などの性行為感染症を起こす。

1）非淋菌性尿道炎

性行為感染症（STD）の中で大きな割合を占める疾患である。男性の非淋菌性尿道炎（non-gonococcal urethritis：NGU）は 1 ～ 3 週間の潜伏期間を経て発症し，症状は淋菌性尿道炎とよく似ているが軽微である。分泌物は粘漿性で，軽度の排尿痛を伴う。尿道不快感，瘙痒感を訴える場合もある。約 5 ％が無症候性のキャリアであり，ほとんどのクラミジア感染症は重篤な合併症を併発しない。しかし，尿道から精管や精巣上体にまで感染が及ぶと，精巣上体炎となり，両側に発症すると男性不妊症の原因となる。女性では，頸管炎，子宮内膜炎，卵管炎，骨盤内炎を起こす。骨盤内炎症は慢性化し，不妊や子宮外妊娠の原因となる。感染している妊婦の症状は男性尿道炎より炎症程度は軽く，見逃すこともあり，これが流産や早産などの原因となることもある。妊婦の約 10 ％が子宮頸部に *C. trachomatis* を保有しており，保菌者から産まれる新生児は新生児クラミジア肺炎を発症することもある。新生児は感染している母親の産道を通る間に感染する。エリスロマイシンの点眼は *C. trachomatis*，淋菌の両方に有効である。

2）鼠径リンパ肉芽腫症

鼠径リンパ肉芽腫症（lymphogranuloma venereum：LGV）は熱帯，亜熱帯地域に多くみられる性行為感染症の 1 つである。1940 年侵襲性の高い *C. trachomatis* 株として同定された。感染後 7 ～ 12 日以内に感染部位に病変を生じる。感染部位は通常生殖器である。病変は破裂し，瘢痕を残すことなく消失する。発熱，倦怠感，頭痛，嘔吐，皮疹を伴うこともある。*C. trachomatis* がリンパ節に侵入すると，局所リンパ節は腫脹し，無痛性膿性の横痃（よこね）となる。リンパ節の炎症はリン

パ管を閉塞，瘢痕化して外性器の浮腫や象皮症の原因となる。自然治癒は不顕性感染に移行している場合がある。この期間中に長期にわたり性的パートナーを感染させることがある。治療にはテトラサイクリン，エリスロマイシンが有効である。

2.　AIDS（エイズ）

　後天性免疫不全症候群（acquired immunodeficiency syndrome：AIDS）は，ヒト免疫不全ウイルス（human immunodeficiency virus：HIV）感染症である。1981年米国で，若い男性同性愛者に多数例のニューモシスチス肺炎（*Pneumocystis* pneumonia），カポジ肉腫・潰瘍を伴う単純ヘルペス，悪性リンパ腫，慢性リンパ腺炎が見つかった。患者の血液中のCD 4 陽性ヘルパーT細胞の著しい減少がみられた。米国防疫センター（CDC）の報告によると同性愛者だけでなく，静脈注射を用いる麻薬常用者や血液凝固製剤使用の血友病患者にも広がっていることが判明した。さらに，異性間や母子感染が主体であることも明らかになってきた。現在血液凝固製剤はすべて加熱されているため，これによるHIV感染はなくなった。WHOの推定では2016年12月時点において世界で3,670万人がHIVに感染しており，そのうち約48％が女性，15歳未満の小児感染者は210万人である。世界のHIV感染者の分布を図14－1に示した。

　HIVの感染によって引き起こされた高度の免疫不全症と，日和見感染，腫瘍，認知症などの二次的疾患を合併した病状をAIDS（エイズ）という。したがって，AIDSはHIVによって引き起こされる後天性免疫不全症候群であり，終末臨床像といえる。

　現在，AIDSは「感染症の予防及び感染症の患者に対する医療に関する法律」の五類感染症に位置付けられ，診断した医師は 7 日以内に最寄りの保健所長に届け出なければならない。診断した医師が届け出なかった場合には，同法により罰金を科される。

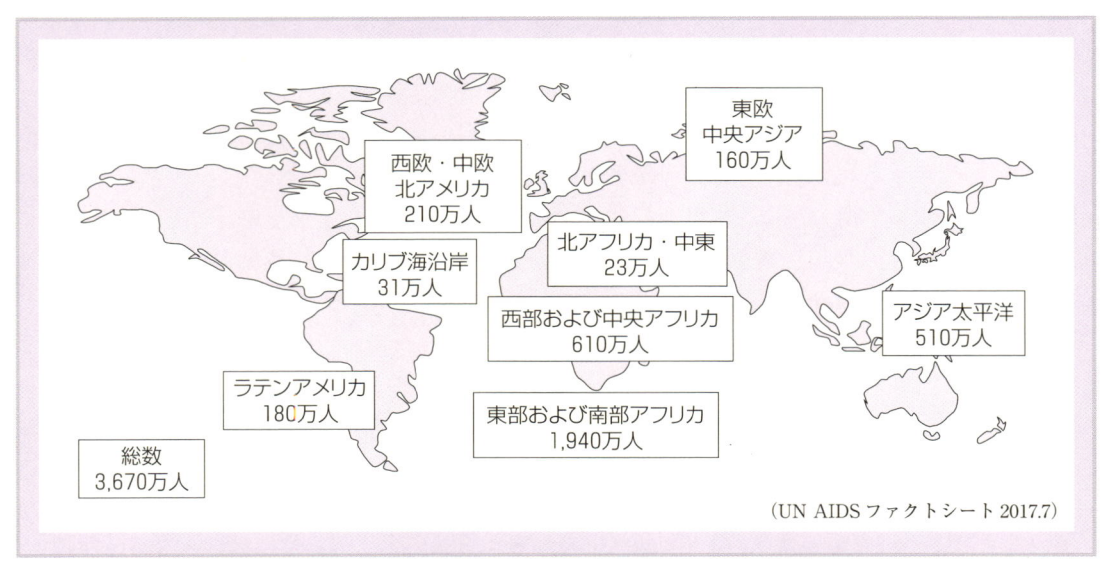

（UN AIDS ファクトシート 2017.7）

図14－1　HIV 感染者の分布（WHO：UNAIDS 2016年の HIV 感染者推定数）

1）HIVの性状

　ヒト免疫不全ウイルス（HIV）はレトロウイルス（retrovirus）科のレンチウイルス亜科に属している。1983年フランスで初めて分離されたものと血清学的に異なるウイルスが西アフリカのAIDS患者から分離された。HIVは他のレトロウイルスと同様に直径100～110nmの粒子で内側にコア構造をもつ（図14－2）。このコアの中に逆転写酵素（reverse transcriptase）と約9,200塩基の1本鎖RNA分子を2組もつ。また，ウイルス粒子はエンベロープをもち，エンベロープ上のスパイクは，糖タンパク質gp120

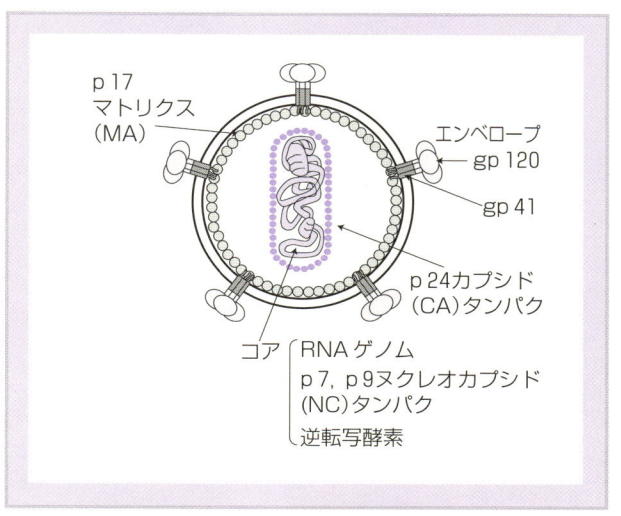

図14－2　HIV粒子の模式図

とgp41の2量体で構成され，5～10個程度が外側に突き出している。CCR5またはCXCR5に結合する（吸着）。HIVは宿主細胞に発現しているCD4受容体とケモカイン受容体，次いでウイルス膜と細胞膜を融合させ（膜融合），ウイルスのコアを細胞質に注入する。コアの破壊（脱殻）に伴い，コアの内部にある逆転写酵素によりウイルス1本鎖RNAゲノムは2本鎖DNAに変換され核移行する。核円ではHIVのインテグラーゼにより宿主染色体内に組み込まれる（プロウイルス）。HIVの遺伝子は9種が明らかになっている（図14－3）。3つのウイルスタンパク質（マトリクスタンパク質，

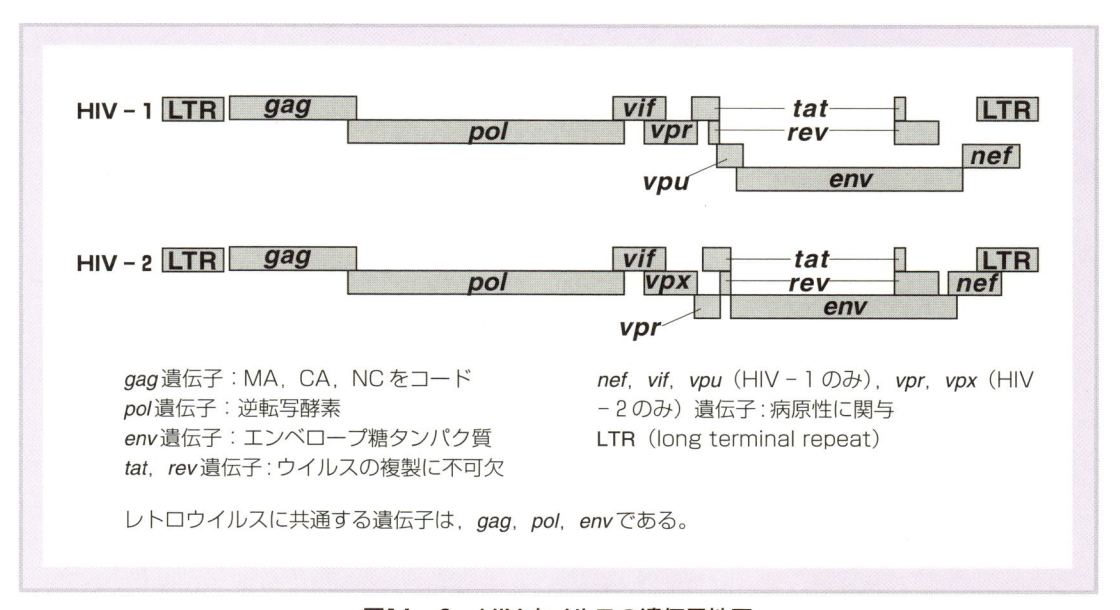

図14－3　HIVウイルスの遺伝子地図

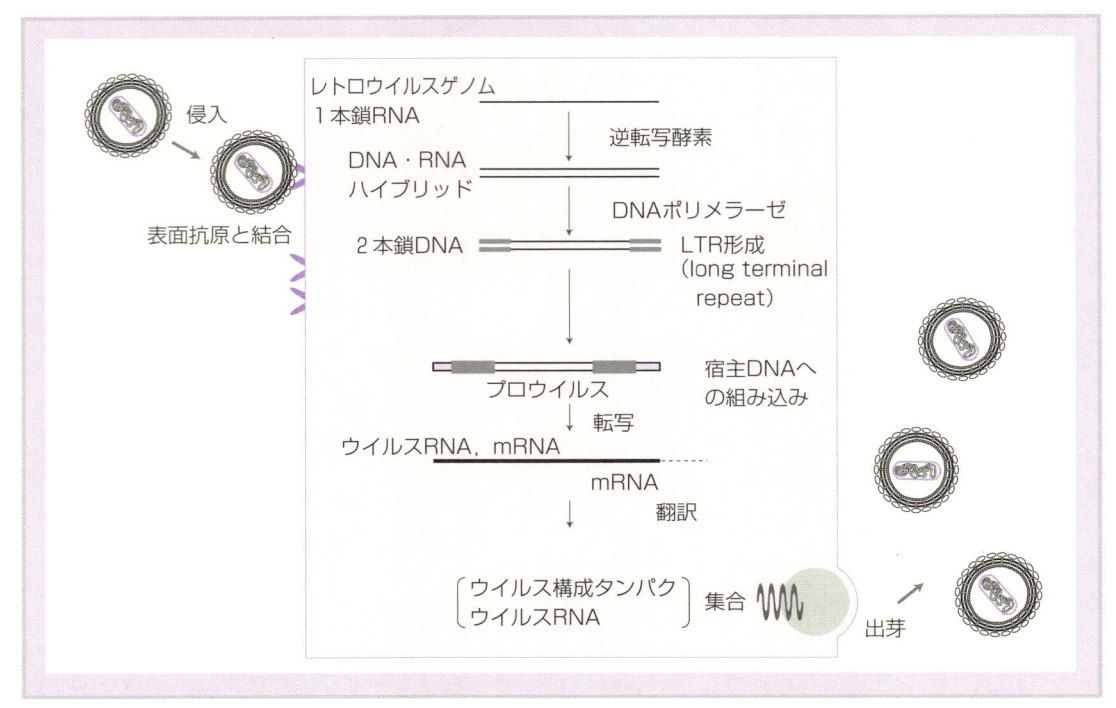

図14－4　レトロウイルスの生活環

カプシドタンパク質，タンパク質）は*gag*遺伝子にコードされて，逆転写酵素，ウイルスプロテアー
ゼ，インテグラーゼは*pol*遺伝子，エンベロープ糖タンパク質は*env*遺伝子にコードされている。
gag，*pol*，*env*遺伝子はレトロウイルスに共通の遺伝子である。レトロウイルスの生活環を図14－
4に示した。プロウイルス化したHIVは，ウイルスDNAが宿主のRNAポリメラーゼとHIV調節
遺伝子産物Tatの作用により，ウイルスmRNAに転写される。これは，HIV調節遺伝子産物Rev
などの作用により核外に輸送され，細胞質でエンベロープタンパク質前駆体（gp160）などの構成
成分前駆体が合成され細胞膜に輸送される。未成熟ウイルス粒子は，宿主細胞表面から出芽する。
放出の際にウイルスプロテアーゼによって再構成されたコア構造を形成し，感染性のある成熟ウイ
ルス粒子となる。

2）HIVの感染経路

　HIV－1とHIV－2の2種のHIVが報告されている。HIV－1はすでに全世界に流行しているが，
HIV－2は浸淫地の西アフリカから，ポルトガル，フランス，インドなど各地へ拡散しつつある。
HIV感染源はHIV感染者であり，無症候性キャリア（asymptomatic carrier）とAIDS患者が原因と
なる。感染初期の抗体陰性期（window period）患者も含まれる。HIV患者の体液（血液・精液・母
乳）中の遊離HIVとHIV感染リンパ球が体内に侵入することで感染する。したがって，HIVの感染
経路は，①性行為，②血液（静注薬物濫用，麻薬のまわし打ち，開発途上国での医療従事者による汚染
注射器の反復使用，輸血，移植，人工授精，その他の医療行為など），③母子感染の3つがある。HIV感

染の95％以上が異性間性行為によって起こる。男性から女性へは，女性から男性への5〜20倍感染しやすく，女性性器に他の性行為感染症や潰瘍があるときには，さらに感染しやすい。

3）AIDSの病態

（1）急性HIV感染症

HIVに感染して，2〜4週間以内に，発熱，リンパ節腫脹，咽頭炎，発疹，筋肉痛，下痢，全身倦怠感，頭痛・髄膜炎様症状など，インフルエンザ様の急性症状が約半数にみられる。しかし，臨床症状だけで他のウイルス感染症と区別することは困難である。急性期には抗体陰性（6〜8週後に抗HIV抗体が検出される）であるが，血中ウイルスはたくさん存在している。免疫機構が働き，血中ウイルスは減少していき，臨床症状も軽快し無症状となる。

（2）潜伏期

血中ウイルスは完全に排除されることはない。HIVの増殖とそれに拮抗する免疫応答で，慢性状態が成立する。血中ウイルス量は，個体差はあるが患者ごとに安定している。この状態は約10年続く。この時期までは無症候性キャリアである。

（3）AIDS

無症候期が経過するにつれウイルスが増殖してくると，標的細胞のCD 4陽性(CD4$^+$)T細胞は減少してくる。CD 4陽性T細胞は正常免疫応答に必須の細胞で，これが減少し200/μl以下になると，下痢，体重減少などの全身症状や日和見感染症〔カンジダ症，ニューモシスチス肺炎，トキソプラズマ肺炎，サイトメガロウイルス感染症，抗酸菌症（全身性）など〕，腫瘍（カポジ肉腫，リンパ腫など），神経症状（脳症，認知症）を合併し，複雑な病像を呈する。AIDSと診断された後，数年以内に50〜70％が死亡する。

4）診断法

HIV感染の診断は，通常抗HIV抗体の検出によって行う。抗体検出法として，イムノクロマトグラフィー法（IC法），ゼラチン粒子凝集法（PA法）や酵素免疫測定法（EIA法），化学発光酵素免疫測定法（CLIA法）があり，抗HIV−1，抗HIV−2の両方が測定できる。陽性となった血清について，間接蛍光抗体法（IF法），ウエスタンブロット法（WB法）または，放射免疫沈降法（RIPA法）で確認試験を行う。感染初期数週間は抗体陰性と判定される。確認試験で判定できない場合は「判定保留」とし，他の確認試験を行う。急性HIV感染が疑われる場合にはRT−PCR法で血漿中のHIV−RNAを直接検出する鋭敏な方法も開発された。

5）治　療

HIV感染症の治療は，AIDS発症予防と，発症したAIDSに対する治療が目的となる。したがって，HIV増殖抑制薬だけでなく，日和見感染症予防，悪性リンパ腫治療薬も使用される。抗HIV薬は，3剤以上の抗HIV薬を組み合わせる多剤併用療法が標準的である。ヌクレオシド系逆転写酵素阻害薬，非ヌクレオシド系逆転写酵素阻害薬，HIVプロテアーゼ阻害薬，インテグラーゼ阻害薬，CCR5阻害薬が実用化されている。本邦では2015年には，インテグラーゼ阻害薬のドルテグラビル

（テビケイ®）とヌクレオシド系逆転写酵素阻害薬の合剤が承認され，１日１回１錠という治療が本格的に行われるようになった。従来は末梢血中のCD4$^+$T細胞数が250 ml以下になるまで多剤併用療法を保留していたが，最近では500 mlでの導入が指導されている。

6）予　防

予防ワクチンの開発が試みられているが，env遺伝子が変異しやすく抗原性が変化するため実現していない。HIV感染経路は３つに限られていることから，感染様式をよく理解すれば予防は容易である。不特定多数の相手との性行為は最も危険である。また，コンドームの使用を過信してはいけない。感染予防と対策は，本人の自覚と生活態度が重要なポイントである。母子感染は30～40％とされているが，妊婦への抗HIV薬であるアジドチミジン（ジドブジン）投与で母子感染の大半を予防することができるようになった。

3.　淋　病

ナイセリア・ゴノロエ（Neiseria gonorrhoeae）はグラム陰性の双球菌である。ナイセリア（Neiseria）属，モラクセラ（Moraxella）属，アシネトバクター（Acinetobacter）属がNeiseria科に分類されている。また，N. gonorrhoeaeは性行為感染症の起因菌の１つとしても重要である。淋病（淋疾ともいう）は，泌尿器や生殖器の化膿性疾患で，菌血症から感染性心内膜炎や関節炎の原因になることもある。

1）Neiseria gonorrhoeaeの性状

淋菌は0.6～1.0μmのグラム陰性無芽胞双球菌でそら豆型をしており，べん毛はもたない。N. gonorrhoeaeは温度や乾燥状態に対し抵抗性が弱く，55℃で２～３分，乾燥状態では１～２時間で死滅する。しかし，媒介物の中では比較的長時間生存でき，乾燥した膿中では６～７週間生存できる。多種の栄養要求性を有するため，培養には普通寒天培地は不向きで，血清・血液・腹水などを必要とする。一般にはGC（ゴノコッカス）培地，サイヤー・マーチン（Thayer-Martin）培地などが用いられる。発育可能温度域は36～37℃，発育可能pH域は7.2～7.6と，きわめて狭い。二酸化炭素分圧は５～10％でよく生育するため，ろうそく培養法などを行う。菌体表層には線毛（fimbrine, pili）があり，これが上皮細胞への付着因子として感染成立に重要な役割を果たしている。

2）Neiseria gonorrhoeaeの感染経路

成人の感染は性交により成立する。ヒトは淋菌にとって唯一の自然宿主である。感染成立には少量の菌数で十分であり，感染者との１回の性行為で男性では１/３が感染成立する。欧米で近年淋病が流行している一因には，経口避妊薬や子宮内避妊具の普及があげられる。経口避妊薬は膣内環境を淋菌の繁殖に適した状態に変えるため，避妊薬使用女性は98％が感染する。コンドームや殺精子薬の避妊効果はこれらのものより低いが，淋菌感染防御に対しては有効である。新生児の淋菌性眼結膜炎（膿漏眼）は主として産道を通過するときに感染したものである。

3）淋病の病態

　淋菌感染後，男性では約40％，女性では約70％の患者が無症状のまま5～15年間保菌者となりうる。性行為感染症であるが，症状は他の部位にも影響を及ぼす。オーラルセックスにより，咽頭感染が約5％の確率で起きる。咽頭痛を訴える場合もあるが，多くは無症状である。肛門直腸感染は同性愛者に多く，無痛性便秘，排膿，直腸出血を伴う場合もある。

　男性における最も一般的な淋菌感染部位は尿道で，前立腺炎，精巣上体炎，膀胱炎になる。女性においては子宮頸部であり，膣炎，子宮内膜炎，卵管炎，卵巣炎を発症する。女性では尿道のSnake腺とバルトリン腺も感染しうる。感染した患者のうち約50％が骨盤内炎症性疾患（pelvic inflammatory disease：PID）を発症する。PID後卵管が瘢痕狭窄を起こすことが多いため，不妊症となる。不妊症の発症率は感染回数に伴って高くなる。妊婦が感染している場合，新生児は淋菌性眼結膜炎を発症する。

　淋菌のコロニーの性状には透明なものと不透明なものの2種あり，不透明のものはプロテインⅡをもち細胞への付着力が大きい。粘膜のIgA抗体を分解するプロテアーゼを分泌する。

4）診断法

　尿道分泌物のグラム染色を行う。好中球中にグラム陰性双球菌が確認できれば淋菌感染の可能性は非常に高い。しかし，女性や無症候性尿道炎の場合には確認されないことが多いため培養法を併用する。培地には選択性のあるサイヤー・マーチン培地を用いると他の汚染菌の混入を避けることができる。免疫学的診断も開発されている。

5）治　療

　β-ラクタム系抗菌薬や，テトラサイクリンが有効である。ペニシリナーゼ産生淋菌（penicillinase-producing *N. gonorrhoeae*：PPNG）の出現が治療上の問題となっているが，これにはβ-ラクタマーゼ阻害薬を合剤した合成ペニシリンを用いる。スペクチノマイシン（筋注），セフィキシム（経口），オフロキサシン（経口），ビブラマイシン（経口）などが用いられている。セフトリアキソン（静注）も著効があるが，わが国では現在保険適用となっていない。近年，ニューキノロン系合成抗菌薬やセフェム系抗菌薬に耐性となった株も出現している。

4．梅　毒

　梅毒トレポネーマ（*Treponema pallidum*）はスピロヘータ（*Spirochaeta*）目に属している。スピロヘータは細長いらせん状（spiro-）の菌で特有のらせん運動を行う菌の総称である。*T. pallidum*には3種類の亜種があり，それぞれ類似の感染症を引き起こす。熱帯苺腫（フランベジア franbesia）トレポネーマ（*T. pallidum* subsp. *pertenue*），非性病性梅毒トレポネーマ（*T. pallidum* subsp.*endemicum*）および性行為感染症の原因として世界中に広がっている梅毒トレポネーマ（*T. pallidum* subsp. *pallidum*）の3亜種である。いずれも人工培地での培養は成功していない。

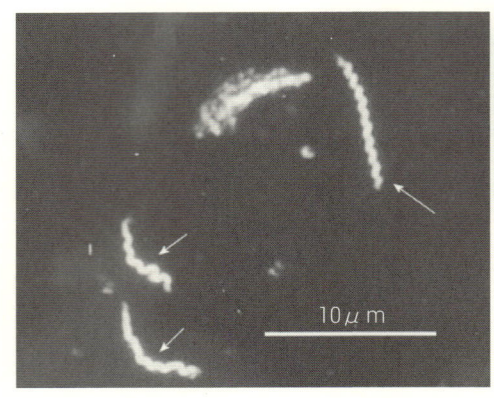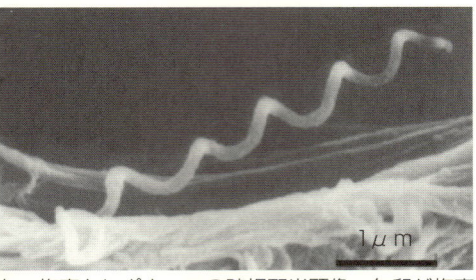

左：梅毒トレポネーマの暗視野光顕像。矢印が梅毒
　　トレポネーマ
右：梅毒トレポネーマの走査電子顕微鏡像。菌体は
　　左巻きの規則正しいらせん状である。

図14－5　梅毒トレポネーマの形状

（資料提供：元山口大学医学部微生物学講座　小西久典）

T. pallidum は1905年にSchaudinnとHoffmannにより発見された。梅毒は15世紀のコロンブスのアメリカ大陸発見以来，全世界に伝播したといわれており，わが国では16世紀に輸入されたと考えられている。

1）*Treponema pallidum* の性状

直径0.1～0.4 μm，長さ5～20 μmのらせん状で8～14個のらせんを巻いている。振幅は約1 μmである（図14－5）。運動は菌体長軸に対し垂直の回転運動で，前後に激しく移動する。偏性嫌気性もしくは微好気性である。染色にはギムザ染色または鍍銀染色が用いられる。抵抗性は弱く乾燥によってすぐ死滅する。温度に対しても，42℃以上では急速に死滅する。寒冷，消毒薬に対しても抵抗性はきわめて弱い。

2）*Treponema pallidum* の感染経路

通常，性行為によって感染するが，唾液などの体液によっても感染しうる。母体から胎盤を通して胎児へ感染する場合（先天梅毒）や，輸血で感染する場合（輸血梅毒）もある。ヒトが唯一の宿主である。

3）梅毒の病態

梅毒は感染後3～6週間程度の潜伏期間を経て，経時的にさまざまな臨床症状が出現する。病期と臨床所見の概要を表14－1に示した。

（1）第1期梅毒

感染後約3週間で無痛性の硬性下疳といわれる，外陰部もしくは子宮頸部の潰瘍がみられる。性的接触の種類によっては，口腔内や肛門部にもみられる。最初の病変が現れて1週間以内にリンパ節腫脹が生じる。これは数か月継続し，下疳は4～6週間で消失する。第1期梅毒は，鼠径部の片側または両側のリンパ節腫脹とも関連している。

表14－1　梅毒の病期と臨床所見

病　期	感染からの期間	臨床所見
第1期梅毒	～3か月	硬性下疳（4～6週で消失），鼠径部のリンパ節腫脹
第2期梅毒	第1期消失後4～10週間	・全身性リンパ節腫脹，皮膚粘膜の斑状丘疹状皮疹（潜伏性梅毒へ移行し，何年も続く） ・早期潜伏梅毒：感染成立後1年以内（第Ⅱ期再発） ・後期潜伏梅毒：感染成立後1年以上の血清梅毒反応陽性で無症状
第3期梅毒	数年～数十年	非特異的肉芽腫様病変（ゴム腫），進行性大動脈拡張を主体とする心血管梅毒，神経梅毒
先天性梅毒	妊娠4か月以降	流産，第2期梅毒類似所見，全身骨格異常，貧血，血小板減少，肝障害など

（2）第2期梅毒

　第1期梅毒が消失した後，2～8週間で進展する。発熱や倦怠感，リンパ節炎を伴った全身性のリンパ節腫脹，皮膚粘膜の斑状丘疹状皮疹の対称性出現が特徴的である。皮疹は，手掌・足底を含む四肢にみられる。この病変部位には，梅毒トレポネーマが多く存在しており，感染性が強いため，播種性梅毒としても知られている。病変が数日で消失した症例の2/3では，潜伏性の梅毒に移行する。

（3）潜伏梅毒

　潜伏性梅毒は，臨床的な徴候や症状はないが，感染が何年も続く。梅毒血清反応陽性で，第Ⅱ期の症状消失後の状態をいう。第Ⅱ期梅毒の症状消失後，再度第Ⅱ期梅毒症状を呈することがあり，感染成立後1年以内に起こることから，早期潜伏梅毒という。一方，感染成立後1年以上経つ血清梅毒反応陽性で無症状のものを，後期潜伏梅毒という。潜伏期にある間，他人への病気の伝播は再発期に限定されるが，母親から胎児への伝播は，潜伏期を通して起こることがある。

（4）第3期梅毒

　無治療患者の約1/3で晩期症状が起こってくる。徴候や症状は，通常15～20年はみられない。第3期梅毒では，感染が心血管系（心血管梅毒）または神経系（神経梅毒）に及ぶかどうかで臨床所見は異なる。心疾患梅毒では，原因菌は大動脈血管に移行し，壊死を誘発するため，伸縮性がなくなる。動脈瘤の進展と動脈弁の閉鎖不全を引き起こす。この過程でゴム腫といわれる肉芽腫性病変が，皮膚や骨，関節，内臓に現れる。神経梅毒では，髄膜血管炎と，からだのさまざまな部位での実質組織の変性がみられる。慢性髄膜炎や発熱，頭痛，髄液中の細胞やタンパク質の増加が主な症状であるが，大脳皮質の変性が起こることもある。そのため，記憶障害や幻覚，精神病といった，中枢神経系の所見がみられることがある。

（5）先天性梅毒

　梅毒に罹患している母体から胎盤を通じて胎児に伝播される多臓器感染症である。

　胎児が梅毒トレポネーマに感染するのは，妊娠4か月以降である。したがって，母親が妊娠4か月以前に疾患を治療していれば，胎児は感染の徴候を示さない。しかし，治療されていなければ，流産するか，第2期梅毒と類似の先天性梅毒をもって生まれることになる。早期先天梅毒の発症年齢は，出生時～生後3か月である。出生時は無症状で身体所見は正常な児が約2/3とされる。生

後間もなく水疱性発疹，斑状発疹，丘疹状の皮膚病変に加え，鼻閉，全身性リンパ節腫脹，肝脾腫，骨軟骨炎などの症状が認められる。晩期先天性梅毒では，乳幼児期は症状を示さずに経過し，学童期以降にHutchinson 3 徴候（実質性角膜炎，内耳性難聴，Hutchinson歯）などの症状を呈する。現在ではほとんどみられない。

4）診断法

（1）細菌学的診断法

硬性下疳や扁平コンジローマの分泌物や所属リンパ節の穿刺液から，梅毒トレポネーマの存在をギムザ染色液または墨汁と混ぜて薄くのばし，乾燥後，油浸で観察する方法および暗視野コンデンサーを使用した顕微鏡観察が行われる。

（2）血清学的診断法

T. Pallidum の血清学的診断法には，非特異的反応と特異的反応がある。

a．非特異的反応　　トレポネーマ抗原の代わりに，ウシ心臓由来のカルジオリピン－レシチン抗原を用いた反応で，梅毒血清反応（serological test for syphilis：STS）と呼ばれる。患者の血清・髄液について検査する。感染後6週間で陽性になり，第1期末期に60～80％，第2期では100％，後期潜伏期で80～90％，第3期には100％が陽性となる。ワッセルマン反応，ガラス板法〔VDRL法：Venereal Diseases Research Laboratory（米国性病研究所検査所）で開発された方法でガラス板法と同じ〕などがある。これらの非特異的STSは梅毒以外の疾患で5～20％の比較的高い割合で陽性に出る場合がある。鼠咬症（そこう），回帰熱，マラリア，ハンセン病，トリパノソーマ症，発疹チフス，結核，伝染性単核症，肝疾患，膠原病，妊娠などで陽性となるため，判定には注意を要する。このように梅毒以外の疾患に対し，ワッセルマン反応陽性となることを，生物学的偽陽性反応（biological false positive：BFP）という。

① **ワッセルマン（Wassermann）反応**：Wassermann らは1906年に，ウシ心臓抽出物と反応する物質が梅毒患者の血清中にあることを明らかにした。患者血清中の抗梅毒トレポネーマ抗体（Wassermann抗体）と抽出物に含まれるカルジオリピンが反応する補体結合反応である。

② **ガラス板法（VDRL法）**：ガラス板上にカルジオリピンと被検血清を混ぜ，凝集反応の有無を顕微鏡下で判定する。

b．特異的反応　　STSで陽性となった場合の確認試験として用いられている。

① **梅毒トレポネーマ赤血球凝集テスト**（*T. pallidum* hemagglutination test：TPHA）：梅毒トレポネーマの菌体抗原をホルマリン処理して用いる間接赤血球凝集反応で，タンニン酸処理したヒツジ赤血球に吸着させ，被検血清と反応させる。鋭敏度，特異性ともに優れている。

② **梅毒トレポネーマ蛍光抗体吸収テスト**（fluorescent treponemal antibody absorption test：FTA-ABS）：梅毒トレポネーマ菌体と被検血清をスライドグラス上で反応させた後，蛍光抗体で標識したヒトIgG抗体を加える。蛍光を発していれば陽性である。TPHA同様，鋭敏で特異的である。

③ **化学発光免疫測定法**（chemiluminescent immunoassay：CLIA）：IgG抗体とIgM抗体を同時に検出し，高感度 かつ高特異性があり，感染後約3週間で検出できる。

5）治　療

　日本では，経口合成ペニシリン薬（アモキシシリンなど）を長期間（第Ⅰ期で2〜4週間，第Ⅱ期で4〜8週間）投与することが推奨されている。神経梅毒の場合は，ベンジルペニシリンカリウム（点滴）で10〜14日間またはセフトリアキソンを点滴静注で14日間投与する。ペニシリンアレルギーの場合にはミノサイクリンまたはドキシサイクリンを使用する。ペニシリン剤に対する耐性菌の報告はないが，アジスロマイシン耐性梅毒トレポネーマの報告はある。

5.　性器ヘルペス

　性器ヘルペスは外陰部が小水疱ができたりかぶれたようにただれる疾患で，単純ヘルペスウイルス（Herpes simplex virus：HSV）1型または2型の感染あるいは再発により発症する。ヘルペスウイルスは古くから蔓延しているウイルスで，50年ほど前では人口の90％以上が感染するというほど広く分布していた。日本では1987年より厚生労働省による性器ヘルペス観測が開始され，現在のところ感染者報告件数は横ばいではあるが，その数は依然無視できない状況である。また性器ヘルペスの感染報告を年齢別にみると，他の性行為感染症にみられるような性活動が活発な若い世代に感染者が偏っているのではなく，20〜39歳にわたってほぼ同数が報告されている。2016（平成28）年度の性器ヘルペス感染報告数は，男性3,619人，女性5,555人である。

1）単純ヘルペスウイルスの性状

　単純ヘルペスウイルスは10^{-4}mmとウイルスとしては比較的大きいDNAウイルスである。ヘルペスウイルスは神経節に潜伏感染し，時々，再活性化されて他者へ感染するという特有の性質をもっている。1型，2型では，生物学的な性格や熱・化学物質などに対する反応性も異なり，感染する部位で比較すると，1型は眼，口，脳など上半身に感染することが多く，2型は性器などの下半身に感染することが多い。

　しかし，1型感染による性器ヘルペスも存在しており，特に女性においては，それぞれの占める割合に大きな違いはみられない。これは，口腔周辺に感染した1型がオーラルセックスによって性器に感染することが，性器ヘルペスの原因であると考えられている。

2）感染経路

　単純ヘルペスウイルスの感染経路は大きく分けて2通りある。第一は，幼少期に周囲の単純ヘルペスウイルス感染者から唾液などを通じて感染し，口内や口唇，その他上半身に水疱・潰瘍を生じるケースで，発症の有無はあるが，日本人のほとんどの人が感染していると考えられる。2番目の経路は，性行為によって性器に感染するもので，これが性行為感染症として知られる性器ヘルペスである。近年では，単純ヘルペスウイルスに感染せずに成人になる人も増えており，成人してから初感染を受ける例も多くなっている。

　単純ヘルペスウイルスは，薬の服用により病変は治癒するが，一度感染すると神経節に潜伏し，

完全には排除されない。そのため，感染者の体調不良などをきっかけに，時々再活性化する。ヘルペスウイルスが再活性化した場合，必ずしも自覚症状が伴うわけではなく，皮膚などに症状が出ない無症候性の場合もある。このヘルペスウイルスが再活性化されたときに，他者へ伝染させる性質をもつことから，ヘルペスウイルスが含まれた感染者の唾液や性行為から気づかないまま次の相手にうつしてしまうことも多い。

3）性器ヘルペスの病態

単純ヘルペスウイルスは初感染する時期によって，その症状の度合いは大きく異なる。日本人の多くは幼少期に初感染し，症状が軽度であったり，自覚症状を伴わない場合が多い。しかし，成人が初感染した場合には，重症になることが多い。また，性器ヘルペスは，薬の服用により症状は治まるが，体調不良などをきっかけに再発することがある。性器ヘルペスに感染してから1年以内の再発頻度は，単純ヘルペスウイルス1型の場合では平均1回，2型では平均10回程度起こるといわれており，2型の場合は無症候性を含めて再発頻度が高い。

（1）急性型（初感染）

感染してから2〜10日の潜伏期間を経て，外陰部に瘙痒感，灼熱感を感じ始め，全身の倦怠感，所属リンパ節の腫脹，発熱を伴い，その後，急速に陰部や大腿部が水疱やかぶれたような状態になる。特に女性のほうが男性より深刻で，37℃を越える高熱を出すこともあり，強い痛みから歩行や排尿が困難になり，入院が必要となることもある。また，1型に感染した場合のほうが2型に比べ重症となるが，再発頻度は2型に比べ低い。

（2）誘発型（過去に感染していたが無症候性だった場合）

過去に感染し，そのときは無症候性で症状が現れずにヘルペスウイルスが陰性化したが，宿主の免疫低下によって再活性化した場合を急性型と区別して誘発型と呼んでいる。免疫低下の度合いによって症状もさまざまであるが，陰部に小さい潰瘍や水疱が現れる。手術，放射線治療，妊娠などにより免疫低下を起こした場合に発症することが多い。

（3）再発型（過去に患ったことがある場合）

症状は比較的軽く，1週間程度で治ることが多い。症状としては，陰部に小さい潰瘍や水疱が現れる。再発の契機となるのは疲労やストレス，女性の場合，月経などがあげられる。

（4）診　断

水疱や潰瘍病変からウイルス感染細胞を綿棒で採取し，細胞をスライドグラスに塗抹してモノクローナル抗体を用いた蛍光抗体法で検査を行う。この方法を用いると単純ヘルペスウイルスの型も特定でき，簡易な方法である。

血清学的診断は，急性型の場合，発症初期には抗体は検出されず，回復し始めてから抗体が検出される。また，再発型の場合では，治療前と後で抗体価がほとんど変わらないため，ヘルペスの診断に用いる場合には注意を要する。

（5）治　療

初感染の性器ヘルペス治療にはアシクロビルの経口投与（200mg　5回/日　10日間）が適している。反復発症が特に重症で，頻繁である既往の症例では，長期間のアシクロビルの経口投与

（200mg　2～3回/日）で再発を防ぐことができる。しかしながらこの場合，薬剤耐性変異株の出現を招く可能性があるので，薬剤の副作用としての腎機能障害の指標であるクレアチニンクリアランス値の低下のモニターとともにウイルスの薬剤感受性もモニターする必要がある。

6．尖形コンジローマ

　尖形（圭）コンジローマはヒトパピローマウイルス（human papilloma virus：HPV）の性的接触感染によりイボのような症状が発生するウイルス性感染症である。2016（平成28）年度の尖形コンジローマ感染報告数は，男性3,662人，女性2,068人である。

1）ヒトパピローマウイルスの性状

　病原体となるHPVは約8,000塩基対の環状2本鎖DNAを有した10^{-5}mmほどの大きさの小型DNAウイルスで，現在，培養細胞内で増殖できないため，ゲノムDNAの塩基配列の違いによって130種類以上の型に分類されている。尖形コンジローマから検出されるHPVの型は，性器，粘膜に感染するタイプの6，11型が主流になっている。表14－2に感染部位とHPVの型の傾向を示す。

　尖形コンジローマの原因となるHPVの繁殖生態から，長い期間を経て性器癌になる可能性のあることが近年注目を集めている。男性がかかる陰茎の扁平上皮癌の61%にHPV16型が，18%にHPV18型が検出され，女性のかかる子宮頸部の扁平上皮癌から90%以上にHPVが検出され，そのDNAの型は16型が最も多いとされている。また，腺癌からは75%にHPVが検出され，18型が多く検出されている。6，11型に比べ悪性化する要因となる16，18型では，自覚症状に乏しいことが多いため無意識のうちにHPVを広めてしまう可能性があり，また，尖形コンジローマの症例は性器HPV感染症全体の10%ともいわれている。

2）感染経路

　尖形コンジローマの原因となるHPVは培養細胞での増殖に成功していないため，感染経路は断定されていないが，皮膚や粘膜の上皮損傷部位への直接的な接触により侵入し，基底細胞に感染すると考えられている。また，HPVは細胞外では短時間で死滅するため，性行為のような密接な行為で感染すると考えられている。特に男性HPV感染者の場合，精液にHPVが検出されることが多く，精液からセックスパートナーへと感染する可能性も考えられる。

3）尖形コンジローマの病態

　HPV感染後3週間～8か月（平均2.8か月）の潜伏期の後，自覚症状としてイボが感染部位に発症し，中には瘙痒感や性交時に痛み，出血を伴う場合もある。イボの大きさは単発であれば直径1～4mm，高さ2～

表14－2　感染部位の傾向とHPVの型

1．皮膚に感染する型	良性イボ：1，2，4型 皮膚癌になる危険性が高い：5，8，47型
2．口腔粘膜に感染する型	13，32，57，72，73型
3．性器，粘膜に感染する型	6，11型 子宮頸癌になる危険性が高い：16，18，31型

15mm程度で，外観は紅色または褐色で乳頭状，鶏冠状，あるいはカリフラワー状と表現される。接触により出血しやすく，二次感染を伴うとただれ，壊死を起こし悪臭を放つことがある。共通した好発部位は男女とも肛門および周辺部，尿道口であり，男性の場合は，陰茎の亀頭部，冠状溝，包皮内外板，陰嚢，女性の場合は，腟，腟前庭，大小陰唇，子宮口にできることが多い。

4）診　断

　典型的な尖形コンジローマは乳頭状，鶏冠状の特徴的な形態をもつため，視診で十分診断がつくことが多い。また，病巣範囲を確定するために酢酸を塗布し，コルポスコープ（腟拡大鏡）を用いての観察を行う。さらにHPVの型を断定するためには病変部から細胞を採取しDNA判定を行う。

5）治　療

　外科的治療が中心である。直接，イボを取ってしまう外科的療法として，メスで切り取る外科的切除，液体窒素（－190℃）で何回か凍らせてイボを取り除く冷凍療法，電気メスでイボを焼く電気焼灼，レーザー光線でイボを取り除くレーザー蒸散がある。

7.　腟トリコモナス

　腟トリコモナス（*Trichomonas vaginalis*）は原虫類に属する寄生虫である。わが国の成人女性では大体5〜10％，男性では1〜2％感染しているといわれているが，最近は減少傾向である。

1）腟トリコモナスの形態

　この原虫は栄養型のみ存在し，嚢子の時期はない。虫体の大きさは直径10〜15μm，短径6〜12μmで，体の前方に大きな核があり，軸索が縦に走り，後端は体外に突出している（図14－6）。2分裂で分裂する。

2）感染経路と生活史

　性行為感染症の1つであり，性交により栄養型が直接移行する。性経験がない女性や幼児にも感染が認められることがあり，汚染物を介しての感染もありうる。直射日光，乾燥状態であると直ちに破壊される。水中では40分以内に死滅するが，湿ったスポンジ上で数時間，尿中だと24時間以上生存が可能である。

　女性では腟粘膜上に寄生する。尿道やバルトリン腺にも寄生するが，子宮に侵入することはない。男性では尿道や前立腺に寄

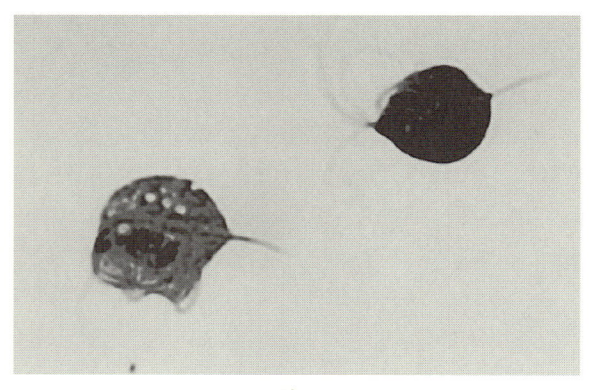

図14－6　腟トリコモナス

生する。

3）腟トリコモナスの病態

　腟内にはデーデルライン桿菌（Döderlein's bacillus）が常在しており，グリコーゲンを栄養源として用い乳酸を産生している。そのため通常は腟内のpHを酸性に保ち，他の細菌の増殖を抑制する環境にある。しかしながら，妊娠，月経時など腟内環境がアルカリ化すると，寄生していた腟トリコモナスが増殖し，大量のグリコーゲンを消費し，デーデルライン桿菌が生存しづらい環境をつくる。その後，さらに腟トリコモナスや他の細菌，真菌が増殖することにより腟炎を引き起こす。

　女性では腟炎が主症状であり，外陰部の痒み，白色の帯下の増量を訴える。混合感染がしばしばみられ，特にカンジダ腟炎との合併症が多い。男性では多くは無症状であるが，時に尿道炎を起こすことが知られている。

4）診　断

　腟の上皮を軽く掻き取って検鏡する。腟分泌液，尿沈渣中からも検出される。男性では尿沈渣，前立腺分泌液中に見出される。いずれも塗抹標本をつくり，ギムザ染色をする。虫体が少数で同定が困難な場合には，市販の浅見培地などを使用し，培養にて虫体を増やし検鏡を行う。腟トリコモナスが存在すれば約72時間で試験管底部に雲状に増殖した虫体を観察できる。

5）治　療

　メトロニダゾール，チニダゾールなど5－ニトロイミダゾール系の薬剤が第一選択薬として用いられる。男性では尿道や前立腺に寄生するが，寄生期間は女性に比べ短い。性的パートナーも同時に治療することが重要である。

8．ケジラミ

　医学上重要なシラミとしては，コロモジラミ，アタマジラミおよびケジラミがある。コロモジラミは体幹と肌着，アタマジラミは頭髪，ケジラミは陰毛に寄生する。これらシラミは宿主特異性が強く，ヒトのみに感染する。性行為感染症と関連するシラミはケジラミ（*Phthirus pubis*）である。

1）ケジラミの形態

　カニのような形をしているのでcrab louse（カニシラミ）ともいわれる。体長は1mm前後で強大な爪をもち（図14－7），毛を渡り歩く。

2）感染経路

　感染は主として性交による。したがって寄生部位は陰毛が主である。産卵は成人では陰毛，腋毛，小児で

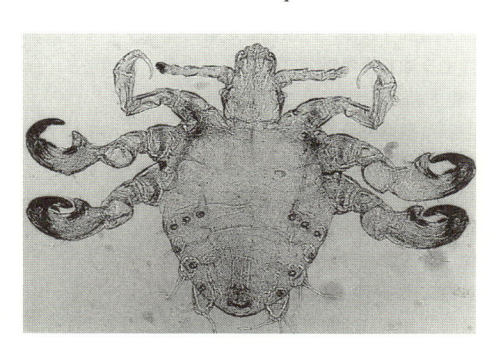

図14－7　ケジラミ

は頭髪，眉毛，まつげの生え際に卵を1個ずつ膠着させる。それぞれの部位で孵化した幼虫は成虫と同様の形態をもっており（不完全変態），頻回吸血（成虫は雌雄とも）しながら発育する。卵から成虫までは約3週間，成虫の寿命は約1か月である。

3）症　状

症状は強い瘙痒感で，患部を掻くことにより毛囊炎，湿疹，膿疱などを起こすことが多い。

4）治　療

治療法は剃毛し，皮膚に密着しているケジラミをピンセットでつまみ出す。剃毛するのは成虫の生活の場を奪い，かつ卵を全部除去するためである。剃毛後，抗菌薬を含んだ軟膏を塗布しておく。また剃毛せずにフェノトリン2gを患部に散布し1時間後洗浄し，これを1日1回，2日おきに3〜4回繰り返す。また，70％アルコールで塗布するのも有効である。

◇**参考文献**
・吉田眞一，柳雄介，吉開泰信編：戸田新細菌学 改訂34版．南山堂，2013
・山西弘一，平松啓一編：標準微生物学　第8版．医学書院，2002
・林英生，岩本愛吉，神谷茂，高橋秀実監訳：ブラック微生物学．丸善，2003
・高橋甫，斉藤日向，手塚泰彦ほか訳：スタニエ微生物生物学．培風館，1997
・東匡伸，小熊恵二編：シンプル微生物学．南江堂，2000
・White DO, Fenner FJ 著／北村敬訳：医学ウイルス学 第4版．近代出版，1998
・吉田幸雄，有園直樹：図説人体寄生虫学 第9版．南山堂，2016
・吉田幸雄，有園直樹：医動物学 第6版．南山堂，2013
・伊藤洋一，山口昇，内田明彦：医療技術者のための医動物学．講談社サイエンティフィク，1995
・JP-HEALTH.COM，http://www.jp-health.com/

第15章 院内感染症

病院に入院・治療中の患者が院内で感染症に罹患した場合，院内感染症（nosocomial infection）と呼称される。免疫力が低下している患者に生じやすく，日和見感染症の形態をとって広がることもある。院内感染症は増加しているが，背景には抗菌薬の乱用による耐性菌の出現がある。院内感染症の原因となる病原微生物は多数存在する。特に頻度が高く重要な病原体は，メチシリン耐性黄色ブドウ球菌（MRSA）や緑膿菌（*Pseudomonas aeruginosa*）である[1,2]。近年，MRSA感染症の治療に用いられるバンコマイシンの多用により，バンコマイシン耐性腸球菌（VRE）が新たな院内感染の原因菌として注目されている。

1. メチシリン耐性黄色ブドウ球菌（MRSA）

1）概　念

MRSAはメチシリン耐性黄色ブドウ球菌（methicillin-resistant *Staphylococcus aureus*）の英語名の略号であり，抗ペニシリナーゼペニシリンのメチシリンに対し耐性を示す黄色ブドウ球菌である。現在，MRSAは新たな耐性機構を獲得し，メチシリンのみでなく多くの抗菌薬に耐性を示す院内感染症の代表的原因である[1,2]。感染症法の分類で五類感染症の定点把握の感染症に指定されている。

2）病原菌

ブドウ球菌はグラム染色により，球菌がブドウの房のように集まって染色されるグラム陽性球菌である。ブドウ球菌にはコアグラーゼ陽性と陰性の菌が存在し（表15−1），病原性が強い黄色ブドウ球菌はコアグラーゼ陽性ブドウ球菌である。黄色ブドウ球菌は，各種の菌体外毒素を産生し，食中毒や毒素性ショック症候群（toxic shock syndrome）の原因となることもある。

ペニシリンなどのβ-ラクタム系抗菌薬は酵素タンパクのペニシリン結合タンパク（penicillin binding protein：PBP）に結合して細菌の細胞膜合成を阻害する。PBPにはPBP−1，PBP−2，PBP−3，PBP−4があるが，MRSAは染色体上に*mecA*遺伝子をもち，PBP−2に代わるPBP−2′（PBP−2プライム）という代替酵素タンパクを産生する。メチシリンはPBP−2′に結合できないため耐性となる。黄色ブ

表15−1　ブドウ球菌の種類

病　期	臨床所見
コアグラーゼ陽性ブドウ球菌	*Staphylococcus aureus*（黄色ブドウ球菌）など
コアグラーゼ陰性ブドウ球菌	*Staphylococcus epidermidis*（表皮ブドウ球菌） *Staphylococcus saprophyticus* *Staphylococcus haemolyticus*　など

ドウ球菌に対し，オキサシリンの最小発育阻止濃度（minimum inhibitory concentration：MIC）が4 μg/ml以上もしくはセフォキシチンのMICが8 μg/ml以上をMRSAとする。

3）MRSA感染症

菌の検出が必ずしもその微生物による感染症ではない。MRSAによる感染症と診断するためには検査材料における検出菌量の多さと，顕微鏡を用いた観察で好中球によ

表15-2　MRSA感染症のリスク要因

長期入院患者
感染症に対する複数回の抗菌薬使用
寝たきり高齢者
基礎疾患に悪性疾患合併，糖尿病のある 易感染性宿主
手術後患者
静脈内カテーテル留置
人工呼吸中の患者

るグラム陽性菌の貪食像の有無が重要になる。MRSA感染症は免疫機能の低下した易感染性宿主（コンプロマイズドホストcompromised host）に生じやすく，長期・複数回の抗菌薬投与が原因となることが多い（表15-2）。一般的に長期間の抗菌薬使用は感受性菌から耐性菌への菌交代現象を引き起こす。

（1）MRSA肺炎，肺膿瘍

高齢者，担癌患者など易感染性宿主に気管支肺炎として生じることが多い。膿瘍形成することもある。症状は通常の肺炎と同様に発熱，咳，痰を認める。診断は胸部X線写真を含めた画像診断，喀痰培養が重要である。

（2）MRSA敗血症

血中に細菌が侵入し，重篤な臨床症状を呈する状態である。MRSA敗血症は他の感染症に続発したり，長期間留置された中心静脈栄養カテーテル，膀胱カテーテルのような医療処置に由来したりすることも多い。症例として，MRSA敗血症は易感染性宿主のほか，高齢者と低出生体重児に多い。敗血症に続発して血行散布性多発性肺膿瘍を合併することもある。血液培養によりMRSAを確認したら，適切かつ速やかな治療が必要である。

（3）MRSA骨髄炎，関節炎

急性骨髄炎は，大多数が他部位感染症からの血行性感染である。化膿性関節炎は骨髄炎に関連したものと，副腎皮質ホルモン製剤（ステロイド薬）の関節内注入時に医原性感染したものが多い。発熱，疾患部の腫脹，疼痛，発赤の症状が認められる。

（4）MRSA褥瘡

褥瘡は体動の衰えた患者が長期間病床にある場合に，皮膚に一定の圧迫が加わり続けると生じることが知られている。高齢者に院内感染症としてMRSA感染が合併することがある。褥瘡が進行し潰瘍形成すると菌が血管内に侵入し，敗血症を起こしやすい。褥瘡の壊死組織に全身投与した抗菌薬は移行し難く，体位変換，切開排膿，壊死組織除去，局所消毒が必要である。

（5）MRSA腸炎

MRSA腸炎は消化管手術後の抗菌薬投与中に院内感染症として発生することがある。患者の下痢便からMRSAを確認することで診断される。鑑別診断として偽膜性腸炎がある。

4）MRSA 院内感染症対策と治療

（1）治療に関して注意すべき留意点

　MRSA 感染症の患者は隔離する必要がある。MRSA は院内感染の主な原因菌であり，医師，看護師を含めた医療従事者から媒介される可能性も高く，手洗いの励行と MRSA 感染者に医療処置をする際には防護用ガウン，使い捨て手袋使用，マスク着用が重要である[1]。

　検体の菌培養で少量の MRSA が認められた場合，菌定着状態（コロニゼーション colonization）なのか治療すべき感染症かを区別する必要がある。MRSA 陽性のみで MRSA 感染症と安易に診断し治療を行うべきではない。バンコマイシン，テイコプラニン，アルベカシンの乱用は新たな耐性菌の出現につながる。単なる MRSA 保菌者に対しては注意深く観察するか，例外として，鼻腔内に限局していれば鼻腔内 MRSA 除菌用のムピロシン軟膏を使用する。

（2）抗菌薬投与

　免疫低下患者，術後患者，寝たきり患者に対して不用意な抗菌薬投与は避けるべきである。MRSA は多くの抗菌薬に対して耐性を獲得しており，有効に治療するためには菌培養し，どの抗菌薬に対して感受性があるかを確認する必要がある。日本で MRSA 感染症治療用に用いられている注射用抗菌薬は，グリコペプチド系のバンコマイシン，テイコプラニンとアミノグリコシド系のアルベカシン，オキサゾリジノン系のリネゾリドと環状リポペプチド系のダプトマイシンである。骨髄炎・化膿性関節炎に対しては長期間投与すべきである。MRSA 腸炎に対してバンコマイシン経口剤が用いられる。

2. 薬剤耐性緑膿菌（MDRP）

1）概　念

　緑膿菌は自然界に広く分布し，湿潤した環境から分離されることがある。緑膿菌によって健常人が感染症を生じることは，まれである。市中感染症の原因菌としてよりも，易感染性宿主に対する日和見感染の原因菌の 1 つとして注意が必要である[1, 2]。

2）病原菌

　緑膿菌は，ブドウ糖非発酵グラム陰性桿菌である。各種抗菌薬に耐性を示す薬剤耐性緑膿菌（multi drug-resistant *Pseudomonas aeruginosa*：MDRP）が院内感染症において大きな問題になっている。MDRP とは，緑膿菌に対して有効なフルオロキノロン系抗菌薬，カルバペネム系抗菌薬，アミノグリコシド系抗菌薬の 3 系統に耐性を獲得した緑膿菌である。多剤耐性緑膿菌と記載されることもある。感染症法の分類で五類感染症の定点把握の感染症に指定されている。MDRP は院内感染症対策において，最も重要視すべき耐性菌の 1 つとされている[1]。

3）MDRP院内感染症対策と治療

　薬剤耐性のない緑膿菌およびMDRPともに，院内感染症の重要な原因菌である。特にMDRPは手術後や熱傷治療中の易感染性宿主や長期人工呼吸，膀胱カテーテル留置，血管内カテーテル留置などの医療行為や長期に抗菌薬を投与されている患者に，肺炎や尿路感染症などの院内感染症として認めることがある。感染症対策として，手洗いによる手指衛生・消毒の徹底などの標準予防策に加えて，患者に医療行為をする際に，防護用ガウン，使い捨て手袋使用，マスク着用による接触感染予防が必要である。MDRP感染が広がるのを防ぐため，保菌している患者は原則として個室隔離する。MDRPを尿あるいは便に認めるときには，トイレを介して広がる可能性に留意する。

　MDRPは，ほとんどの抗菌薬に対して耐性を示す。その中でも比較的MICの低い抗菌薬を組み合わせて投与する併用療法が臨床的に行われている。最近になり，ポリペプチド系抗菌薬のコリスチンメタンスルホン酸ナトリウムが使用できるようになった。

3. バンコマイシン耐性腸球菌（VRE）

1）概　念

　MRSA感染症による院内感染が増加するにつれ，MRSAに効果の高いバンコマイシンの使用量が増加した。欧米において，1980年代後半より，バンコマイシンに耐性をもったバンコマイシン耐性腸球菌（vancomycin-resistant *Enterococci*：VRE）が出現し，重症院内感染症を引き起こしている。感染症法の分類で五類感染症の全数把握する感染症（すべての症例を届け出る）に指定されている。今後，日本でもVREが院内感染症に関して重要な問題になると予測される。

2）病原菌

　グラム陽性球菌の腸球菌は，人間の腸内，外生殖器に常在する一般的な細菌である。バンコマイシンに耐性を獲得した腸球菌であるVREの出現は，欧米でバンコマイシンの使用歴が長く，MRSA以外の細菌感染症にも多量に用いられたことが原因とされる。また世界の多くの国で，バンコマイシンに化学構造がよく似た抗菌薬アボパルシンを家畜飼料に混ぜて使用した結果，家畜の腸内においてVREが選択的に増加し，ヒトに広がったこともVRE出現の原因と考えられている[3]。

　腸球菌のグリコペプチド系抗菌薬耐性においては，複数の耐性型が存在し，対応する遺伝子は*vanA*，*vanB*，*vanC*などである。耐性腸球菌の種類は*Enterococcus faecium*，*E. faecalis*が多い。*vanA*遺伝子をもつVREの多くはバンコマイシン，ペニシリン系，アミノグリコシド系に高度耐性である。日本において，VREが検出された入院患者などの報告数はまだ多くはないが，将来的にVREが院内外の環境の広範な汚染や院内感染症などを引き起こす危険性は高く，VREの早期検出と拡散防止対策などにいっそう注意を払うべきである[3, 4]。

3）VRE感染症

　VREは1986年にヨーロッパで最初に分離されて以来，欧米で重要な院内感染症の１つとなっている[4]。健康な人間の腸内にVREが存在しても病原性が比較的弱いため，症状を呈する感染症を起こすことは少ないとされる。しかし，入院患者の中で癌，白血病，火傷などの重篤な基礎疾患を有していたり，外科手術後，臓器移植後などの免疫力が低下した易感染性宿主にVREが感染し敗血症や腹膜炎のような重症の感染症を生じたりすると，VREはほとんどすべての使用可能な抗菌薬に耐性を獲得しているため治療が奏効せず死亡することがある。

　日本においてもVREが輸入鶏肉の一部から検出されている。VREは70℃加熱で死滅するため，鶏肉の十分な加熱調理に注意する。VREはMRSAと比べて病原性は弱いが，腸管に定着しやすく保菌者の便に持続的に排泄され，患者間で伝播しやすい。欧米の集中治療室でVREによる重篤な院内感染症が問題になっているため，抗菌薬を多用している患者に対してスクリーニング的に便からのVREの確認が必要との報告もある。

4）VRE院内感染症対策と治療

（1）治療に関して注意すべき留意点

　米国の報告によるとVREはICUなどの集中治療室で拡散し，その後，医療スタッフ，汚染された医療器具により患者から患者，医療従事者から患者などの感染経路を介して院内感染症として広がる。

　VREが確認されたら，可及的速やかに患者を隔離しなければならない。保菌者を隔離し，慎重に経過観察する。VREによる院内感染症の大発生を阻止できるかどうかは初動の感染症対策が重要である。VREは伝播力が強いため医師，看護師は手洗いに加えて防護用ガウン，使い捨て手袋使用，マスク着用の厳重な感染予防策をとる。VREが確認されたら同室の患者の便培養を行い院内感染の有無を確認する必要がある[3]。

（2）抗菌薬投与

　VREはテイコプラニン，アルベカシンに対しても耐性である。現在，オキサゾリジノン系のリネゾリド，ストレプトグラミン系のキヌプリスチン・ダルホプリスチン合剤がVREに対して使用可能な抗菌薬である。

■引用文献

1）日本呼吸器学会呼吸器感染症に関するガイドライン作成委員会：成人院内肺炎診療ガイドライン．杏林舎，2008
2）日本呼吸器学会成人肺炎診療ガイドライン2017作成委員会：成人肺炎診療ガイドライン2017．メディカルレビュー社，2017
3）国立感染症研究所・感染症情報センター：http://idsc.nih.go.jp/disease/vre/index.html
4）Leclercq R, et al：Plasmid－mediated resistance to vancomycin and teicoplanin in *Enterococcus faecium*. N Engl J Med 1988；319（3）：157-161

第16章 新興感染症・再興感染症

新興・再興感染症とは，新たに出現，あるいは一度撲滅しかけたが近年再び出現してきた感染症をいう。国内における腸管出血性大腸菌による集団感染，ウシ海綿状脳症（BSE），そして鳥インフルエンザ，重症急性呼吸器症候群（SARS）の発生はわれわれに感染症の脅威を再認識させた。また，世界には中東呼吸器症候群（MERS），エボラ出血熱，そしてAIDSといった致死率の高い感染症が蔓延している地域が存在する。現在の日本と諸外国の交流を考えれば，海外で発生した感染症がいつ日本に入ってきて，集団発生しても不思議ではない状況にある。

1. 重症急性呼吸器症候群（SARS）と中東呼吸器症候群（MERS）

コロナウイルスは1960年代に発見された，通常，風邪症候群などの軽度の上気道感染症を起こすウイルスである。このウイルスはまたペットやコウモリなどの広範囲の動物にも感染し，保持されることも知られている。ヒトへはこれらの動物から感染する可能性があり，人獣共通感染症を起こすことがある。近年，コロナウイルスの中から，きわめて重篤な呼吸器感染を起こすものが続けて報告された。その例として急性呼吸器症候群（SARS）と中東呼吸器症候群（MERS）を紹介する（図16－1）。

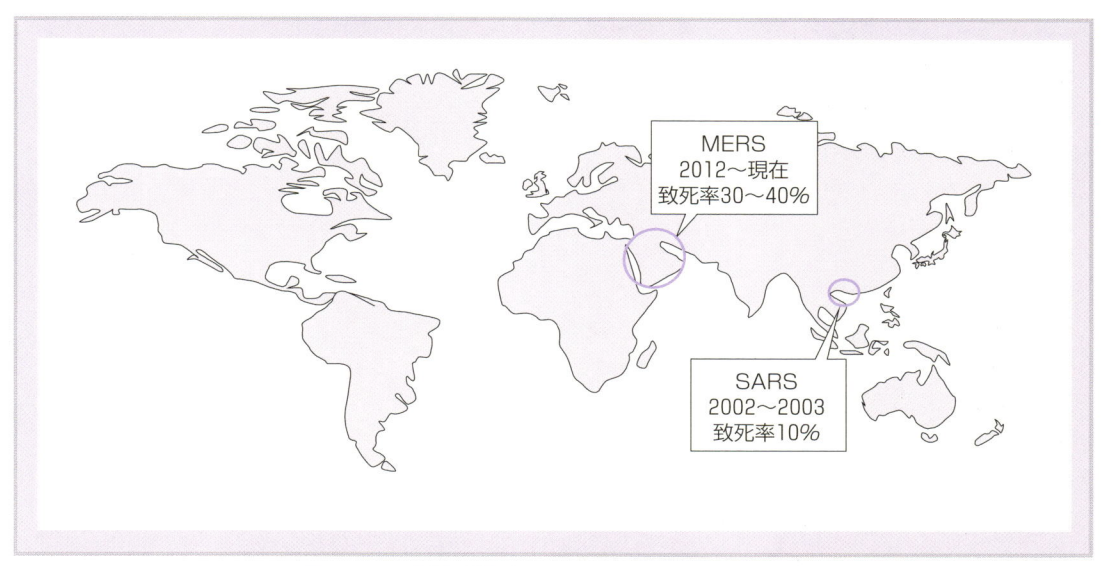

図16－1　新興感染症SARSとMERSの発生地域

A. 重症急性呼吸器症候群（SARS）

1）疫　学

　2002年11月中国広東省において原因不明の非定型肺炎が流行し，305人の患者と5人の死亡が報告された。WHOは2003年3月中国広東省，香港，ベトナムで原因不明の肺炎が流行していることを受け，このなぞの疾病を重症急性呼吸器症候群（severe acute respiratory syndrome：SARS）と名づけ，「世界的な健康上の脅威」であると宣言した。この新興感染症の原因ウイルスは2003年4月SARSコロナウイルス（SARS-CoV：以下SARSウイルス）と決定された。SARSの大きな特徴は航空機による患者の移動によって広範囲に拡散されたことと，多くの国で院内感染による感染拡大が起こったということである。わが国でも国をあげての対策がとられ，2003年指定感染症となり，2007年には二類感染症に変更された。2004年WHOより終息宣言が出され，その後の報告はない。

2）病態と定義

（1）感染経路

　SARSは患者の唾液や体液などの飛沫を浴びたり（飛沫感染），触れること（接触感染）により感染し，医療従事者などにおける院内感染や家族内感染として流行した。空気感染の可能性は少ないと考えられている。症状のないヒトからの感染の可能性はきわめて少ない。中国においては野生動物（ハクビシン，タヌキ，イタチ，アナグマ）からSARSウイルスに類似したウイルスが分離されている。

（2）定義と頻度

　コロナウイルスは動物やヒトに感染して風邪症状を起こす代表的ウイルスであるが，SARSウイルスは従来のものと異なる新種のコロナウイルスである。患者はほとんどが成人であり小児は少ない。2002〜3年の流行ではアジア，北米を中心に8,000人以上の患者発生があり，致死率は9.6％と高く，医療従事者の感染者数は21％に達しており，流行の中心は院内感染であった（表16－1）[1]。

3）診　断

（1）症　状

　潜伏期は2〜10日（平均5日）で症状発現前のヒトからの感染は報告されていない。発熱，全身倦怠感，筋肉痛，頭痛，悪寒などインフルエンザ様症状で発症し，疾患特異的症状はない。乾性咳，呼吸困難，下痢は発症から2週目に増強する。重症

表16－1　SARSの国別報告数のまとめ[1]
（2002年11月1日〜2003年7月31日）

地　域	累積報告数 （人）	死亡者数 （人）	致死率 （%）	医療従事者 の感染数(%)
中　国	5,327	349	7	1,002（19）
香　港	1,755	299	17	386（22）
台　湾	346	37	11	68（20）
ベトナム	63	5	8	36（57）
シンガポール	238	33	14	97（41）
カナダ	251	43	17	109（43）
米　国	29	0	0	0（0）
その他	89	8	9	9（10）
計	8,098	774	9.6	1,707（21）

出典：WHO "Summary of probable SARS cases with onset of illness from 1 November 2002 to 31 July 2003"（2003年9月26日改訂）より改変

例では急速に呼吸窮迫症候群に進行し，約20％は集中治療を要する。致死率は加齢により増加する。

（2）検査所見

呼吸器症状が出現する前に，初期の胸部X線所見がみられる。典型例では両側末梢側に浸潤影が出現し，多発病変，スリガラス様病変に進行する。血液・生化学検査ではSARSに特異的所見はないが，リンパ球減少が最も多くみられ，血小板減少，活性化部分トロンボプラスチン時間（aPTT）延長もみられる。LDHはしばしば上昇し，CPKはまれに増加する。検査上SARSウイルスの培養，PCR法によるDNA診断，血清抗体価のいずれかが陽性の場合SARSと診断される。

（3）治療と予防

現在のところ有効な治療法は確立されておらず，対症療法が基本である。ワクチンが最も有用と考えられ，研究・開発が進められている。濃厚な接触と飛沫感染が主な感染経路であり，手洗い，手袋，マスク，ゴーグル，ガウンなど，標準予防策および飛沫感染予防策を行う。疑い患者を早期に選別し，感染拡大を防ぐことが最も重要である。SARSウイルスは，熱（熱湯：80℃，10分），消毒用アルコール（80％消毒用エタノール，速乾性皮膚消毒薬など），次亜塩素酸ナトリウム（0.05％漂白剤など），過酢酸，グルタラール，ヨード系消毒薬（ヨードホールなど）で消毒可能である。

B．中東呼吸器症候群（MERS）

1）疫　学

2012年9月，新興感染症モニタリングのために科学者組織により運営されているメーリングリスト（ProMED）に，サウジアラビアで同年6月に重症呼吸器感染症と腎不全で死亡した男性患者から新種のコロナウイルスが発見されたとの情報が掲載された。ちょうどその頃，英国のロンドンの病院でサウジアラビアに渡航歴のある男性が，重症呼吸器感染症と腎不全で集中治療を受けていた。原因微生物の検索を行っていた英国健康保護局は，ProMEDの情報をもとに，この患者から同様の新種のコロナウイルスを検出した。このことから，サウジアラビアへの滞在に関連する新たな呼吸器感染症の存在が明らかになり，中東呼吸器症候群（Middle East respiratory syndrome：MERS）と命名された。原因であるMERSコロナウイルス（MERS-CoV：以下MERSウイルス）は，コロナウイルス属には属するが，風邪症候群を起こすコロナウイルスともSARSウイルスとも異なる，新種のコロナウイルスである。

MERS患者はサウジアラビア，アラブ首長国連邦，カタール，オマーン，クウェート，イエメンなどのアラビア半島諸国で報告されている（表16−2）。近年の航空網の発達に伴い，これらアラビア半島諸国で感染した患者が，自国に帰国後に発症する（輸入症例）ことも知られている。また輸入症例を発端として，国内で感染拡大が起こった国もある。中でも2015年韓国では186人（1人は中国で診断）が感染する，最大のアウトブレイクが起こった。わが国ではこれまでに報告はないが，アラビア半島諸国での発症は続いていることから，輸入症例を早期に発見し，国内での感染拡大を防ぐための警戒が続いている。

表16−2　MERS確定患者数のまとめ[2]（2012〜2017年7月）

国	確定患者数	国	確定患者数	国	確定患者数
サウジアラビア	1,672	ドイツ	3	バーレーン	1
韓国	185	タイ	3	中国	1
アラブ首長国連邦	83	チュニジア	3	エジプト	1
ヨルダン	28	アルジェリア	2	ギリシャ	1
カタール	19	オーストリア	2	イタリア	1
オマーン	8	フランス	2	マレーシア	1
イラン	6	レバノン	2	オランダ	2
クウェート	4	フィリピン	2	トルコ	1
イギリス	4	米国	2	イエメン	1
計					2,040

出典：WHO "MERS-CoV global summary and assessment of risk" 21 July 2017 より改変

2）病態と定義

（1）感染経路

　ヒトコブラクダがMERSウイルスの主な宿主であると考えられている。アラビア半島にいるヒトコブラクダのほとんどがMERSウイルスに感染歴がある。MERSウイルスはヒトコブラクダへは風邪症候群のような軽微な上気道感染症を起こすと考えられる。ヒトへは感染したラクダへの騎乗，生もしくは加熱不十分な乳，肉などの摂取により感染する。

　感染した患者からのヒト-ヒト感染がもう1つの感染経路である。ウイルスはMERS患者の痰などとともに体外に排出され，家族間，医療機関内での感染の原因となりうる。

（2）定義と頻度

　MERSは，基本的には，アラビア半島においてヒトコブラクダなどの接触歴がある者，あるいはMERS患者との接触歴がある者に発症している。したがって，これらのリスク因子がある者の中で急性呼吸器症状を示す者を疑似症と扱い，最終的にはMERSウイルスの検出をもって確定患者とする。MERS患者は2018年1月までに2,143人にのぼり，うち少なくとも750人が死亡している。

3）診　断

（1）症　状

　2〜14日（平均5日）の潜伏期の後，典型的には38℃以上の発熱，咳，悪寒，筋肉痛・関節痛が始まり，やがて急速に進行する両側肺炎により，呼吸困難が進行し，集中治療室での人工呼吸器管理が必要となる。また，嘔吐，下痢などの消化器症状や，急性腎不全を合併することもある。このような重症例以外に，無症状患者や，軽症例も存在する。MERSウイルスは，痰などの下気道検体より排泄されるが，症状発現後〜3週間程度はウイルス排泄が続くことが明らかになっている。またウイルス排泄量と，症状の重症度に相関があり，発症前や無症状の患者には感染性はないとされている。

（2）検査所見

　X線やCTなどの胸部画像検査では，両側の肺底部に優位なスリガラス様陰影を呈する。血液検査では，リンパ球減少を伴う白血球減少や血小板減少を認める。AST，ALT上昇などの肝臓機能異常を認めることもある。

（3）治療と予防

　現在のところ，有効な治療方法は知られていないため，対症療法が基本となる。

　一般のアラビア半島諸国への旅行者は，ラクダとの接触を避けるとともに，頻回の手洗い，呼吸器症状のある患者への無防備な接触は避けるべきである。病院内においては標準予防策に接触予防策，ゴーグル着用の追加が勧められ，MERS確定の入院患者を治療する場合には，これに加えて空気予防策の追加も勧められている。MERSウイルスはアルコールに感受性があるため，手指衛生にはアルコール擦式手指消毒薬，医療器具やリネンには80℃10分間の熱水または次亜塩素酸ナトリウム（1,000ppm）が有効であるとされている。

2．　多剤耐性結核菌

1）結核の疫学

　第二次世界大戦後，結核は生活の向上や結核対策の徹底などにより急速に減少し，「過去の病気」として関心が薄れていた。しかしながら1997年には前年より新規登録患者数，罹患率ともに増加する事態となり，旧厚生省は結核を再興感染症と位置づけ，1999年には結核緊急事態宣言が出された。その後2000年より再び減少に転じており，2016年の新規登録患者数は17,625人，罹患率（人口10万対）は13.9人である。多剤耐性結核菌は米国においてAIDS患者に関連して致死的な経過をとる感染症原因菌の1つとして認識が高まった。わが国の多剤耐性結核菌の頻度は，抗結核薬による治療歴のない患者と治療歴のある患者とで大きく異なる。2007年度の多剤耐性結核菌の頻度は初回治療の場合0.4％（9例/2,097例），既治療の場合4.1％（8例/195例）であり[3]，初回治療の場合問題となることは少ない。多剤耐性結核菌は，社会状況の変化により今後の増加が危惧されている。結核の治療が通常比較的容易であるのに比べ，多剤耐性結核菌の場合，治療上困難が予想される。

2）病態と定義

（1）結核の感染経路

　結核の感染は，結核患者が咳をしたときなどに空気中に飛び散った結核菌を吸入することによる空気感染（飛沫核感染）により生じる。感染者の約10％が発症する。感染防止のため，排菌が疑われる患者は陰圧個室などへの隔離が必要となる。患者に接する場合はN95マスクなど空気感染を予防できるマスクを使用する。食事に用いられた容器などを介して接触感染することはない。

（2）定　義

　多剤耐性結核菌の定義は抗結核薬のうち少なくともイソニアジド(INH)，リファンピシン(RFP)の両剤を含む2剤以上に耐性の結核菌である。本菌による感染症を多剤耐性結核と呼ぶ。耐性判定

の薬剤濃度はINH 0.2 μg/ml，RFP 40 μg/ml，ストレプトマイシン（SM）10 μg/ml，エタンブトール（EB）2.5 μg/ml などで，酸性環境でのみ有効性のあるピラジナミド（PZA）は酸性の液体培地を用いた感受性試験か，ピラジナミダーゼ試験で行う[4]（表16－3）。

表16－3　薬剤感受性試験

抗結核薬	略　号	試験濃度（μg/ml）
イソニアジド	INH	0.2, 1
リファンピシン	RFP	40
ピラジナミド	PZA	1,000, 3,000
ストレプトマイシン	SM	10
エタンブトール	EB	2.5
カナマイシン	KM	20
カプレオマイシン	CPM	20
エンビオマイシン	EVM	20
エチオナミド	TH	20
サイクロセリン	CS	30
パラアミノサリチル酸	PAS	0.5
レボフロキサシン	LVFX	1

＊：ピラジナミダーゼ試験で感受性を判定される場合もある。

3）診　断

（1）症　状

　自覚症状は長引く咳嗽や喀痰，喀血および血痰，全身倦怠感，体重減少，呼吸困難，食欲低下，微熱，寝汗などである。無症状で健康診断にて発見されることも多い。症状から多剤耐性結核と通常の結核を鑑別することは困難であり，薬剤感受性試験は必須である。多剤耐性結核の患者背景としては，治療歴があって抗結核薬の服用が自己中断や副作用などにより不規則であった場合や抗結核薬が誤って単独投与された場合などが考えられる。多剤耐性結核菌による集団感染の報告もある。

（2）検査所見

　胸部X線所見では，両側肺尖部，上葉後区，下葉上区が好発部位である。浸潤影・結節影・粒状影など多彩な陰影をとるが，空洞影や主病巣の周囲に散布性陰影を呈することが特徴である（図16－1）。喀痰，胃液などの検体の塗抹染色，培養検査を行い，薄層免疫クロマトグラフィー法などにより同定を行う。培養には液体培地が用いられることが増えたが，これを用いても陽性検出に2週間はかかるため，PCR法，LAMP法などの核酸検査が迅速診断に利用される。薬剤感受性試験は培養後実施されるため，さらに時間がかかる。血液検査では赤沈が亢進するが，一般に白血球

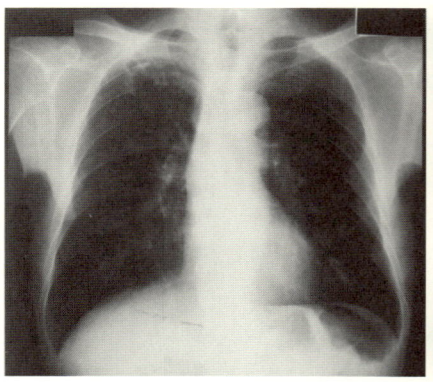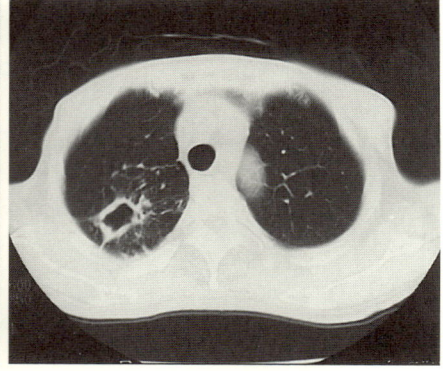

図16－1　多剤耐性肺結核患者の胸部X線写真（左）とCT（右）

右上葉に空洞陰影と周囲の散布性陰影を認める。この症例は最終的には右肺全摘術を行い軽快した。

数，CRPなどの変化は軽度である。

4）治　療

　結核の初回標準治療法はINH，RFP，PZA，SM（あるいはEB）を組み合わせた多剤併用療法である。耐性結核菌の場合は薬剤感受性に基づいて感受性のある抗結核薬を最低でも3剤（可能なら4〜5剤）併用して治療を行う。多剤耐性結核の治療は多剤耐性患者用病室を備え，DOTS（directly obserbved treatment system）を実施し，外科治療も可能な専門施設で行うことが望まれる。治療薬を変更する場合は一挙に複数の有効薬剤に変更する。多剤耐性結核は菌陰性化が得られても空洞が残存した場合には再排菌の可能性が高く，手術可能であれば外科療法が勧められる[5]。

3．溶血性尿毒症症候群（HUS）－O157，腸管出血性大腸菌－

1）概念，定義

　大腸菌はグラム陰性の嫌気性桿菌で腸内常在菌であるが，特定の菌株ではヒトに対する病原性をもち下痢原性大腸菌と呼ばれている。中でも腸管出血性大腸菌感染は，1990年に幼稚園で集団発生があり注目されるようになった。本菌による感染症では出血性大腸炎の重症化はもちろんのこと，合併する溶血性尿毒症症候群（hemolytic uremic syndrome：HUS）や脳症が問題となる。

2）分　類

　下痢原性大腸菌は，毒素産生，組織への付着様式の違いから主に4種類の病原型タイプに分類される（表16-4）。特に腸管出血性大腸菌（enterohemorrhagic *Escherichia coli*：EHEC）は産生する病原毒素がベロ毒素（verocytotoxin：VT）であることよりベロ毒素産生性大腸菌（verocytotoxin-producing *E.coli*：VTEC）とも呼ばれる。他の腸内細菌科と同様に大腸菌もリポ多糖（O抗原），べん毛（H抗原），莢膜（K抗原）の3種類の抗原性の違いにより多数の血清型に分類されている。血清型は病原型との相関が認められており，EHECの約7割をO157が占めている。しかしながら，病原型を規定しているのは，あくまでも細菌がもつ毒素であることに注意が必要である。このため，感染症法ではベロ毒素を産生する腸管出血性大腸菌を三類感染症に分類しているが血清型にかかわらず毒素の検出が必須である。毒素を産生する菌を検出した場合は保健所に届け出の義務があり，特定の職業の患者には就業制限がある。

　HUSは主にベロ毒素によって惹起される血栓性微小血管障害で，破砕状赤血球を伴う溶血性貧血，血小板減少症，急性腎不全の3主徴をもって診断する[6]。3主徴の揃う完全型HUSと3主徴の揃わない不完全型HUSがある。

3）病　因

（1）感染源

　感染源は多岐にわたるが，牛肉に関

表16-4　主な下痢原性大腸菌

腸管病原性大腸菌	enteropathogenic *E. coli*（EPEC）
腸管組織侵入性大腸菌	enteroinvasive *E. coli*（EIEC）
腸管毒素原性大腸菌	enterotoxigenic *E. coli*（ETEC）
腸管出血性大腸菌	enterohemorrhagic *E. coli*（EHEC）

連したものが多い。EHECはウシやヒツジの腸管内に存在するが，ウシやヒツジには病原性を示さない。EHECは熱に弱く70℃での加熱で死滅するが，低温には強く長時間生存可能である。また，少量の菌数で感染し約1,000個の細菌数で下痢が発症し，O157ではさらに感染性が強く約50〜100個で下痢を発症する。これらの特徴より加熱不十分の肉，生レバー，ユッケのほか，ウシの糞に二次的に汚染された食材（未殺菌乳，生野菜）や井戸水，プールの水などが感染源となる。

（2）疫　学

EHECによる下痢症は年間を通じて発生するが，5〜9月に多発する。患者は1〜5歳までの幼児に多く，10歳未満で約4割を占める。1996年には学校給食をはじめとする集団発生により患者数1万人以上，死者13人が報告されるに至った[7]。以後わが国では年間約4,000人程度の感染患者が発生していたが，2011年の焼肉チェーンでの集団感染ではHUSの頻度，死亡者数とも多かったことから，同年〜2012年にかけて生食用食肉の規格基準の改正や，牛生レバー提供の禁止が行われた。三類感染症としての近年の届け出症例数は，2016年3,641人，2017年3,890人である。

（3）細胞障害機序

EHECによる臓器障害の主因はVTである。VTは細胞内に取り込まれタンパク合成を阻害して細胞毒性を示す。

4）病　態

（1）下痢症

潜伏期は2〜7日。微熱や倦怠感などの感冒様症状に続き，悪心・嘔吐，下痢，腹痛などの消化器症状を認める。腹痛は著しく，下痢の回数も多い（1日10回以上）。約半数で血便を認めるが，血液成分の多いのが特徴とされ7〜14日続く。発熱は38℃以下にとどまることが多い。重症化し腸穿孔，腸狭窄，直腸脱，腸重積をきたすことがある。

（2）溶血性尿毒症症候群（HUS）

下痢あるいは発熱出現後4〜10日後に破砕状赤血球を伴う溶血性貧血，血小板減少症，急性腎不全を発症する[8]。HUSを疑う症候として乏尿，浮腫，出血斑，頭痛，血尿，タンパク尿などがある。感染者の1〜10%にHUSが発症するが，低年齢ほど発症率が高い。

（3）中枢神経症状

HUS患者の30〜40%に意識状態の低下，昏睡，四肢麻痺，痙攣，まれに失語，幻覚，中枢性視力障害などの中枢神経症状がみられる。発症早期に意識障害，痙攣重積などを呈する症例があり，きわめて重症である。

5）診　断

発症後早期であれば便からの菌の検出は容易であるが，すでに抗菌薬が投与されている場合には血清中のO157抗体価の上昇をもって診断する。

破砕状赤血球を伴うヘモグロビン（Hb）10g/dl以下の貧血，血小板数10万/μl以下の血小板減少症，血清クレアチニン濃度が，年齢別基準値の97.5%値以上で，各個人の健常時の1.5倍以上の急性腎不全を認めたらHUSと診断する。

6）治　療

　感染初期にホスミシン，カナマイシンなどの抗菌薬を投与すると大腸菌の増殖を阻止して重篤な合併症の発症を抑える可能性があるが，抗菌薬の投与に関しては一定の見解は得られていない。

　HUSに対する治療の基本は支持療法であり，厳重な水・電解質の管理が必要となる。過剰な輸液による溢水（いっすい），高血圧，不適切な輸液による低ナトリウム血症に注意する。乏尿，無尿となった場合，透析療法を開始する。脳症の中で痙攣に対しジアゼパム，ジフェニルヒダントインを，脳浮腫に対しては除水や容量負荷に注意しながらグリセロールを用いる。その他，血漿交換，γ−グロブリン製剤などが検討されているが，HUSに対する有効性は確立されていない。

7）予　後

　EHEC感染症による急性期の死亡の主な原因はHUSに伴う急性脳症などの中枢神経合併症である。長期予後については5〜10年の経過で腎機能が低下してくる症例が報告されており，乏尿，無尿がみられた症例では長期の経過観察が必要である。

４．　クロイツフェルト・ヤコブ病（プリオン病）

1）プリオンとは

　18世紀からヒツジにおいて，脳に海綿状変化をきたす疾患としてスクレイピーが知られていた。1930年代にはスクレイピーが伝染性の病気であることが証明された。ヒツジのほかにミンク，ネコ，シカなどの動物でも同様の伝染性疾患が知られている。ヒトの場合はパプアニューギニアに多発していたクールーと呼ばれる風土病を調査していたGajdusekが，本疾患が食人風習に関連することを明らかにしたことに始まる。クールーがヒツジスクレイピーに類似していることに気づいたGajdusekらは，クールーのチンパンジーへの感染実験にも成功した。クールーはまた当時非常にまれなヒトの神経疾患であったクロイツフェルト・ヤコブ病（Creutzfeldt‑Jakob病：CJD）との類似性も指摘され，CJDについても感染実験の成功も報告された。これら業績により，Gajdusekは1976年のノーベル医学生理学賞を受賞している[9]。これら動物からヒトまで広い範囲で感染性の海綿状脳症をきたす疾患は伝播性海綿状脳症（transmissible spongiform encephalopathy：TSE）と呼ばれるようになった。

　TSEの病原体が何であるのかは謎であった。この病原体は，顕微鏡検査，培養検査で細菌が見られず，精密フィルターも通り抜けてしまう。核酸を破壊させる紫外線にも感染性の抵抗性をもち，抗体は検出されず，電子顕微鏡でも見られず，通常のウイルスでは考えられない性質を持ち合わせていた。この病原体は，30分の煮沸，2か月の冷凍保存，ホルマリン，フェノール，クロロホルムなどの処置にも感染性を失わない。脳病理所見からは海綿状変化，神経細胞の消失，アストロサイトーシスが認められるが，炎症所見は認められず，脳炎ではなく脳症の病態である[10]。

　1980年代に入り，Prusinerが病原体としてタンパク質性感染粒子プリオン（prion；proteinaceous

infectious particle）を提唱した[11]。いわゆるプリオン仮説である。現在では正常の個体にある正常型プリオンタンパク質が，組成は変えずに立体構造のみを変えた異常型プリオンタンパク質に変化し，中枢神経に蓄積することで神経細胞の変性が生じ，疾患が発症すると広く受け入れられている。Prusinerはこのプリオン仮説により1997年ノーベル医学生理学賞を受賞した。

2）クロイツフェルト・ヤコブ病の分類，特徴

日本では毎年約100〜150人のCJD患者が新規に発症している。CJDは，①原因不明の孤発性CJD，②プリオンタンパク質遺伝子変異による遺伝性CJD，③他のプリオン病からの感染による獲得性CJDに分類される。「プリオン病のサーベイランスと感染予防に関する調査研究班」（http://prion.umin.jp）の調査によると，わが国でのそれぞれの割合は孤発性が77%，遺伝性が20%，獲得性が3%であった。

（1）孤発性CJD

罹患率は人口100万人当たり約1人でやや女性に多い。平均発症年齢は65歳で，発症のピークは70歳代である。典型例では，初発症状は易疲労感，易転倒性，無関心，異常行動などで気づかれることが多く，認知症が急速に進行する。視覚障害，失語，失行，失認，錐体路症状，小脳症状がみられることもある。不随意運動，特にミオクローヌスがみられ，発症から3〜7か月後には，無動性無言，除脳硬直に陥る致死的な疾患である。死亡までの全経過は，わが国では平均約17か月と欧米の4〜5か月よりも長い。このような致死性疾患に対する医療としての取り組み方の相違によると考えられている。脳波検査では周期性同期性放電（periodic synchronous discharge：PSD）がみられる。髄液検査では14-3-3タンパク質の上昇が参考になる。頭部MRIでは拡散強調画像で大脳皮質と基底核に異常信号を認めることもある。確定診断には脳の特徴的な病理所見，異常プリオンタンパク質を検出する必要がある。その他，視床に病変が強いタイプや失調症状が目立つタイプなど典型例とは検査所見も異なる非典型例もある。

（2）遺伝性CJD

ヒトの細胞にあるプリオンタンパク質をコードする遺伝子変異によるもので，家族性CJD，GSS（Gerstmann-Sträussler-Scheinker症候群）と致死性家族性不眠症がある。家族歴のない例があることは注意すべきであり，頭部MRIでの拡散強調画像の異常が検査として重要である。

（3）獲得性CJD

獲得性CJDには，食人行為によるクールーと，脳硬膜移植に代表される医原性のものと，ウシ海綿状脳症（BSE）罹患牛由来の食品を摂取することでヒトに感染する変異型CJDがある。わが国で最も多い獲得性CJDは，1980年代に脳硬膜移植を受けたことによる医原性CJDの発生で，これまでに149人確認されている。原因となったのは主にドイツのB.ブラウン社製のヒト乾燥硬膜（商品名Lyodura）で，1997年3月に旧厚生省はヒト乾燥硬膜の使用を禁止した。一方，ウシのBSEが食肉などを通して経口的にヒトに感染した変異型CJDは，孤発性CJDと異なり平均発症年齢が26歳と若く，精神症状や感覚障害が主な症状で，脳波ではPSDはみられず，脳病理所見上クールー斑（花模様プラークflorid plaque）がみられることがある。髄液からの14-3-3タンパク質の検出率は約半数である。MRIでは脳萎縮は高度でなく，視床枕に異常信号を認める。

３）クロイツフェルト・ヤコブ病の治療

CJDの治療は対症療法にとどまる。

４）感染性クロイツフェルト・ヤコブ病の予防対策

1997年からはCJDは特定疾患治療研究対象疾患に指定されている。1999年「感染症の予防及び感染症の患者に対する医療に関する法律」の施行に伴い五類感染症に指定されており，保健所への届け出義務がある。2008年に「プリオン病感染予防ガイドライン」（http://prion.umin.jp/guideline/cjd_2008all.pdf）が作成されている。これには脳外科手術以外にも，内視鏡検査や歯科，眼科，整形外科領域の治療，剖検時の留意点なども含めて記載されている。

プリオン病感染因子の滅菌については焼却が最も完全な方法である。60％以上の濃度の蟻酸で室温2時間処理または3％SDS溶液で100℃3分間で完全に感染性は消滅できる。プリオン患者に対して使用した器具の洗浄・滅菌方法は，焼却できるものはすべて焼却し，それ以外のものについては器具に付着した組織片をできる限り取り除いた後，3％SDS溶液にて3～4分100℃で煮沸し，手作業またはウォッシャーディスインフェクターによる洗浄後にプレバキューム方式のオートクレーブで134℃10分処置することが推奨されている。一方，ガス滅菌，100℃の高温処理，UV照射，ホルマリン固定などはいずれも無効な滅菌方法である。

■引用文献

1）WHO：Summary of probable SARS cases with onset of illness from 1 November 2002 to 31 July 2003（revised 26 September 2003）

2）WHO：MERS‐CoVglobal summary and assessment of risk（21 July 2017）

3）Abe C, Hirano K, Wada M, et al：Resistance of *Mycobacterium Tuberculosis* to four　first-line and antituberculosis drugs in Japan, 1997. Int J Tuberc Lung Dis 2001；5：46‐52

4）日本結核病学会抗酸菌検査法検討委員会：新 結核菌検査指針2000．結核予防会出版，2000

5）日本結核病学会治療委員会：「結核医療の基準」の見直し―第2報．結核 2003；78：497‐499

6）Gasser C, et al：Hamolytish-uremische Syndrome "Bilateale Niernindennekrosen bei Akuten erworbenen Hamolytischen Anamien"．Schweiz Med Wochenschr 1955；125：2528‐2532

7）国立予防衛生研究所：腸管出血性大腸菌O157：H7の集団発生，1996．病原微生物検出情報 1996；17：180‐190

8）日本小児腎臓病学会：腸管出血性大腸菌感染に伴う溶血性尿毒症症候群（HUS）の診断・治療のガイドライン 改訂版．2000

9）Gajdusek DC：Unconventional viruses and the origin and disappearance of kuru. Science 1977；197：943‐960

10）大浜栄作，田中信一郎，宮田元ほか：海綿状脳症の病理．Clin Neurosci 2001；19：882‐886

11）Prusiner SB：Novel proteinaceous infectious particles cause scrapie．Science 1982；216：136‐144

◇参考文献

・Rhodes R：死の病原体プリオン．草思社，1998

・福岡伸一：プリオン説はほんとうか？．講談社，2005
・厚生労働科学研究費補助金難治性疾患克服研究事業「プリオン病と遅発性ウイルス感染症に関する調査研究班」：プリオン病と遅発性ウイルス感染症．金原出版，2010

索　引

管理栄養士講座
改訂 感染と生体防御

2004年（平成16年） 4 月20日	初版発行～第 4 刷	
2012年（平成24年） 1 月20日	第 2 版発行～第 3 刷	
2018年（平成30年） 9 月 1 日	改訂版発行	
2023年（令和 5 年） 1 月10日	改訂版第 3 刷発行	

編著者 酒 井　　 徹
　　　 鈴 木 克 彦
発行者 筑 紫 和 男
発行所 株式会社 建 帛 社
　　　　　　　 KENPAKUSHA

〒112-0011　東京都文京区千石 4 丁目 2 番15号
　　　　　　 TEL（03）3944－2611
　　　　　　 FAX（03）3946－4377
　　　　　　 https://www.kenpakusha.co.jp/

ISBN 978-4-7679-0632-4 C 3047　　　　壮光舎印刷／愛千製本所
©酒井，鈴木ほか，2004，2012，2018.　　　　Printed in Japan
（定価はカバーに表示してあります）